高等职业教育医学类专业新形态教材

基础护理技能操作实用教程

主　编　唐　婵　（成都职业技术学院）

　　　　魏容容　（成都职业技术学院）

副主编　冯　玉　（成都医学院）

　　　　王　艳　（成都医学院）

参　编　（按姓氏汉语拼音排序）

　　　　刘雁飞　（天津天堰科技股份有限公司）

　　　　宋祥福　（厦门水立方幻境科技有限公司）

　　　　唐鑫元　（成都市第三人民医院）

　　　　王　熙　（厦门水立方幻境科技有限公司）

　　　　杨思宇　（成都职业技术学院）

　　　　赵　滢　（四川百臻天泽医学设备有限公司）

　　　　周靖杰　（天津天堰科技股份有限公司）

　　　　邹　宇　（成都职业技术学院）

北京理工大学出版社
BEIJING INSTITUTE OF TECHNOLOGY PRESS

内容简介

本书为基础护理技术虚拟仿真实训教材，按照临床护理岗位工作任务将这些虚拟仿真实训项目分为基础护理技术、治疗技术、标本采集技术、病情观察与抢救技术四大模块，其中基础护理技术模块有无菌技术，口腔护理技术，鼻饲技术，女患者导尿术，膀胱冲洗术和灌肠技术等项目；治疗技术模块有口服给药技术，氧气、超声雾化吸入技术，皮试液配置，皮内、皮下、肌内、静脉注射，静脉输液、留置针输液和注射泵、输液泵使用等项目；标本采集技术模块有静脉、动脉采血技术，痰液标本和咽拭子标本采集技术等项目；病情观察与抢救技术模块有血压监测技术，心电监护技术，经口鼻、气管插管、气管切开吸痰技术，单侧鼻孔吸氧技术和洗胃技术等项目。

本书可作为护理、助产等相关专业教材，也可供相关行业从业者参考使用。

图书在版编目（CIP）数据

基础护理技能操作实用教程 / 唐婵，魏容容主编
.-- 北京：北京理工大学出版社，2023.12（2024.6 重印）
ISBN 978-7-5763-3307-7

Ⅰ.①基…　Ⅱ.①唐…　②魏…　Ⅲ.①护理学-高等学校-教材　Ⅳ.① R47

中国国家版本馆 CIP 数据核字（2024）第 017885 号

责任编辑：王梦青　　**文案编辑**：邓　洁
责任校对：刘亚男　　**责任印制**：王美丽

出版发行 / 北京理工大学出版社有限责任公司
社　　址 / 北京市丰台区四合庄路 6 号
邮　　编 / 100070
电　　话 /（010）68914026（教材售后服务热线）
（010）68944437（课件资源服务热线）
网　　址 / http：//www.bitpress.com.cn

版 印 次 / 2024 年 6 月第 1 版第 2 次印刷
印　　刷 / 河北鑫彩博图印刷有限公司
开　　本 / 787 mm × 1092 mm　1/16
印　　张 / 17
字　　数 / 374 千字
定　　价 / 69.00 元

前言

Foreword

《基础护理技能操作实用教程》教材本着“以护士职业能力为核心、以技能操作为导向”的指导思想，明确目标，建立情境，按照护理工作流程在虚拟仿真系统上完成整个操作过程，理论与技能并重，克服了传统操作重方法轻程序、重技能轻交流的弊端，充分体现了护理工作的整体性与人文性。

本教材从形式上进行了积极的创新：依托虚拟仿真技术，在每个项目中均有实训准备工作、实训的内容和具体的实训流程并配备虚拟仿真系统操作步骤与图示，能清晰明确地展示操作流程，帮助学生看到画面，使学生快速高效地掌握操作流程；每个项目均设有考核标准和实训操作的视频，供学生和老师学习和考核使用；操作中融入医者仁心、无私奉献、责任担当等职业素养，使思想政治教育有机融入临床护理技能实训教学全过程。教材包含基础护理技术、治疗技术、标本采集技术、病情观察与抢救技术 4 个模块，共 29 个实训项目。教材内容编排贴近临床护理工作，包括基础护理常用技能中不方便或不能在实训室进行的项目，并力求去粗存精，去旧增新，既能满足新时代临床护理工作的需求，又能体现本专业的新进展。教材版面设计充分考虑护理技能实践的特点，注重可操作性、可读性，图文并茂，使学习者更易于理解和掌握。匹配考核标准和评价反思表，便于自我测评，测评中除了操作技能评价外，还包括沟通能力、人文关怀及应变能力等综合评价。

在本教材的编写过程中，得到了各级领导的大力指导和帮助，在此谨表谢意！同时，感谢所有参与本教材编写工作的护理专家及老师！

本教材在编写过程中难免存在疏漏和不足，希望广大读者批评指正，提出修改意见，以便再版时修正。

编　者

目录

Contents

模块一　基础护理技术……………………………………………………………… 001

实训项目一　无菌技术 …………………………………………………………… 001

实训项目二　口腔护理技术 ……………………………………………………… 015

实训项目三　鼻饲技术 …………………………………………………………… 024

实训项目四　女患者导尿术 ……………………………………………………… 034

实训项目五　膀胱冲洗术 ………………………………………………………… 044

实训项目六　灌肠技术 …………………………………………………………… 052

模块二　治疗技术……………………………………………………………………… 062

实训项目一　口服给药技术 ……………………………………………………… 062

实训项目二　氧气雾化吸入 ……………………………………………………… 069

实训项目三　超声雾化吸入 ……………………………………………………… 076

实训项目四　皮试液配置 ………………………………………………………… 084

实训项目五　皮内注射 …………………………………………………………… 095

实训项目六　皮下注射 …………………………………………………………… 104

实训项目七　肌内注射 …………………………………………………………… 112

实训项目八　静脉注射 …………………………………………………………… 121

实训项目九　微量注射泵使用 …………………………………………………… 132

实训项目十　静脉输液 …………………………………………………………… 140

实训项目十一　静脉留置针输液 ………………………………………………… 152

实训项目十二　静脉输液泵使用 ………………………………………………… 163

模块三　标本采集技术…………………………………………………… 174

实训项目一　静脉采血技术 ……………………………………………… 174

实训项目二　动脉采血技术 ……………………………………………… 184

实训项目三　痰液标本采集技术 ………………………………………… 192

实训项目四　咽拭子标本采集技术 ……………………………………… 197

模块四　病情观察与抢救技术……………………………………………… 205

实训项目一　血压监测技术 ……………………………………………… 205

实训项目二　心电监护技术 ……………………………………………… 213

实训项目三　经口鼻吸痰技术 …………………………………………… 222

实训项目四　经气管插管吸痰技术 ……………………………………… 231

实训项目五　经气管切开吸痰技术 ……………………………………… 239

实训项目六　单侧鼻孔吸氧技术 ………………………………………… 247

实训项目七　洗胃技术 …………………………………………………… 256

模块一 基础护理技术

实训项目一　无菌技术

表1-1　无菌技术

实训目标			
素养目标	知识目标	技能目标	思政目标
操作具有无菌观念	掌握无菌技术操作要点及注意事项	能正确进行无菌操作	具备无菌意识
实训情境			
某妇产医院接连发生4起婴儿严重感染案例，经过产房内持物筒消毒的取样，结果显示存在大量的高致病菌金黄色葡萄球菌。请问，规范的无菌技术有哪些操作要点？ 请思考： （1）婴儿的严重感染与持物筒内消毒液有何关联？ （2）常用的无菌技术基本操作方法有哪些？			
知识强化			
一、无菌操作概念 无菌技术是指在医疗和护理操作中，防止一切微生物侵入人体和防止无菌物品、无菌区域被污染的操作技术。 二、无菌技术操作原则 （1）对环境的要求：工作环境应清洁、通风、宽敞，定期消毒。操作前30 min应停止清扫工作、减少走动，避免尘埃飞扬；治疗室每日用紫外线照射消毒1次；环境每天通风在30 min以上；物品摆放合理。 （2）对工作人员的要求：操作前，工作人员要修剪指甲、洗手、戴好帽子和口罩，必要时穿无菌衣、戴无菌手套。 （3）物品保管：无菌物品与非无菌物品必须分开放置，并有明显标志；无菌物品应存放于无菌包或无菌容器中，不可长时间暴露于空气中；无菌包外需标明物品名称、灭菌日期，按有效期的先后顺序摆放；无菌包有效期为7 d，过期或受潮应重新灭菌。			

续表

知识强化
（4）取无菌物品：应使用无菌持物钳；手不可接触无菌物品；无菌物品一经取出，即使未用也不可放回。 （5）保持无菌：进行无菌操作时，操作者身体应与无菌区保持一定距离；手臂应保持在腰部或治疗台面以上，不可跨越无菌区；不可面对无菌区域讲话、咳嗽、打喷嚏。若物品疑污染，应予更换并重新灭菌；非无菌物品应远离无菌区。 （6）防交叉感染：一套无菌物品只供一位患者使用一次，以防交叉感染。 三、无菌技术的基本操作法 1. 无菌持物钳的使用 无菌持物钳是用于夹取和传递无菌物品的器械。 （1）持物钳类型：常用的有镊子、卵圆钳、三叉钳。 （2）操作要点：浸泡于盛有消毒液的广口带盖容器内（或直接放于广口带盖容器内，即干罐法），容器深度与持物钳长度比例适合，消毒液浸没无菌持物钳轴节以上 2 ～ 3 cm 或镊子长度的 1/2，每个容器放置一把无菌持物钳；无菌持物钳及容器应每周定期消毒灭菌一次，同时更换消毒液。手术室、门诊换药室、注射室等使用无菌持物钳频率较高的科室应每天灭菌；干罐法的广口容器及钳 4 h 更换一次；使用时应保持钳端向下，不可倒转，以防消毒液倒流污染钳端；取用闭合钳端，浸泡时轴节松开。 （3）注意事项：无菌持物钳只能用于夹取无菌物品，不能夹取无菌油纱布，不可用于换药或消毒皮肤。到距离较远处取物时，应将持物钳和容器一起移到操作处，防止无菌持物钳在空气中暴露时间过久。 2. 无菌容器的使用 无菌容器用于盛放无菌物品（如棉球、纱布）。 （1）操作要点：打开时，将盖的内面向上置于稳妥处，手勿触及盖的边缘和内面，用无菌持物钳取出无菌物；取后立即将容器盖严，避免暴露时间过久；手持无菌容器时（如无菌治疗碗）应托住底部。 （2）注意事项：无菌容器盖内面不可与非无菌的台面或区域接触，以免污染；打开的容器盖勿在容器正上方翻转，避免跨越无菌区；取无菌物品时，无菌持物钳及取出的无菌物品不可触及容器边缘。 3. 取用无菌溶液法 （1）操作要点：检查核对溶液瓶签、瓶口、瓶身和溶液的质量；开启瓶盖，用双手的拇指指腹将瓶塞边缘翻起，不得触及瓶口及瓶塞的内面；根据所需溶液的量，选择无菌容器；标签朝向掌心，另一手的食指和中指伸入胶塞竖起部分将胶塞拉出，向弯盘内倒出少量溶液冲洗瓶口，在原处倒出所需量溶液至无菌容器中。倒溶液时，勿将瓶签沾湿，勿将瓶口接触容器口边缘；倒毕，将胶塞塞进瓶口，消毒胶塞边缘后盖好，并在瓶签上注明开瓶日期、时间；如取烧瓶内无菌溶液，查对后解开系带，手拿瓶口盖布外面，取出瓶塞，倒溶液的方法同上。手勿触及盖布内面及瓶口。 （2）注意事项：不可将无菌或非无菌物品伸入无菌溶液内蘸取溶液或直接接触瓶口倒取；已倒出的溶液不可再倒回瓶内；已开启的无菌溶液，未被污染可保存 24 h。 4. 无菌包的使用 （1）操作要点：核对无菌包外标签物品名称、日期、指示胶带颜色，有无潮湿或破损；将无菌包放在清洁、干燥、平坦处，揭去胶带或解开系带卷放于包布下，按原折顺序逐层打开，手仅能触及包布四角的外面，不可跨越无菌区；检查化学指示卡颜色，夹取所需无菌物品；包内物品未用完，按原折痕包好扎好，注明开包时间，有效期为 24 h；包内物品一次全部用完，可将包托在手上打开，另一手将包布四角抓住，稳妥地将包内物品放在无菌区内。 （2）注意事项：打开无菌治疗包时，手不可触及包布的内面，勿跨越无菌区；若包内物品被污染或包布潮湿，须重新灭菌。 5. 铺无菌盘 （1）操作要点：取无菌巾包，检查灭菌效果、灭菌日期，有无潮湿或破损；打开无菌包，取一块治疗巾放在治疗盘内；若包内治疗巾未用完，按原折痕包好，注明开包时间；双手捏住无菌巾一边外面两角，轻轻抖开，双折铺于治疗盘上；双手拇指和食指捏住上层两角的外面向远端呈扇形折叠，边缘向外（无菌面向上），治疗巾内面成无菌区；放入无菌物品后，双手拇指和食指捏住上层两角的外面将扇形折叠层展平盖于物品上，上下层对齐。将开口处向上折两次，两侧边缘分别向下折一次。注明盘内物品名称及铺盘时间。 （2）注意事项：铺无菌盘用的治疗盘必须清洁干燥；手及其他有菌物不能触及无菌巾的无菌面；无菌盘内物品有效期不超过 4 h。

续表

知识强化

6. 戴、脱无菌手套

（1）操作要点：核对无菌手套袋外的号码、灭菌日期；打开并取出滑石粉包，涂擦双手；一手掀开手套袋开口处，另一手捏住一只手套的翻折部分（手套内面）取出手套，对准五指戴上；掀起另一袋口，已戴好手套的手指插入另一只手套的翻折内面（手套外面），取出手套，同法戴好。将手套的翻边扣套在工作服衣袖外面。

（2）注意事项：戴手套时，防止手套外面（无菌面）触及任何非无菌物品；未戴手套的手不可触及手套的外面，已戴手套的手不可触及未戴手套的手及另一手套的内面（非无菌面）；戴好手套的手始终保持在腰部以上水平、视线范围内；发现手套有破损，应立即更换；脱手套前，如手套上有血迹或污染严重时，应先在消毒液中浸泡清洗，然后翻转脱下。勿使手套外面（污染面）接触到皮肤。

实训准备

（1）操作者：着装规范、洗手。

（2）环境评估：符合无菌操作、患者伤口情况。

（3）用物准备：清洁治疗盘、无菌治疗巾、无菌手套、无菌棉球、纱布、治疗碗、无菌生理盐水、75% 乙醇、安尔碘、棉签、小毛巾、开瓶器、快速手消毒液，按需备无菌镊。

实训内容

（1）点击无菌技术虚拟系统。

（2）评估环境是否宽敞明亮、整洁安静，是否符合无菌原则；评估各种无菌物品是否符合规范要求，摆放合理。进行用物准备，护士洗手、戴口罩。拿抹布擦拭治疗盘、桌子，检查无菌巾包有效期，打开无菌巾包，铺无菌巾，查看无菌容器，打开贮槽盖，夹取无菌盘、治疗碗；打开棉球罐，夹取棉球；打开带盖方盒，夹取镊子；倒无菌溶液；盖无菌巾，标注时间；戴手套进行相关操作，脱手套，整理用物，记录。

（3）评价无菌操作流程是否规范。

实训流程

步骤	操作图示	文字说明
1	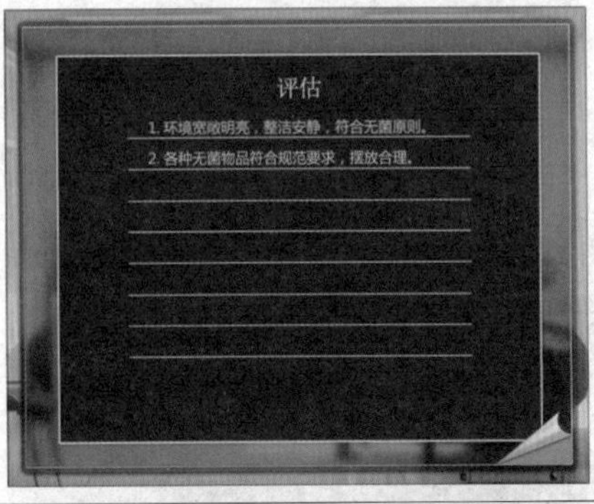	评估环境、准备所需物品
2	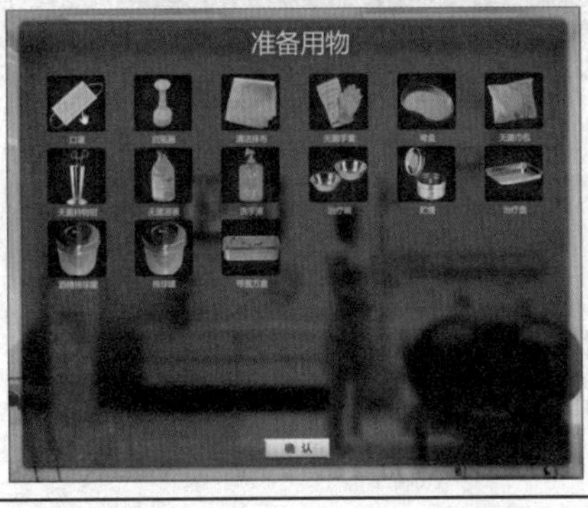	准备所需用物

续表

步骤	操作图示	文字说明
3	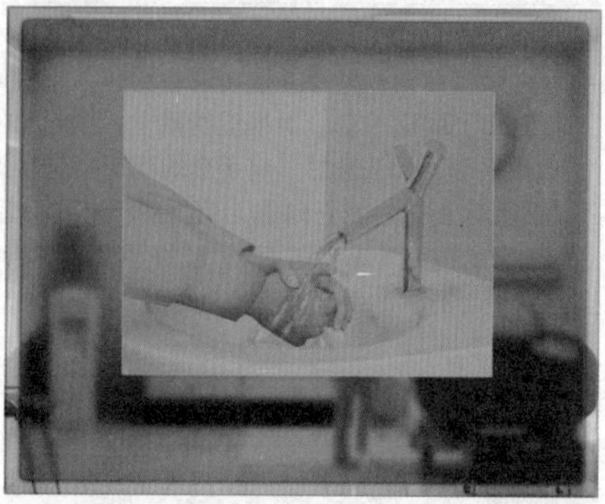 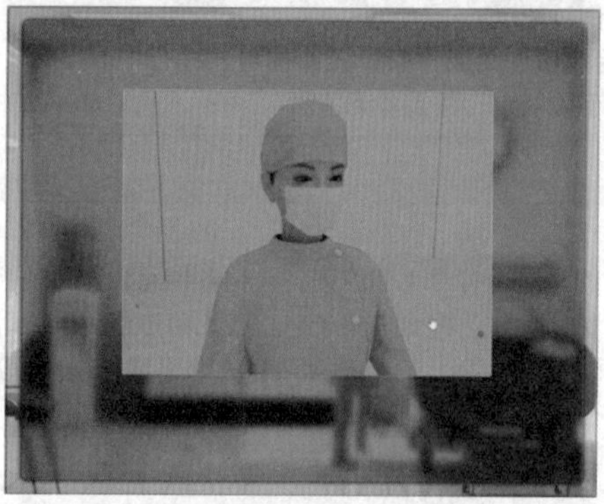	护士准备洗手、戴口罩，评估着装（严格按照七步洗手法清洁双手）
4	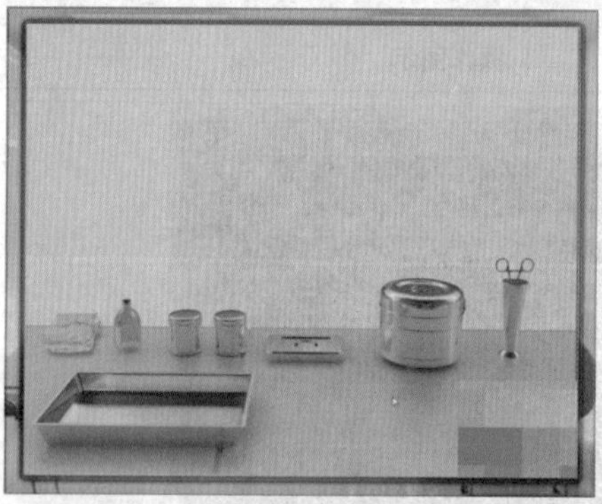	用清洁抹布擦拭治疗盘、桌子
5	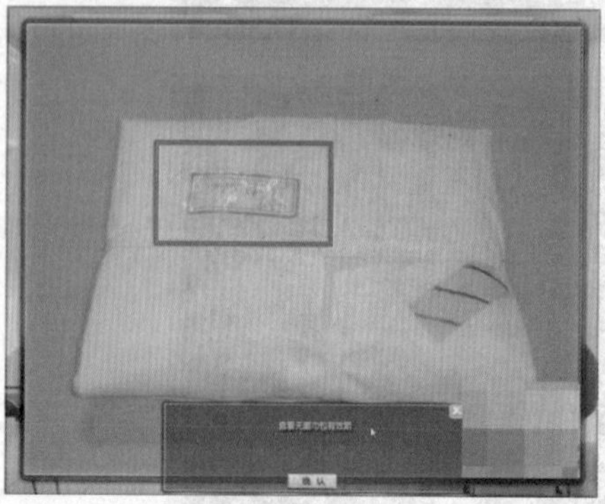	检查无菌巾包有效期、灭菌效果

续表

步骤	操作图示	文字说明
6	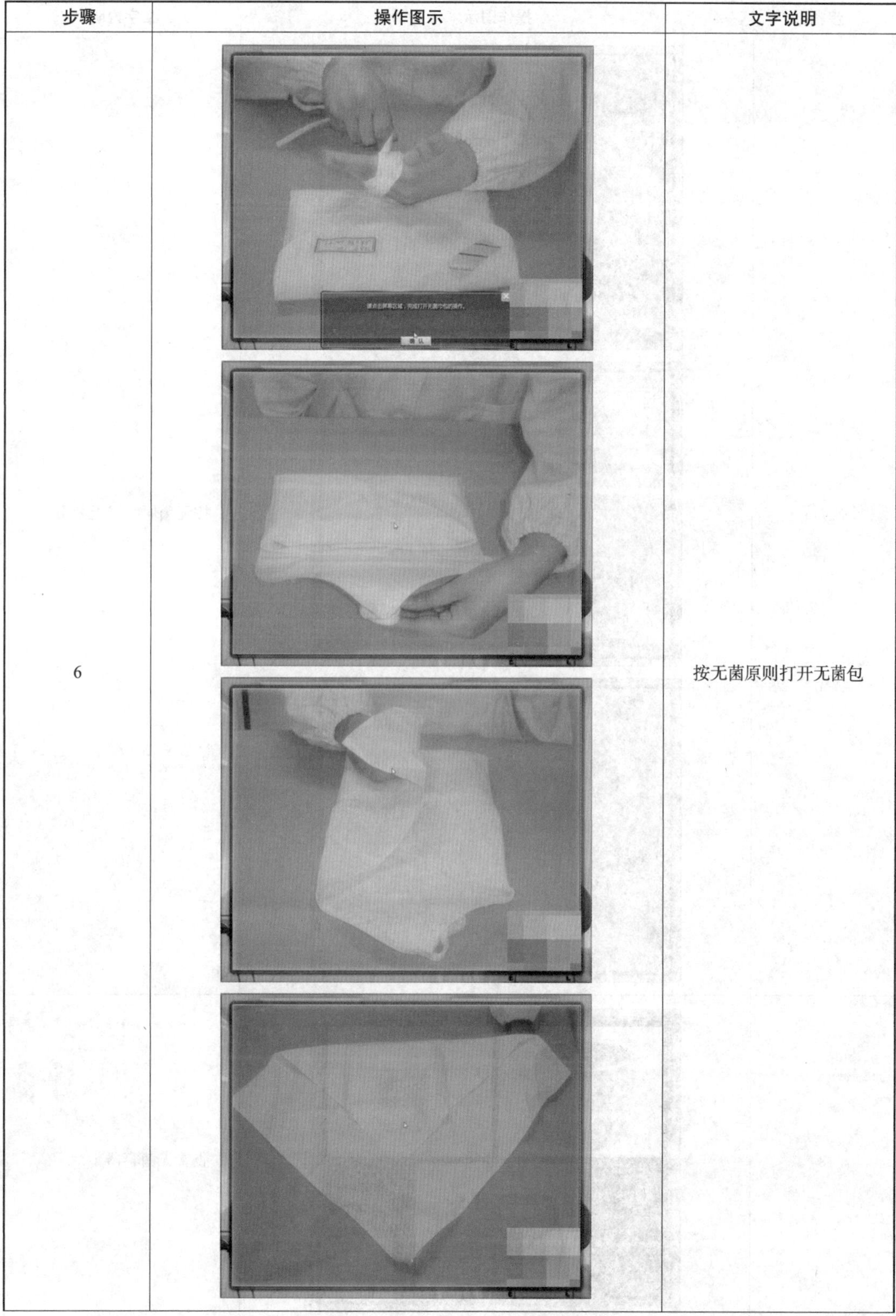	按无菌原则打开无菌包

续表

步骤	操作图示	文字说明
7	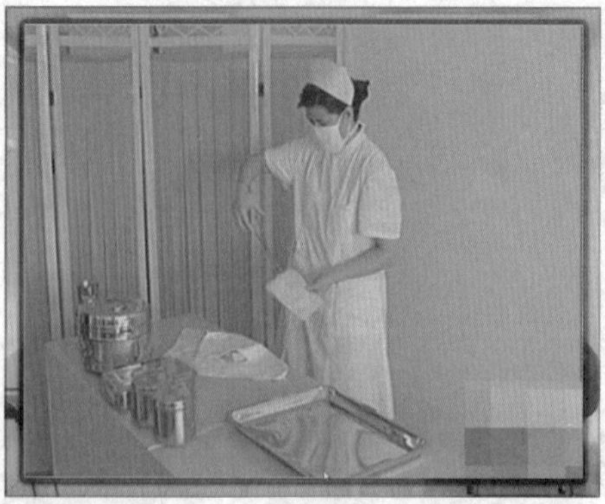 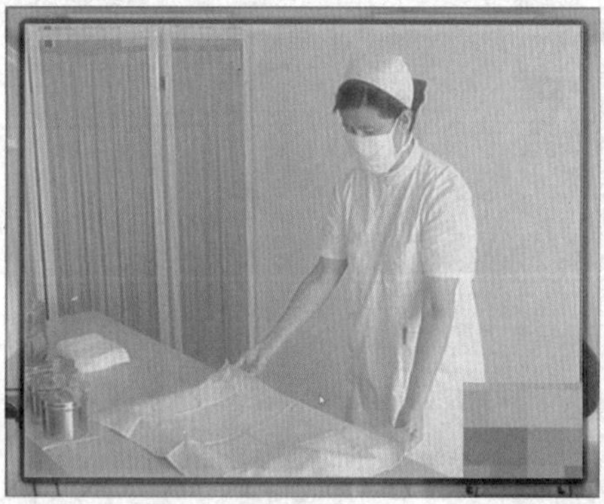 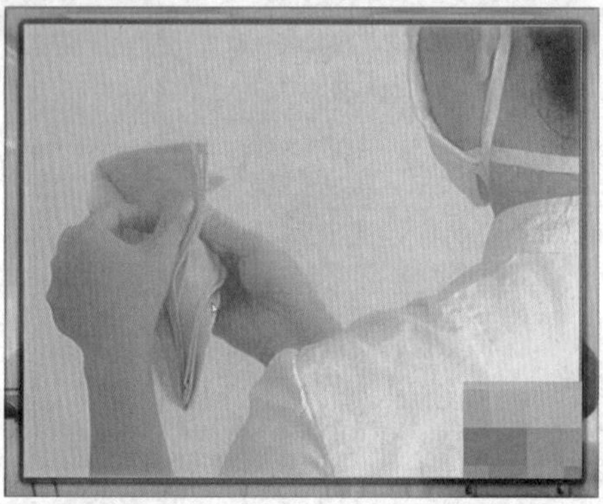	按无菌原则铺无菌巾
8	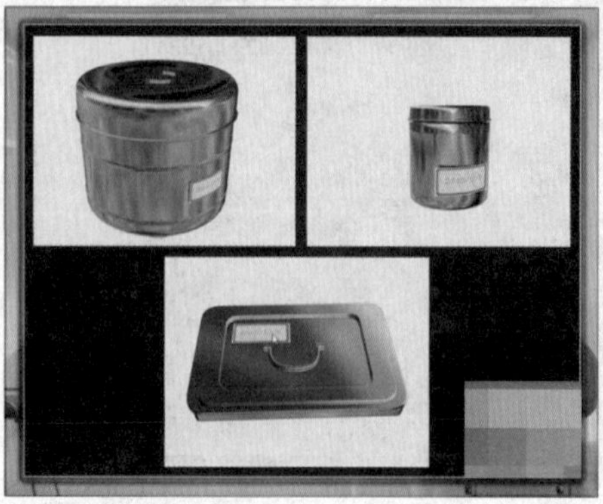	查看无菌容器

续表

步骤	操作图示	文字说明
9	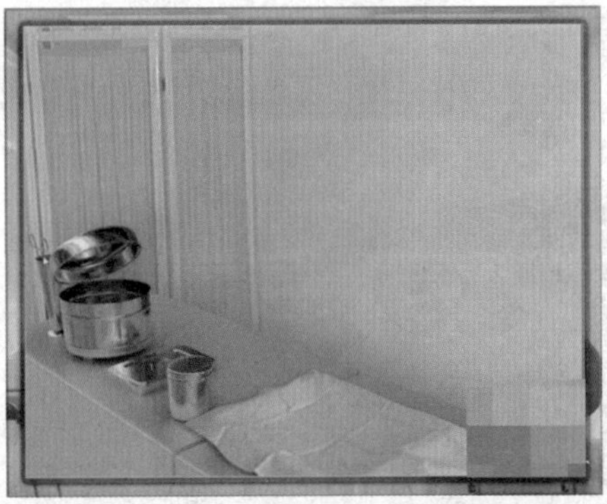	打开贮槽盖
10	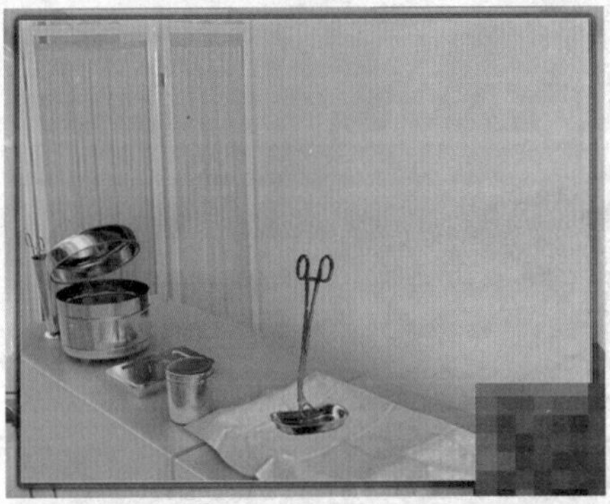 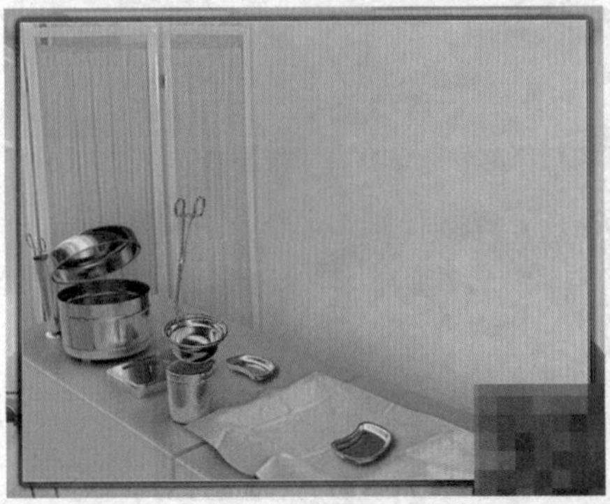	夹取治疗碗、弯盘放于无菌盘内
11	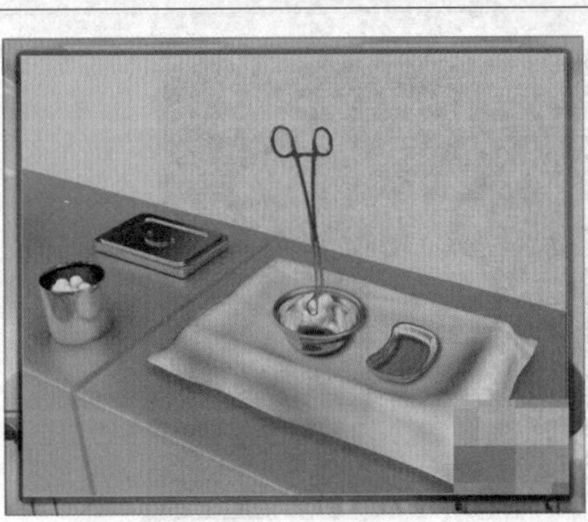	夹取无菌棉球放于治疗碗内

续表

步骤	操作图示	文字说明
11（续）	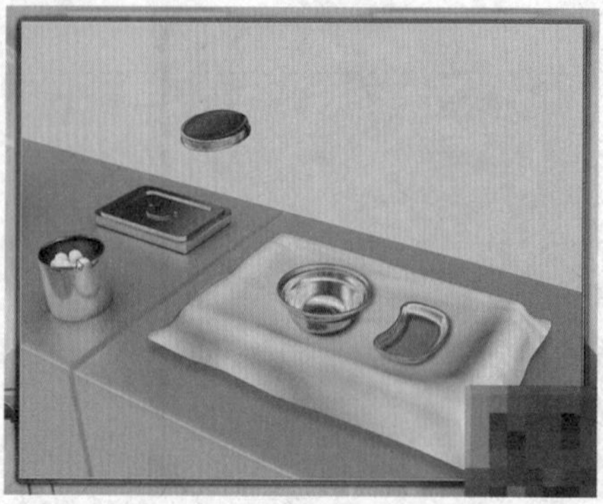	夹取无菌棉球放于治疗碗内
12	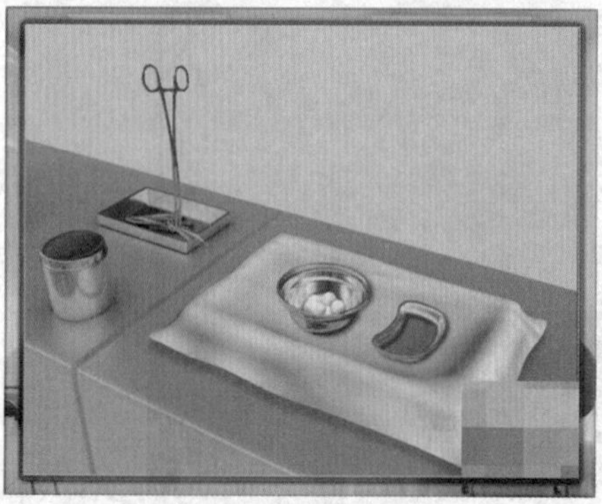 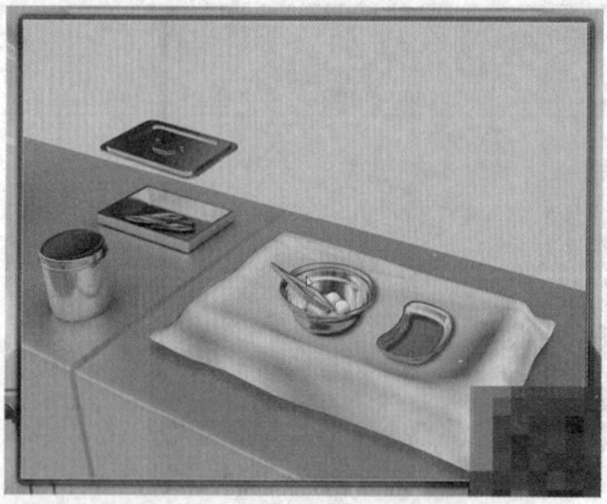	夹取镊子，将镊子放入碗中
13	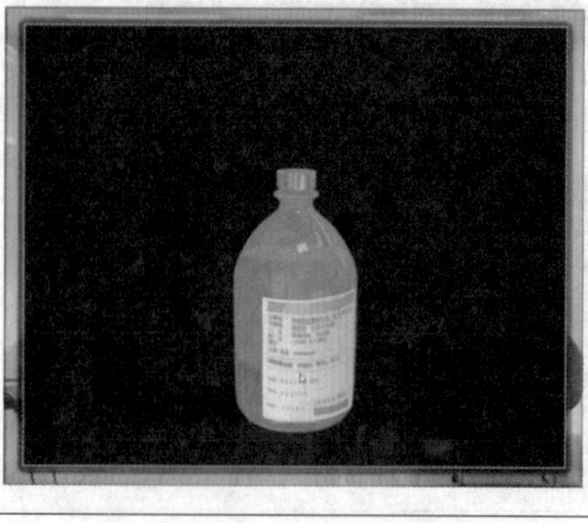	检查无菌溶液

续表

步骤	操作图示	文字说明
14	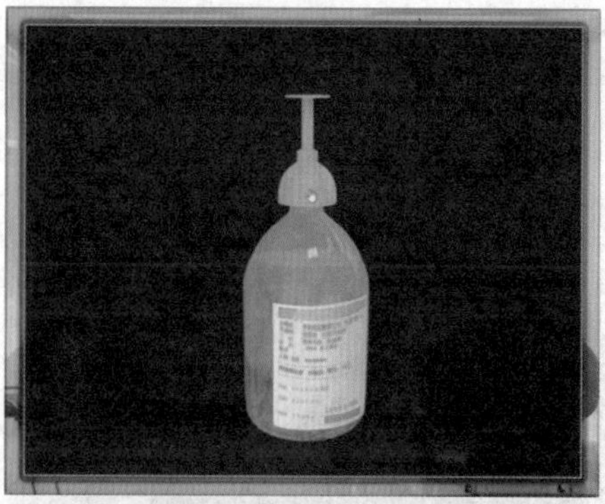 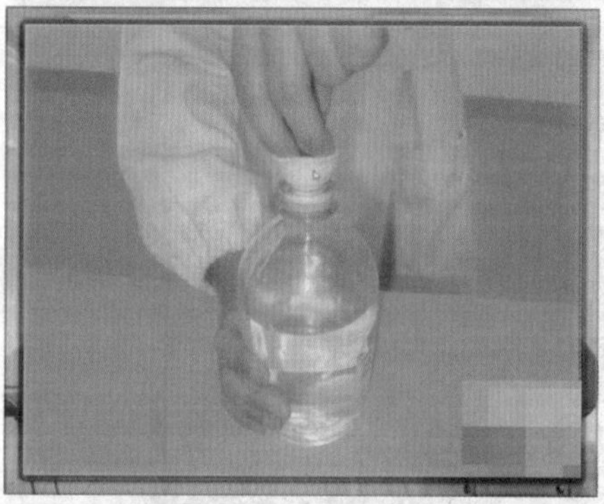	打开无菌溶液
15	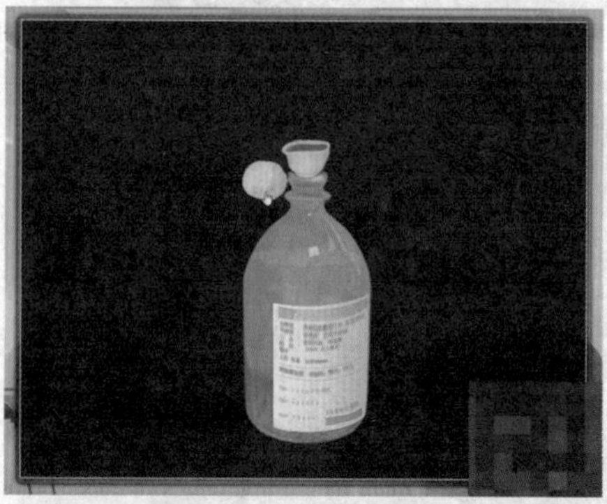 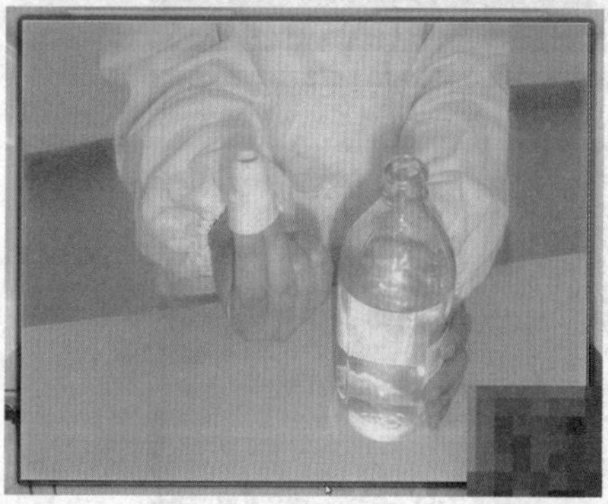	消毒瓶口后取下瓶塞，冲洗瓶口

续表

步骤	操作图示	文字说明
15（续）	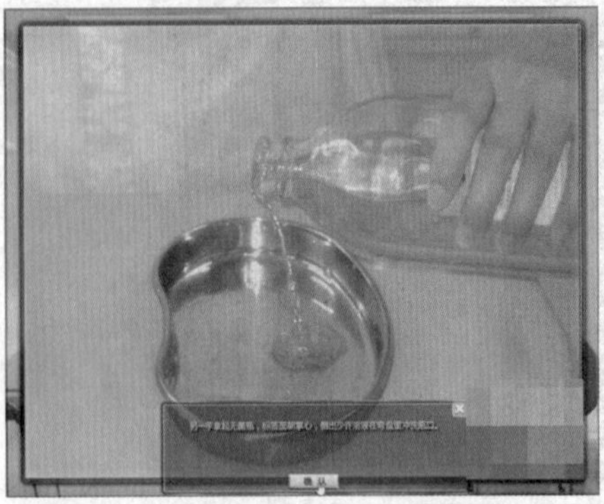	消毒瓶口后取下瓶塞，冲洗瓶口
16	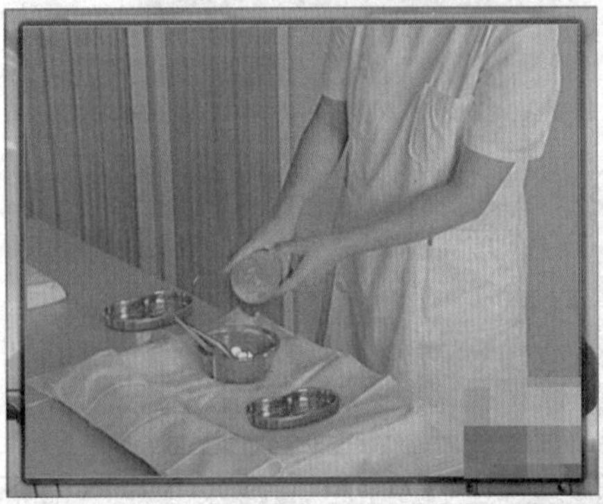	倒无菌溶液
17	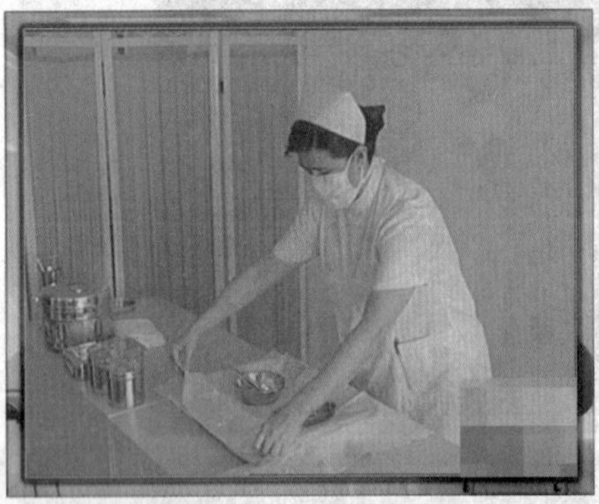 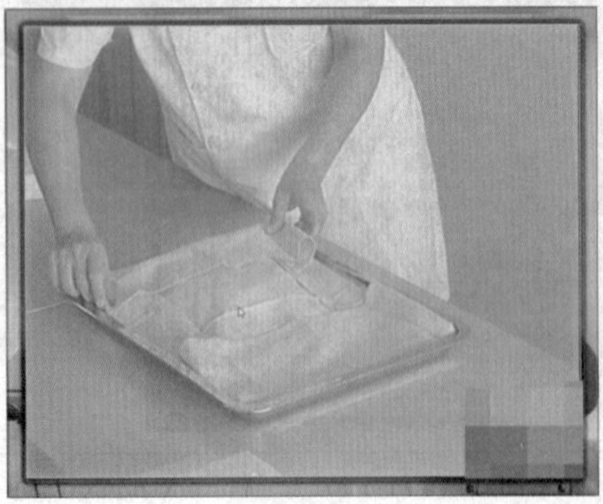	盖好治疗盘

续表

步骤	操作图示	文字说明
18	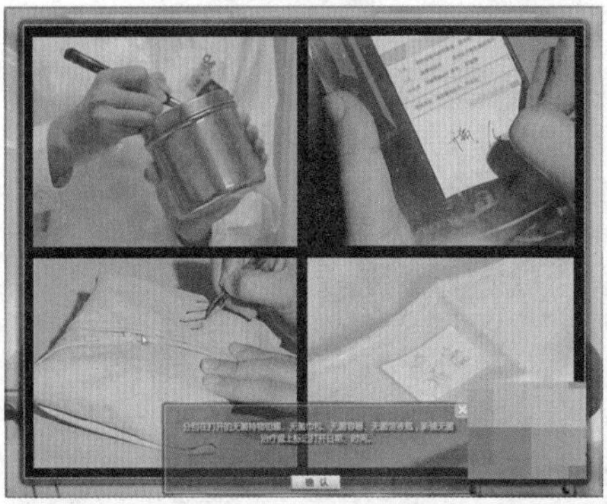	标注确切时间（铺好的无菌盘有效期为 4 h、无菌溶液如一次未用完，应立即封好，有效期为 24 h）
19	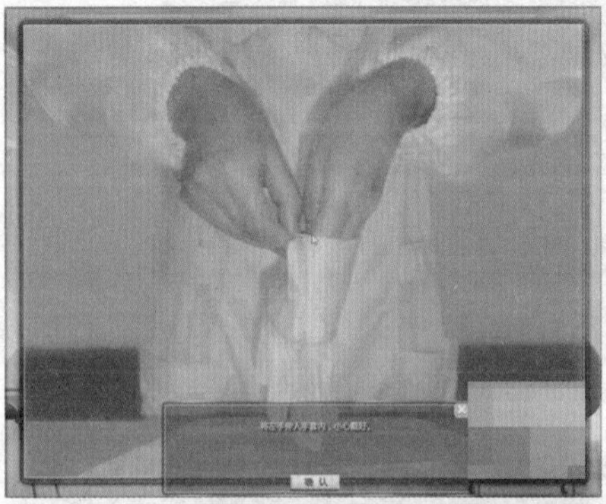 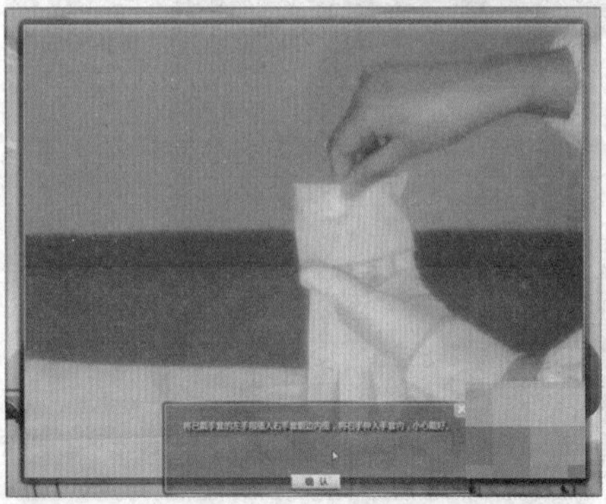 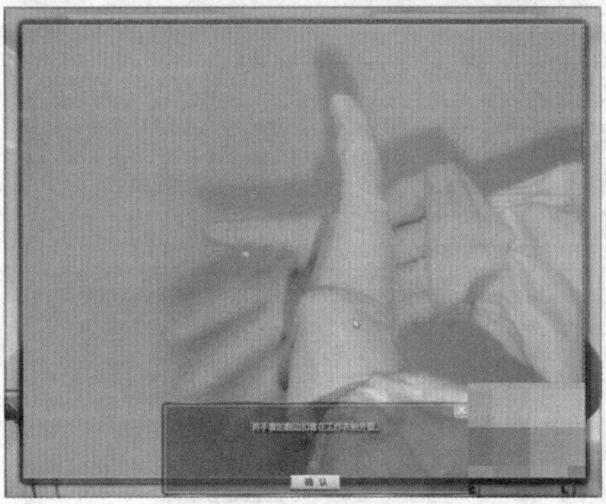	按照无菌原则戴无菌手套

续表

步骤	操作图示	文字说明
19（续）	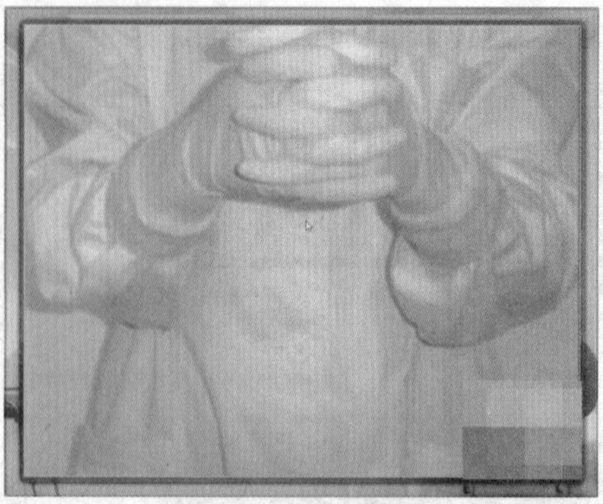	按照无菌原则戴无菌手套
20	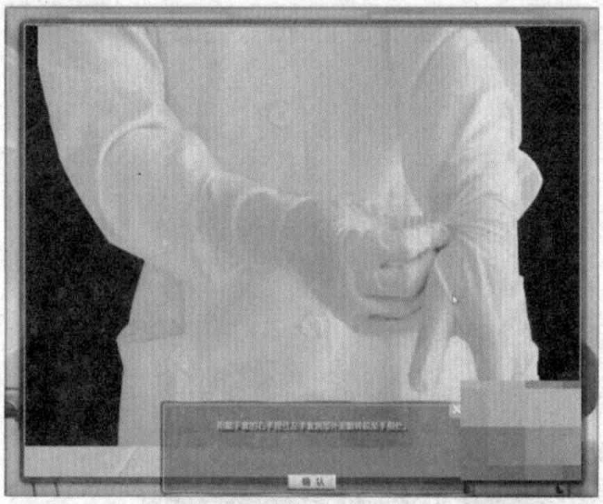 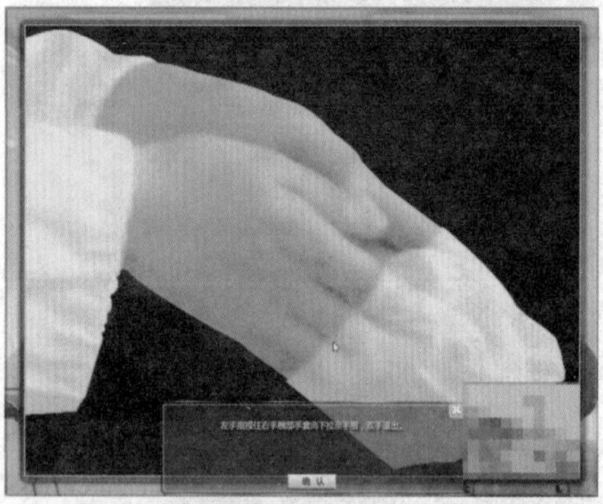	按照无菌原则脱手套
21	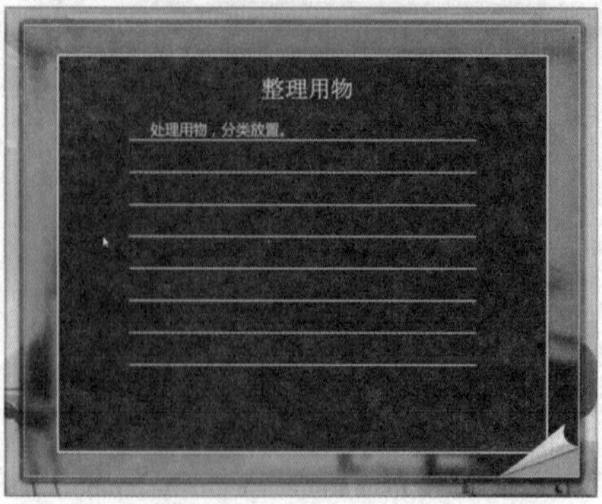 整理用物 处理用物，分类放置。	整理用物，垃圾分类处理

续表

步骤	操作图示	文字说明
22	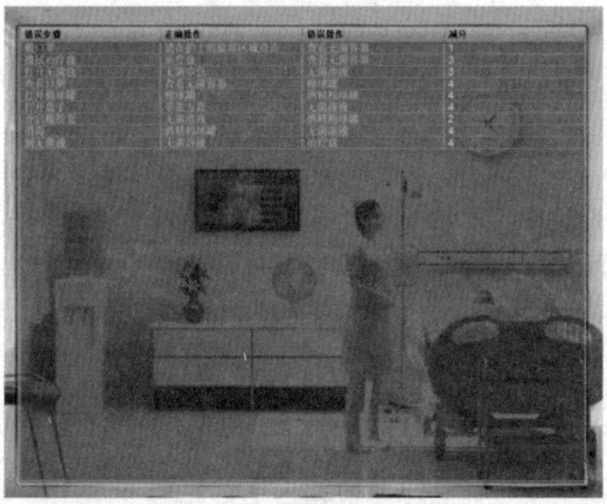	操作完成，显示结果

考核标准

学号			成绩				
项目	操作标准	分值	扣分标准	扣分	自评	互评	教师评价
素质要求（3分）	（1）报告姓名、操作项目，语言流畅，仪表大方	2	紧张，不自然，语言不流畅	2			
	（2）衣帽整洁，着装符合要求	1	衣、帽、鞋不整洁	1			
评估要求（13分）	（1）环境评估　病室安静、安全、光线适中，符合无菌技术操作要求	2	未评估	2			
	（2）物品齐全，摆放合理，符合操作要求	8	物品未准备齐全 摆放不合理 无菌物品不符合操作要求	5 1 2			
	（3）护士评估 ①七步洗手法洗手，戴口罩 ②了解无菌操作目的及应做准备	3	未洗手或洗手不规范 未戴口罩 不清楚无菌操作的目的	1 1 1			
操作步骤（77分）	（1）清洁操作台面 （2）检查无菌包有效期、灭菌效果 （3）打开无菌包，取出无菌治疗巾 （4）铺好无菌盘	18	未清洁台面 未查看日期 未检查灭菌效果 开包方法不正确 污染无菌巾 无菌盘铺盘不正确	2 2 2 3 5 4			
	（5）检查无菌容器 （6）用无菌持物钳夹取无菌治疗碗、无菌弯盘于治疗盘内 （7）用无菌持物钳夹取无菌棉球于治疗碗内 （8）用无菌持物钳夹取无菌镊子于治疗碗内	18	未查看名称、日期 未使用无菌持物钳夹取 取物触及边缘 跨越无菌区	2 10 2 4			

续表

学号			成绩				
项目	操作标准	分值	扣分标准	扣分	自评	互评	教师评价
操作步骤（77 分）	（9）检查无菌溶液 （10）打开无菌溶液，冲洗瓶口 （11）倒无菌溶液于治疗碗内 （12）盖好无菌治疗盘 （13）标明铺盘日期、时间、责任人	18	未检查溶液 污染瓶口、盖掉地 未冲洗瓶口 倒液时瓶签向下 未注明开瓶时间 治疗巾盖盘不正确 未注明铺盘时间	2 4 2 2 2 4 2			
	（14）检查并戴好无菌手套	10	未检查手套大小、有效期 污染手套 戴手套方法不正确	2 5 3			
	（15）操作完成后，脱无菌手套	7	脱法不正确 丢弃手套位置不合适	5 2			
	（16）整理用物 （17）洗手，摘下口罩、记录	6	未整理 未洗手 未记录	2 2 2			
评价质量（7 分）	（1）无菌观念强	2	没有无菌观念	2			
	（2）操作熟练准确，条理清楚	2	操作不熟练	2			
	（3）完成时间 10 min(从洗手开始至操作完毕)	3	每超过 1 min	1			
总分							

实训视频

无菌技术

实训反思

拓展思考

无菌操作技术在医院的各个环节都至关重要，请同学们思考怎样能更科学地优化无菌操作技术的流程？

（唐鑫元）

实训项目二　口腔护理技术

表1-2　口腔护理技术

实训目标			
素养目标	知识目标	技能目标	思政目标
增强主动关爱意识	掌握特殊口腔护理的操作流程和注意事项	掌握口腔护理的操作技能	爱岗敬业；在工作中有爱心、耐心、责任心

实训情境

王奶奶，76岁，1年前因摔倒导致脑卒中，右侧肢体失去自理能力，现因高血压入院，检查：生命体征平稳，口唇发干、口臭，右侧颊部有一白色溃疡点，约0.2 cm×0.2 cm。你作为王奶奶的责任护士，请为王奶奶进行口腔护理。

请思考：

请你观察患者的口腔情况，采取合适的方法进行口腔护理。

知识强化

当人患病时，机体抵抗力降低，饮水、进食减少，口腔内的温度、湿度、食物残渣适宜微生物生长，为病原微生物在口腔内迅速繁殖创造了条件，容易引起口臭、口腔局部炎症、口腔溃疡等并发症，同时导致食欲下降、消化功能减退，同时口臭或龋齿影响患者自我形象。

一、一般口腔护理

一般口腔护理适用于能独立完成口腔清洁的患者。完全自理的患者，由护士提供必要的口腔清洁与保养的健康指导；部分自理的患者，由护士协助完成口腔卫生的清洁。

1. 口腔清洁用具的选择

（1）牙刷的选择：应选择刷头较小、能在口腔内灵活的运动，刷毛软硬适中、表面光滑的牙刷。

（2）牙膏的选择：应选用无腐蚀性、刺激性小的牙膏。药物牙膏能抑制细菌生长，应根据口腔环境适当的选用。牙膏不宜固定品种，应轮换使用。

2. 刷牙的方法

（1）上、下颤动刷牙法：将牙刷毛面轻放于牙齿及牙龈沟上，刷毛与牙齿成45°角，以快速环形来回颤动刷牙，每次刷2～3颗牙齿，刷完一个部位后再刷相邻部位。前排牙齿的内侧面可用牙刷毛面的顶端震颤刷牙，刷洗上下咬合面时，刷毛与牙齿平行来回刷洗，刷完牙齿后再刷舌面。

（2）上、下竖刷法：将牙刷毛面置于牙冠与牙龈交界处，沿牙齿方向轻微加压并顺牙缝纵向刷洗，牙齿的外侧面、内侧面及上下咬合面都应刷洗干净，舌面由里向外刷洗。

（3）刷牙的注意事项：每天刷牙至少2次，每次刷牙时间不少于3 min。由于细菌在口腔静止的环境中容易繁殖，所以睡前需要清洁口腔。口腔清洁包括舌的保健。牙刷每3个月更换一次，以保证较好的性能与清洁。

3. 牙线剔牙法

牙线剔牙对牙齿、牙龈损伤较小，并且清理的干净。牙签线、尼龙线、丝线均可剔牙。每日2次，餐后立即剔牙更好。

（1）牙签线：直接将牙线嵌入牙齿之间，用力弹出即可。

（2）尼龙线：将牙线缠绕在两手中指第一关节，食指和拇指持牙线以拉锯式将牙线嵌入两齿之间，然后用力弹出，每个牙缝反复数次，直至清洁为止。

4. 义齿的清洁与护理

义齿也会积聚食物残渣，有牙菌斑和牙结石也需每天清洁与护理。为增进咀嚼功能和保持良好的口腔外观，义齿应该白天佩戴，晚上取下，使牙床得以休养。每天至少刷洗或擦拭义齿2次，取下的义齿放于冷开水中保存，每日换水1次，义齿不可浸入热水或乙醇等消毒液中，以免变色、变形和老化。

续表

知识强化

二、特殊口腔护理

特殊口腔护理是指根据患者病情和口腔情况，采用恰当的口腔护理溶液，运用特殊的护理手段，为患者清洁口腔的方法。其常用于高热、昏迷、危重、禁食、鼻饲、口腔疾患、大手术、血液病、大剂量放疗和化疗及有自理能力缺陷的患者。一般每天 2 ～ 3 次，如病情需要，可酌情增加次数。

1. 特殊口腔护理的目的

（1）清除口腔内残留物质，保持口腔清洁，预防口腔感染等并发症的发生。

（2）湿润口腔，防止口腔黏膜干燥及口唇干裂，维持口腔的正常功能。

（3）清除口腔异味，增进患者的食欲。

（4）观察口腔黏膜、舌苔、牙龈等处的变化及特殊的口腔气味，如口腔有氨臭味，提示有肝昏迷的先兆；糖尿病酮症酸中毒患者，口腔有烂苹果味等。

2. 漱口溶液的选择

漱口溶液	作用
生理盐水	清洁口腔，预防感染
朵贝尔（复方硼砂）溶液	轻度抑菌，消除口臭
0.02% 呋喃西林溶液	清洁口腔，广谱抗菌
1% ～ 3% 过氧化氢溶液	抗菌防臭
1% ～ 4% 碳酸氢钠溶液	预防真菌感染
2% ～ 3% 硼酸溶液	防腐抑菌
0.1% 醋酸溶液	治疗铜绿假单胞菌感染
0.08% 甲硝唑溶液	治疗厌氧菌感染

3. 操作的注意事项

（1）清洁时动作轻柔，特别是对凝血功能差的患者。

（2）昏迷患者吞咽反射迟钝或消失，口腔护理时禁忌漱口，棉球不宜过湿，以免溶液吸入呼吸道，发生误吸；患者如不能自行张口，需用张口器时，应从臼齿处放入；清点棉球数量，每次夹取一个棉球，防止将棉球遗留在口腔内。

（3）传染患者的用物按消毒隔离原则处理。

（4）擦洗口腔的顺序：依次擦洗牙齿左外侧面、右外侧面、左上内侧面、左上咬合面、左下内侧面、左下咬合面、左颊部、右上内侧面、右上咬合面、右下内侧面、右下咬合面、右颊部、硬腭、舌面及舌下，至少使用 15 个棉球。

（5）长期使用抗生素的患者，应观察口腔黏膜有无真菌感染。

（6）如有活动义齿应先取下，用牙刷刷净义齿各面，并用冷水冲洗干净，待患者漱口后戴上。

实训准备

（1）操作者准备：洗手、戴口罩，熟悉口腔卫生的相关知识，向患者解释特殊口腔护理的重要性。

（2）用物准备：治疗盘内准备治疗碗 2 个、棉球数个、弯血管钳 1 把、直镊 1 把、弯盘 1 个、治疗巾 1 块、纱布 2 块、压舌板 1 个，治疗盘外准备漱口溶液。

（3）患者准备：了解特殊口腔护理的意义，并且积极配合。

（4）环境准备：环境清洁，空气清新，去除不良刺激。

续表

实训内容

（1）点击口腔护理虚拟系统。

（2）来到患者床旁核对医嘱并解释，评估患者病情、意识、自理能力、口腔情况。根据患者病情准备用物。护士洗手、戴口罩，协助患者安置卧位、漱口，铺治疗巾，放置弯盘，湿润口唇，按照左外侧上牙→左外侧下牙→右外侧上牙→右外侧下牙→左内侧上牙→左上咬合面→左内侧下牙→左下咬合面→左颊部→右内侧上牙→右上咬合面→右内侧下牙→右下咬合面→右颊部→硬腭→舌面→舌下的顺序洗牙。协助患者再次漱口，检查口腔，整理用物，洗手，记录。

（3）评价口腔护理操作流程是否规范，沟通是否恰当。

实训流程

步骤	操作图示	文字说明
1	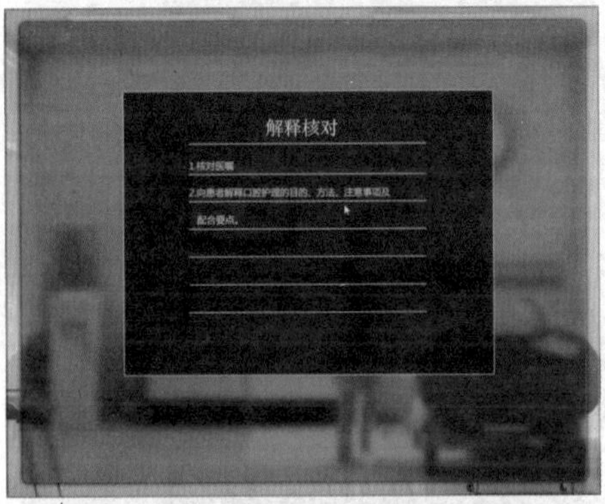	核对患者信息并解释操作目的（操作前耐心、仔细地为患者解释操作目的）
2	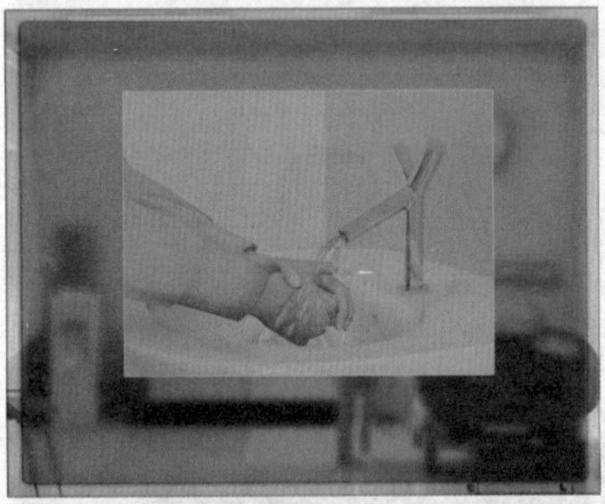 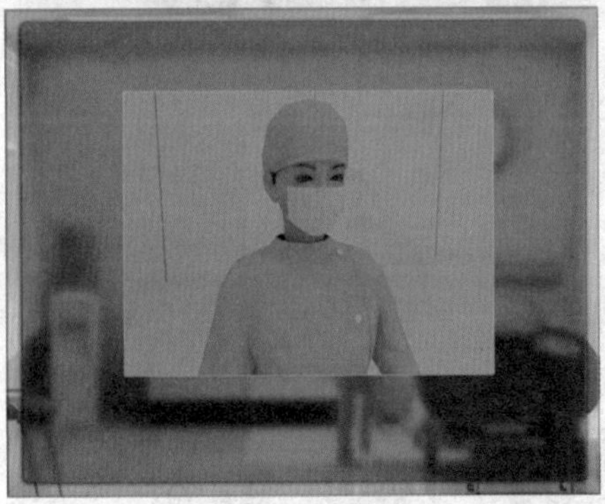	洗手，戴口罩

续表

步骤	操作图示	文字说明
3	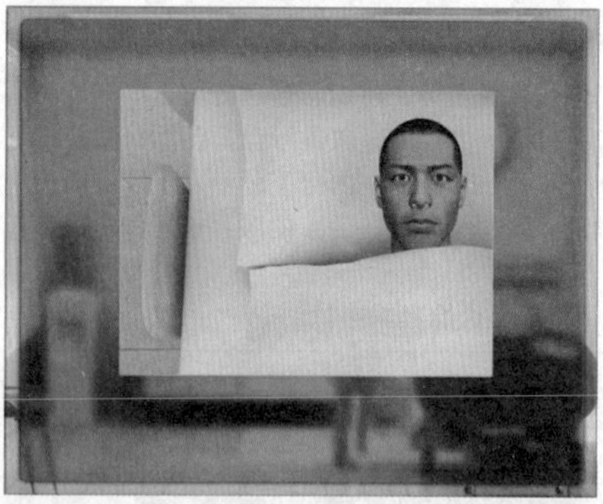	协助患者侧卧或仰卧，头偏向一侧，面向护士
4	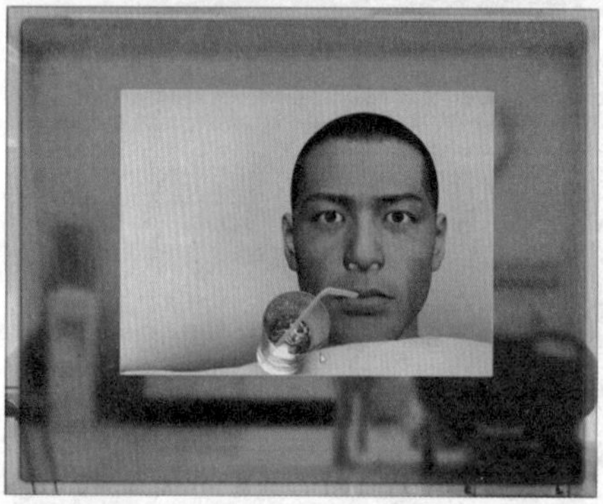	协助患者漱口（昏迷患者免漱口）
5	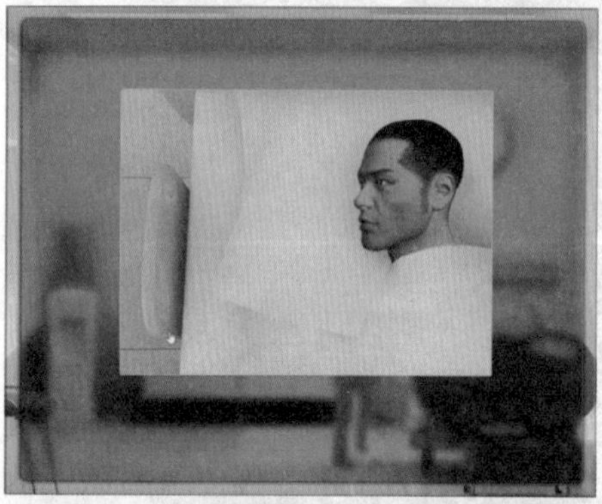 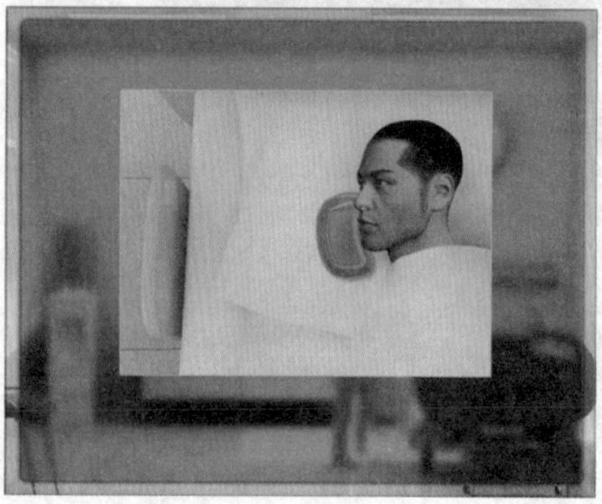	铺治疗巾，放弯盘，湿润口唇

续表

步骤	操作图示	文字说明
5（续）	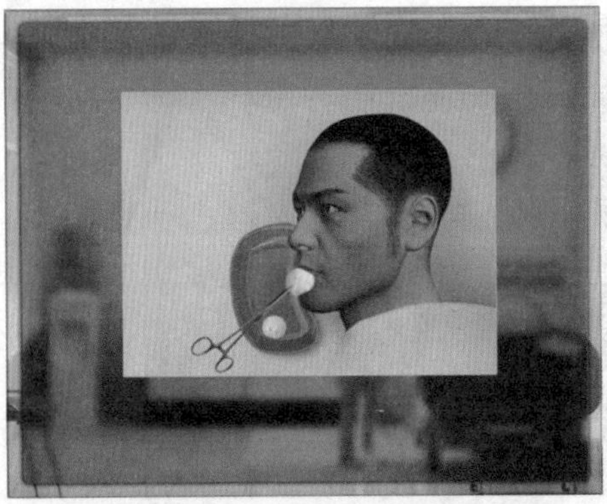	铺治疗巾，放弯盘，湿润口唇
6	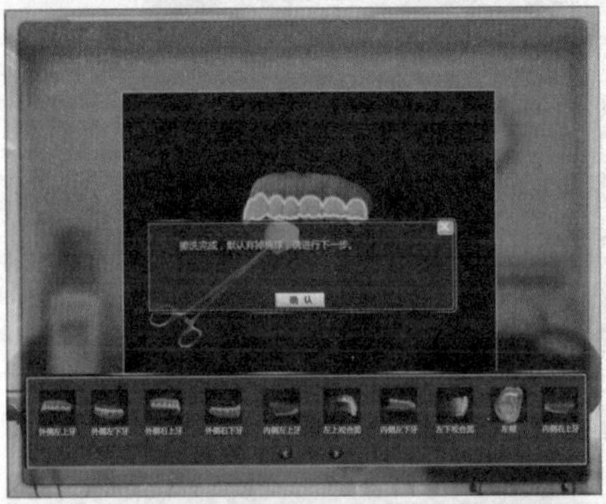 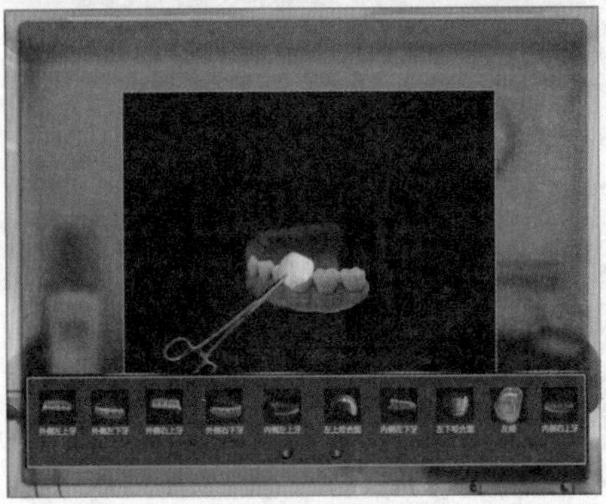 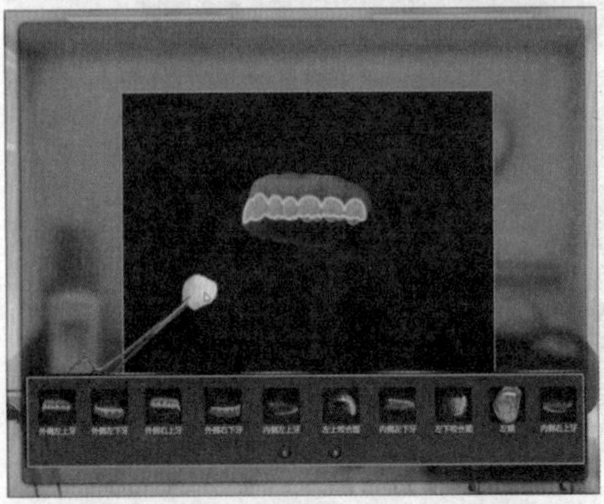	按顺序清洁口腔：左外侧上牙→左外侧下牙→右外侧上牙→右外侧下牙→左内侧上牙→左上咬合面→左内侧下牙→左下咬合面→左颊部→右内侧上牙→右上咬合面→右内侧下牙→右下咬合面→右颊部→硬腭→舌面→舌下（提前告知患者可能会有些许不适）

续表

步骤	操作图示	文字说明
6（续）	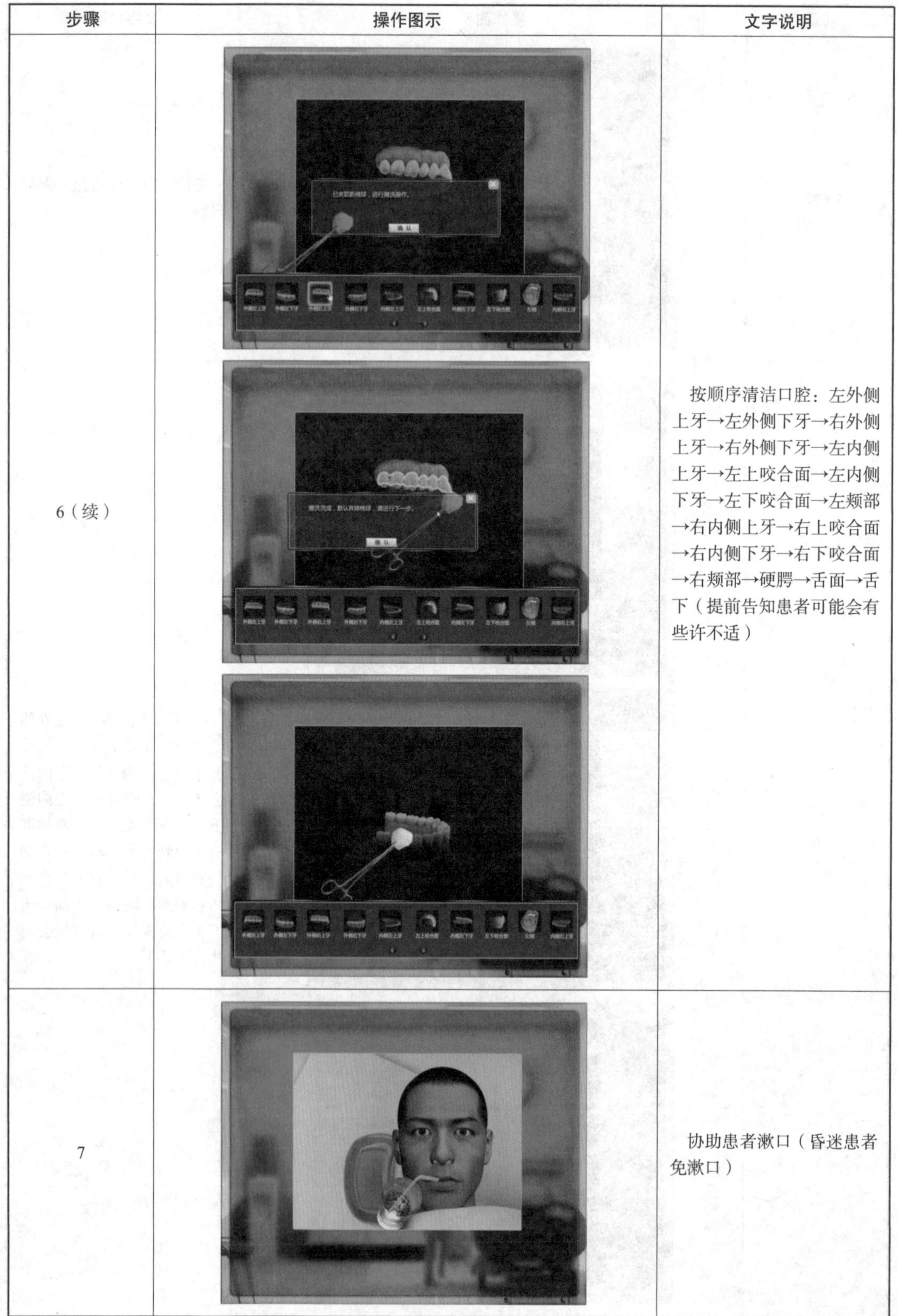	按顺序清洁口腔：左外侧上牙→左外侧下牙→右外侧上牙→右外侧下牙→左内侧上牙→左上咬合面→左内侧下牙→左下咬合面→左颊部→右内侧上牙→右上咬合面→右内侧下牙→右下咬合面→右颊部→硬腭→舌面→舌下（提前告知患者可能会有些许不适）
7		协助患者漱口（昏迷患者免漱口）

续表

步骤	操作图示	文字说明
8	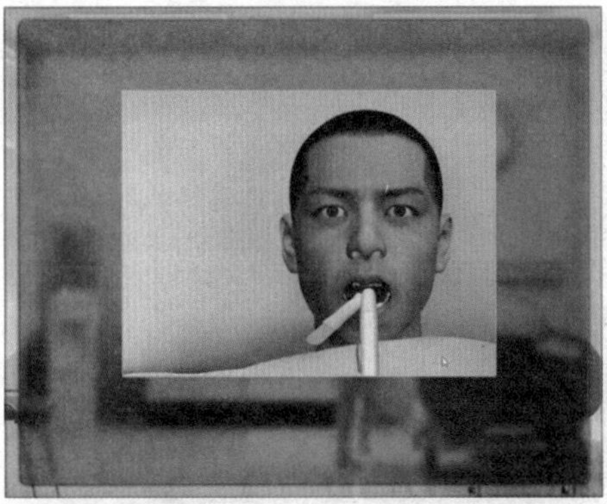	评估清洁后的口腔
9	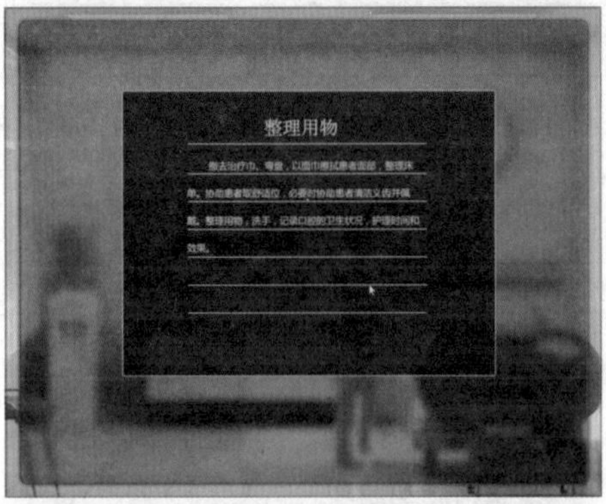 整理用物	整理用物，用物分类处理
10	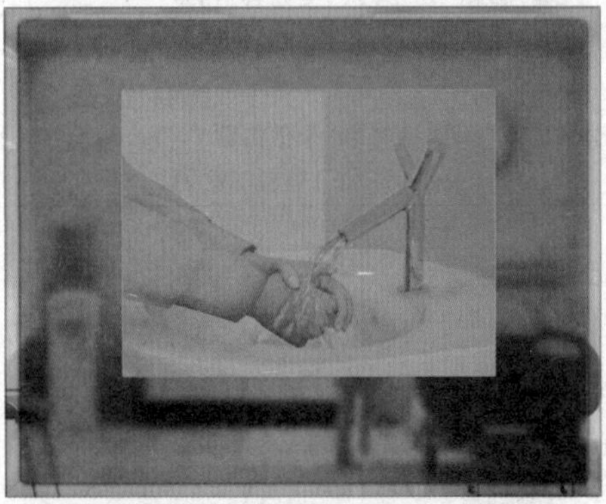	操作后清洁双手
11	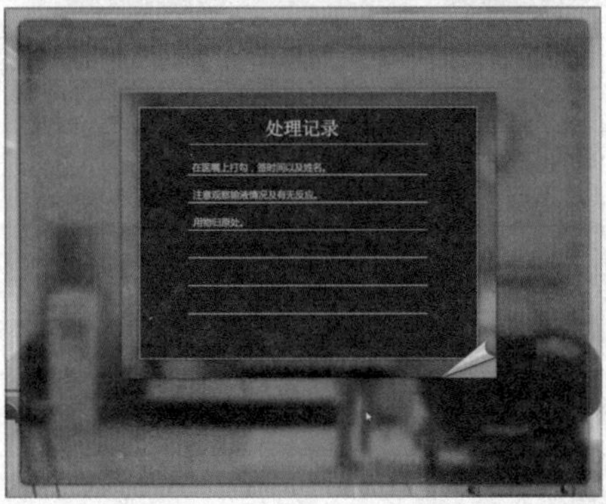 处理记录	及时书写护理记录

续表

步骤	操作图示	文字说明
12		操作完成，显示结果

考核标准

项目	操作标准	分值	扣分标准	扣分	自评	互评	教师评价
素质要求（2分）	（1）报告姓名、操作项目，语言流畅，仪表大方，体态轻盈矫健	1	紧张不自然，语言不流畅	1			
	（2）衣帽整洁，着装符合要求	1	衣、帽、鞋不整洁	1			
评估要求（15分）	1. 环境评估 病室整洁，宽敞光线明亮，温湿度适宜	1	未评估	1			
	2. 患者评估 确认医嘱，核对床号、姓名、腕带，向患者做好解释工作，评估病情、口腔情况、自理能力	2	未核对 未检查口腔	1 1			
	3. 护士评估 （1）七步洗手法洗手，戴口罩 （2）了解口腔护理的目的	3	未洗手或洗手不规范 未戴口罩 口腔护理的目的不熟悉	1 1 1			
	4. 用物评估 备物包括一次性口腔包或无菌口腔包。无菌口腔包内放包括治疗碗2个（内放棉球、压舌板、弯血管钳、镊子）、弯盘、治疗巾纱布，无菌口腔包外放温开水、漱口溶液吸水管、棉签、液状石蜡（或润唇膏）、手电筒、口腔溃疡用药，必要时备开口器（口述）	9	物品每缺一件	1			
实施步骤（68分）	（1）将用物携至床旁桌上，辨识患者并解释	4	未辨识患者 解释不合理，态度欠佳	2 2			
	（2）根据患者情况采取侧卧或仰卧、半坐卧，头偏向护士	2	体位不合适	2			
	（3）检查并打开口腔包，用物摆放合理	4	未检查 摆放不合理	2 2			
	（4）取治疗巾围在患者领下及枕上（双层保护枕头），弯盘放于口角旁	4	治疗巾放置不合理 弯盘放置不正确	2 4			
	（5）用湿棉签或湿棉球湿润患者口唇	2	未湿润口唇	2			

续表

项目	操作标准	分值	扣分标准	扣分	自评	互评	教师评价
实施步骤（68 分）	（6）用手电筒、压舌板检查口腔有无出血、溃疡及活动牙齿（口述取出义齿）	3	未检查口腔各部 未口述取出义齿	2 1			
	（7）清醒患者用吸水管漱口，无吸吮能力患者用注射器接软管帮助其漱口（口述），擦口角	3	未漱口或未口述 未擦口角	2 1			
	（8）浸湿棉球，清点棉球	4	棉球湿度不适宜 未清点棉球	2 2			
	（9）嘱患者张口，用压舌板撑开左侧颊部，咬合上下齿	4	未正确使用压舌板 未告知咬合上下齿	2 2			
	（10）用血管钳夹取棉球，沿牙缝纵向擦洗牙齿左上外侧面、左下外侧面，由内洗向门齿	4	夹取棉球方法不正确 动作不准确、轻巧	2 2			
	（11）用同法擦洗右侧	2	擦洗方法不正确	2			
	（12）擦洗硬腭部、舌面及舌下（口述勿触及咽部，以免引起恶心）	5	漏擦处 未口述	3 2			
	（13）擦洗完毕，协助患者用吸水管吸漱口水（温开水）漱口，用纱布拭去患者口角处的水渍	4	未漱口 未及时用纱布拭干口角	2 2			
	（14）用手电筒检查口腔（口述观察口腔是否擦洗干净，有无炎症、溃疡等，有溃疡涂口腔溃疡用药）	6	检查不到位 口述不正确	4 2			
	（15）口唇干燥涂液状石蜡或润唇膏（口述）	2	未口述	2			
	（16）撤弯盘并清点棉球，撤去治疗巾	5	未及时撤去治疗巾 未及时撤去弯盘 未清点棉球	2 1 2			
	（17）安置患者躺卧舒适，整理床单位。分类整理用物（如为非一次性口腔包，棉球倒掉，将其中包内物品回包），洗手后放回保留物品，记录	10	未安置患者躺卧舒适 未整理床单位 未分类整理物品 未洗手放回物品 未记录	2 1 2 1 2			
评价质量（15 分）	（1）操作中所用棉签、棉球均放于弯盘内	2	污物放置不合理	2			
	（2）每个棉球只用一次	1	未按要求换棉球	1			
	（3）程序、手法正确，操作熟练，动作轻巧	8	顺序颠倒 动作粗暴 物品掉地 手法不正确 口腔未清洁	2 1 1 2 2			
	（4）沟通恰当，指导正确，态度和蔼	2	指导不到位	2			
	（5）完成时间在 10 min 内（从打开口护包至整理床单位）	2	每超时 1 min	1			
总　分		100					

续表

实训视频
 口腔护理
实训反思
拓展思考
请同学们以小组为单位思考在口腔护理操作中可能会出现哪些突发情况并给出合理的解决方案。

（唐鑫元）

实训项目三　鼻饲技术

表1-3　鼻饲技术

实训目标			
素养目标	知识目标	技能目标	思政目标
具备慎独精神	正确描述鼻饲的操作流程和注意事项	能独立进行鼻饲的操作	具备爱岗敬业的精神；具备团队协作的能力
实训情境			
孙女士，74 岁，脑血栓病史 3 年，卧床不起 1 月余，近日出现左侧肢体活动受限，失语。收入院。经检查诊断为“脑血栓”。查体：神志清楚，生命体征平稳，呈慢性病容，言语不能，肌力 1 级，伸舌不能及齿，吞咽困难。医嘱：改善大脑循环，鼻饲高蛋白、高维生素流质饮食，做康复训练。 请思考： 如何按护理程序保证患者的营养供给？			
知识强化			
一、概述 （1）鼻饲法的概念：将胃管经鼻腔插入胃内，从管内灌注流质食物、营养液、水和药物的方法。 （2）鼻饲法的适应证和禁忌证 ①适应证：昏迷、口腔疾患、术后、破伤风、早产儿、病情危重、拒绝进食者。 ②禁忌证：上消化道出血，食管、胃底静脉曲张，鼻腔、食管手术后以及食管癌和食管梗阻者。			

续表

知识强化

二、鼻饲操作方法

备好用物→核对解释→安置卧位→清洁鼻腔→测长标记→润管插入→验证固定→灌注食物→反折固定→整理记录→拔管擦拭→整理记录。

三、检测胃管在胃内的方法

（1）在胃管末端连接注射器抽吸，有胃液被抽出。

（2）置听诊器于患者胃部，快速经胃管向胃内用注射器注入 10 mL 空气，听到气过水声。

（3）将胃管末端置于盛水的治疗碗内，无气泡逸出。

四、鼻饲法的注意事项

（1）插管动作应轻稳，特别是在通过食管三个狭窄处时（环状软骨水平处、平气管分叉处、食管通过膈肌处），避免损伤食道黏膜。

（2）须经鼻饲管服用药物时，应将药片研碎，溶解后再灌入。

（3）每次鼻饲量不超过 200 mL，间隔时间不少于 2 h，温度 38 ～ 40 ℃。

（4）长期鼻饲者，应每天进行口腔护理，普通胃管应每周更换 1 次，硅胶胃管每月更换 1 次（晚上拔出），翌晨再由另一鼻孔插入。

（5）食管静脉曲张、食管梗阻的患者禁忌使用鼻饲法。

实训准备

（1）护士准备：衣帽整洁、洗手、戴口罩。

（2）用物准备：鼻饲包内含无菌治疗巾、盛纱布 3 ～ 4 块的治疗碗、镊子、一次性 50 mL 灌注器、液状石蜡纱布、胃管、一次性无菌手套；另外备鼻饲液、温开水、一次性治疗巾、棉签、胶布、别针、水温计、手电筒、弯盘、医嘱单、治疗卡、手消毒液、医疗垃圾桶、生活垃圾桶。

（3）环境准备：整洁、宽敞、干燥、安全、温湿度适宜。

实训内容

（1）点击鼻饲虚拟系统。

（2）核对并向患者解释置入胃管的目的、操作过程，告知需要配合的事项，评估患者鼻腔情况，既往有无鼻部疾患。准备好用物，洗手、戴口罩。协助患者取适当的体位。湿润鼻腔，测量插入胃管长度，润滑胃管前端，检查胃管是否在胃内。固定，注入食物，注入温开水冲洗胃管。反折包扎胃管前端并固定，用物分类处置后整理记录。

（3）评价操作流程是否规范，沟通是否恰当。

实训流程

步骤	操作图示	文字说明
1		核对患者信息，向患者解释操作目的以及操作过程中需要配合的事项（态度谦和，关爱患者，体现医护人员的爱心、责任心和谨慎的态度）

续表

步骤	操作图示	文字说明
2	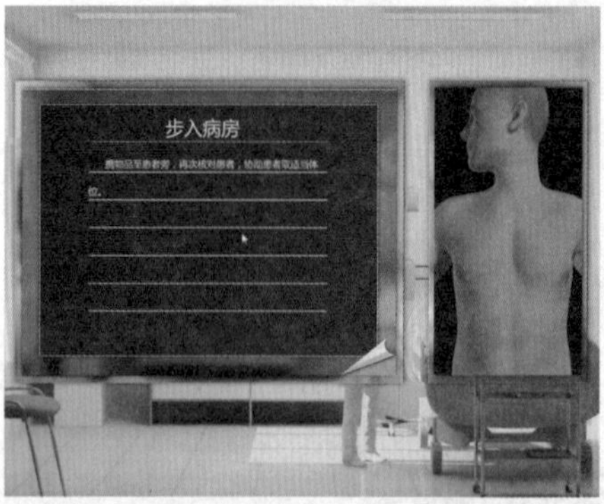 步入病房	评估患者鼻腔情况
3	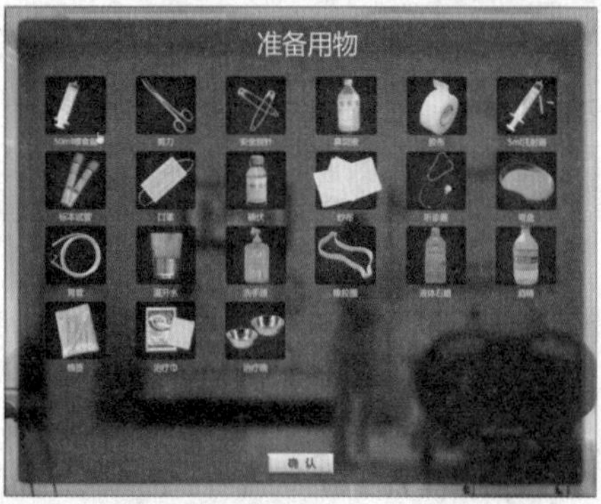 准备用物	准备实训用物
4	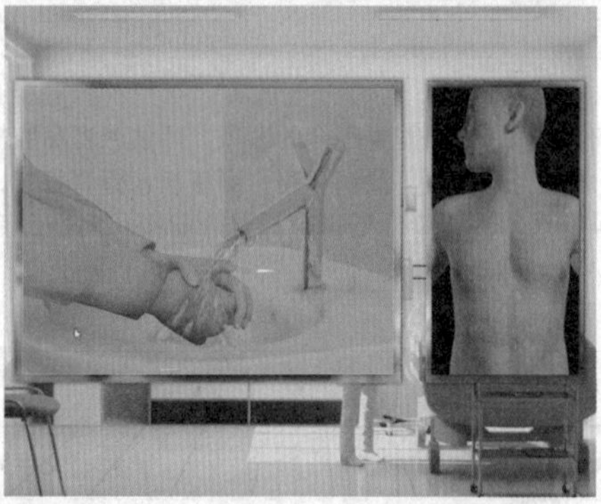 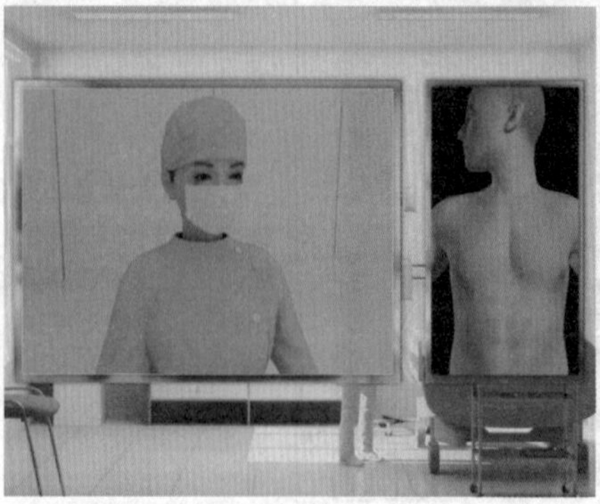	洗手，戴口罩

续表

步骤	操作图示	文字说明
5	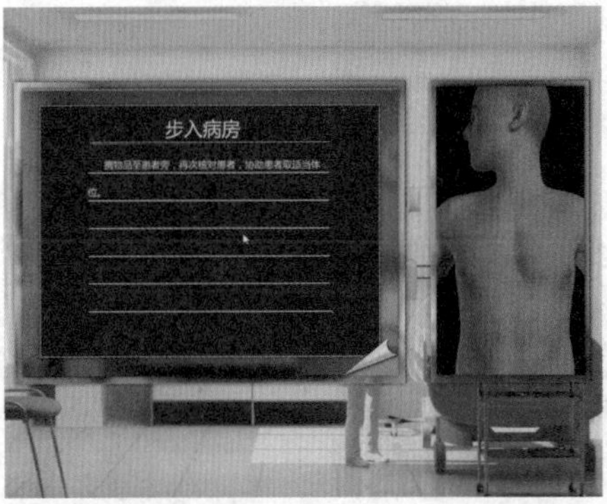	步入病房，核对并解释
6	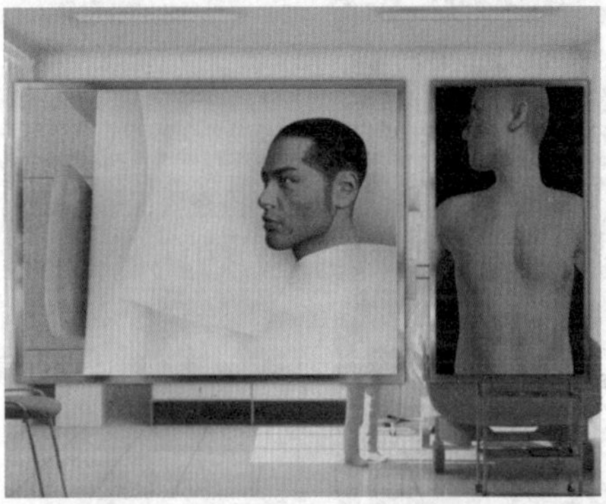	铺治疗巾
7	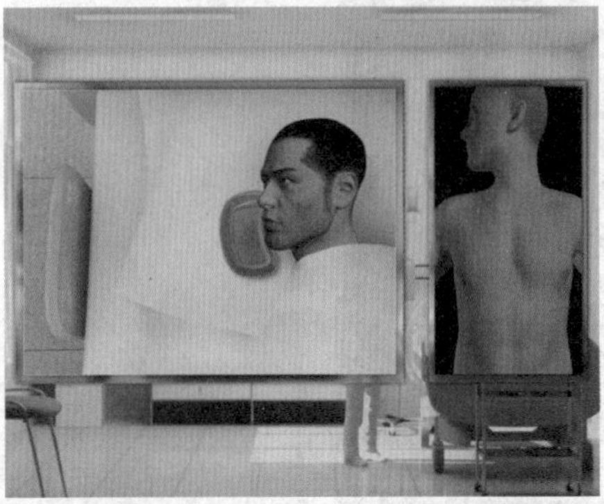	将弯盘放于治疗巾上
8	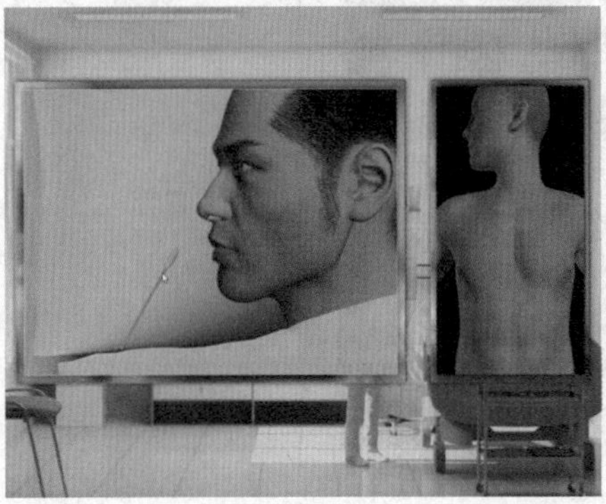	湿润鼻腔

续表

步骤	操作图示	文字说明
9	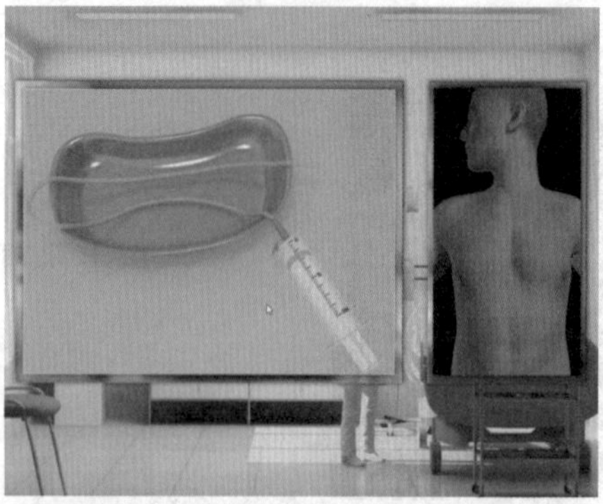 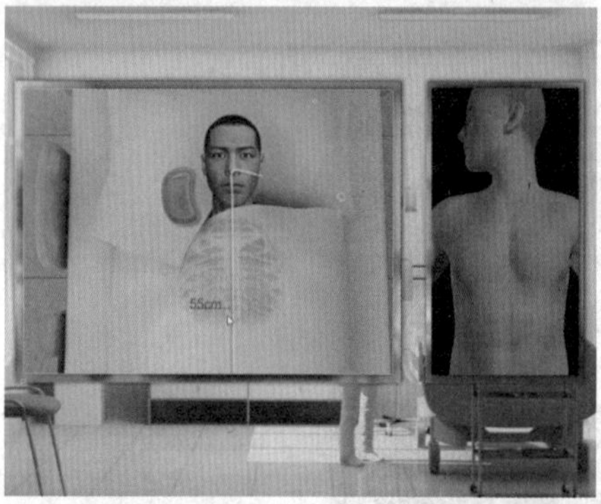 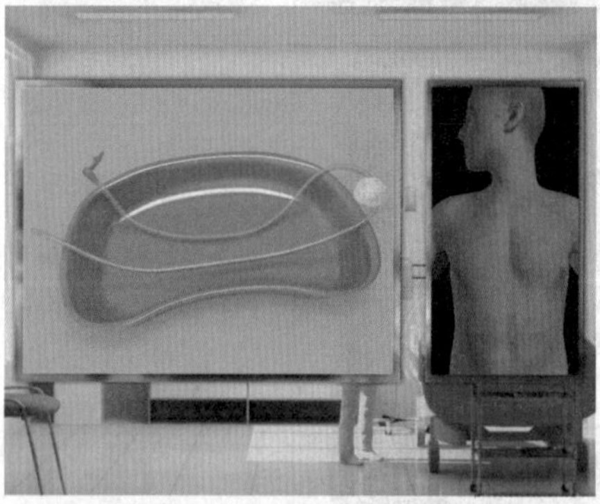	检查胃管是否通畅，测量插入长度，润滑胃管
10	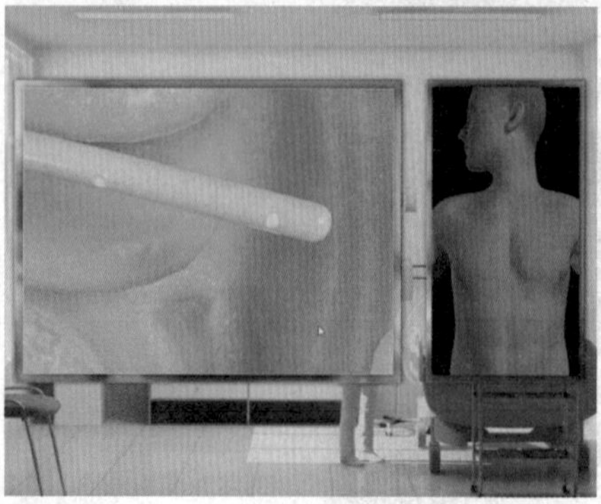	插入胃管

续表

步骤	操作图示	文字说明
10（续）	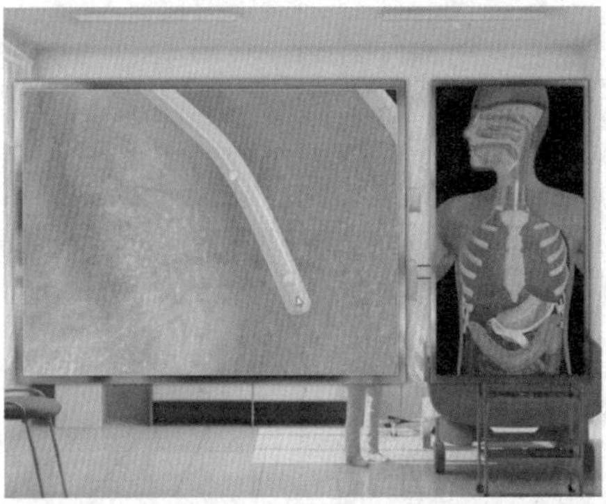	插入胃管
11	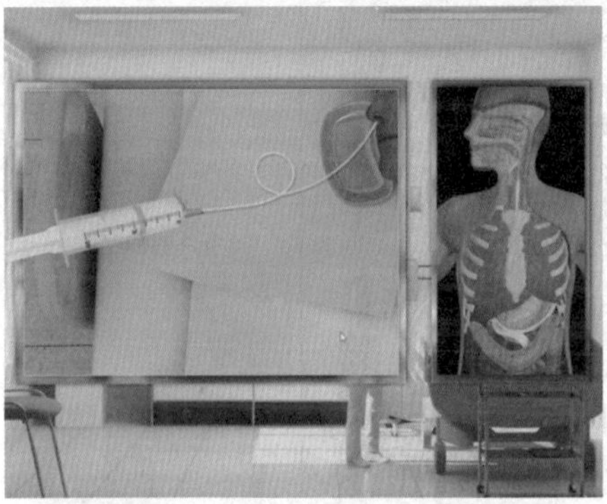	回抽胃液，检查胃管是否在胃内
12	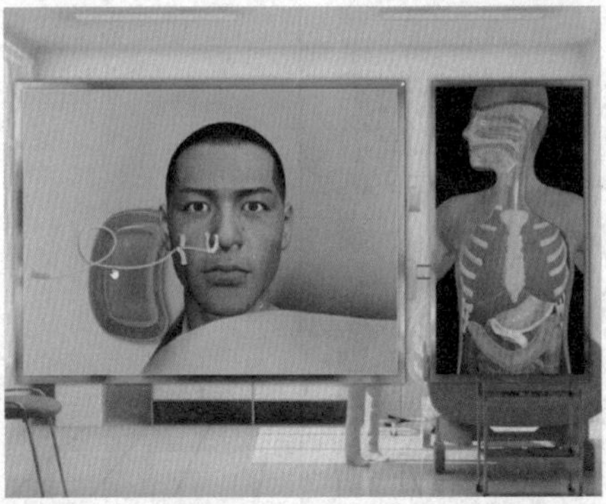 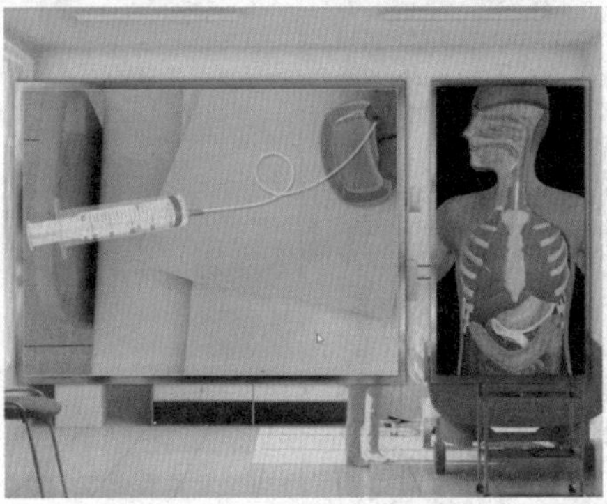	固定胃管，注入药液或食物

续表

步骤	操作图示	文字说明
13	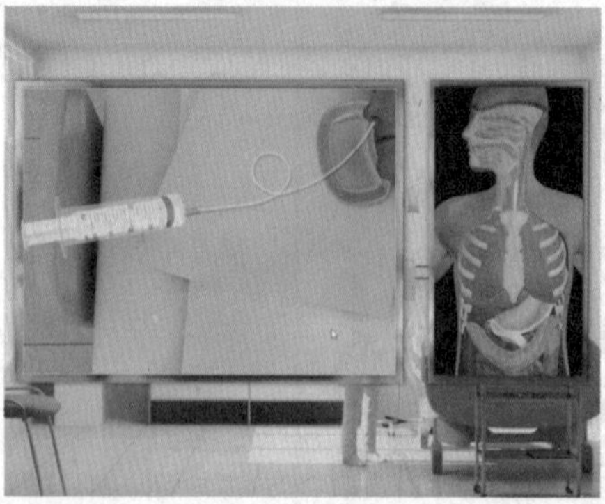	注入温开水，冲洗胃管
14	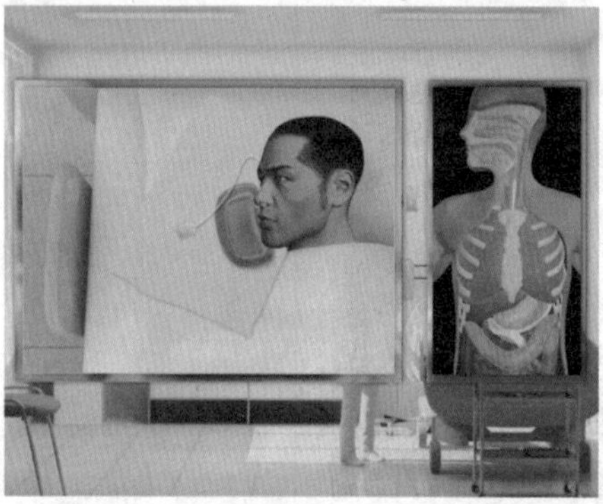	反折包扎胃管前端并固定
15	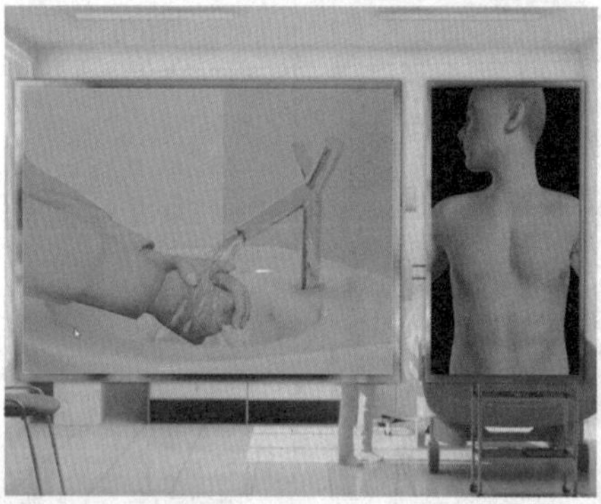	洗手
16	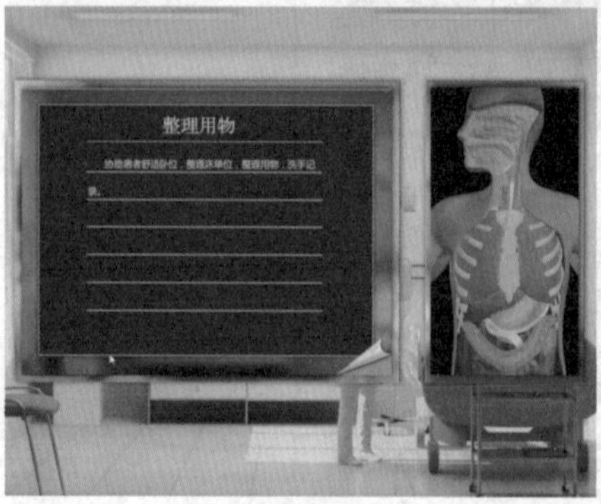	整理用物并记录

续表

步骤	操作图示	文字说明
17	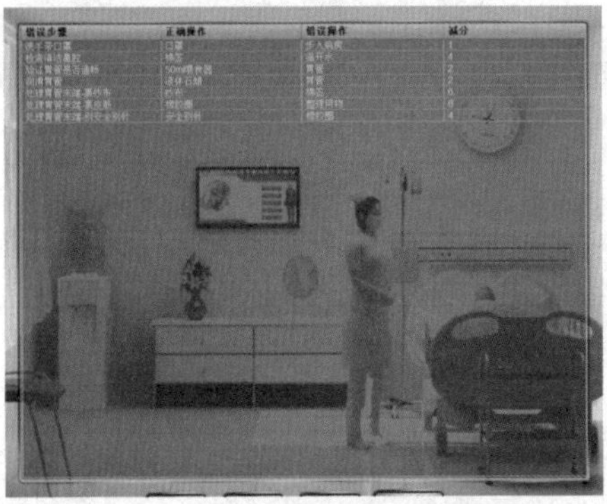	操作完成，显示结果

考核标准

项目	操作标准	分值	扣分标准	扣分	自评	互评	教师评价
素质要求（2分）	（1）报告姓名、操作项目，语言流畅，仪表大方，轻盈矫健	1	紧张、不自然，语言不流畅	1			
	（2）衣帽整洁，着装符合要求	1	衣、帽、鞋不整洁	1			
评估要求（17分）	1. 环境评估 病室整洁、宽敞，光线明亮，温湿度适宜，必要时用屏风或围帘遮挡	2	未评估	2			
	2. 患者评估 （1）核对患者 （2）患者的意识、病情、治疗情况 （3）患者的心理状态与合作程度，有无鼻饲的经历 （4）患者鼻腔黏膜状况，有无炎症、破溃、肿胀、充血等，有无鼻中隔偏曲	4	未评估	4			
	3. 护士评估 （1）七步洗手法洗手，戴口罩 （2）了解鼻饲操作目的	3	未洗手或洗手不规范 未戴口罩 不清楚鼻饲操作目的	1 1 1			
	4. 用物评估 （1）治疗车上层：无菌巾内有治疗碗、消毒胃管（或一次性胃管）、镊子、压舌板、纱布、50 mL 注射器，无菌巾外有液状石蜡、棉签、胶布、橡胶圈、安全别针、听诊器、手电筒、弯盘、流质饮食、温开水、治疗巾、无菌手套。拔管时治疗盘内备治疗碗（内有纱布）、松节油、乙醇、棉签、弯盘、治疗巾、漱口杯、无菌手套。治疗盘外备手消毒液 （2）治疗车下层：水桶、生活垃圾桶、医用垃圾桶	8	未检查胃管消毒日期、消毒效果 鼻饲饮食温度、量不合适 物品准备不全，每缺一件（最多扣5分）	2 1 1			

续表

项目	操作标准	分值	扣分标准	扣分	自评	互评	教师评价
实施步骤（71分）	（1）携用物至患者床旁，核对患者	2	未核对患者	2			
	（2）向患者解释鼻饲操作方法及注意事项，取得患者合作	2	未解释	2			
	（3）协助患者采取舒适卧位，铺治疗巾，将弯盘置于方便取用处	5	未采取合适卧位 未铺治疗巾 弯盘放置位置不妥	1 2 2			
	（4）检查患者鼻腔并清洁侧鼻孔，准备好胶布，戴手套	4	未检查 未清洁 戴手套方法有误	1 1 2			
	（5）检查胃管是否通畅，测量插管长度、标识，并润滑胃管前端	4	未检查胃管是否通畅 测量方法有误 未标识 未润滑	1 1 1 1			
	（6）再次核对患者，左手用纱布托住胃管，右手持镊子夹持胃管插管，插至10～15 cm时，嘱患者做吞咽动作，顺势将胃管插入标记位置	8	未辨识患者 插管手法及动作有误 插入10～15 cm时未嘱患者做吞咽动作 插管时，患者出现呛咳、恶心等不适时未检查处理	2 2 2 2			
	（7）确定胃管在胃内，脱手套并妥善固定胃管	7	检测方法有误（要求三种方法均使用一种有误扣2分） 胶布固定位置不妥	6 1			
	（8）灌注鼻饲饮食，先注入少量温开水，接着注入流质饮食，最后再注入少量温开水冲管	6	灌注饮食前后未注入温开水冲管 流质饮食灌注前未排气，灌注速度不合适 流质食物温度不合适	2 2 2			
	（9）灌注结束后，将胃管末端反折后用纱布包裹橡胶圈扎紧，用安全别针妥善固定于患者上衣一侧肩部或枕旁	5	末端未反折 未用纱布包扎 未用橡胶圈扎紧 固定位置不对	1 1 1 2			
	（10）观察患者操作后的反应，再次核对患者	3	未观察患者反应 未辨识患者	1 2			
	（11）清洁患者鼻面部，整理用物及床单位，嘱患者维持原卧位20～30 min	3	未清洁患者面部 未按规定分类处理用物 未嘱咐患者	1 1 1			
	（12）洗手，记录插管时间、患者反应、鼻饲液种类和量	2	未洗手或洗手不规范 未记录或记录不全	1 1			
	（13）携带用物至床边，核对患者并做好解释	2	未核对患者 未解释操作目的	1 1			
	（14）安置患者舒适体位，铺治疗巾于患者颌下，弯盘放于患者口角边，撕去胶布，反折胃管末端	4	未安置舒适体位 弯盘放置位置不正确 胃管末端未反折	1 1 2			

续表

项目	操作标准	分值	扣分标准	扣分	自评	互评	教师评价
实施步骤（71分）	（15）戴无菌手套，纱布包裹近鼻孔端胃管，再次核对患者，嘱患者深呼吸，在患者呼气时拔管，拔出后置胃管于弯盘中	5	未用纱布包裹 未辨识患者 未嘱咐患者深呼吸 拔管手法不对，未在患者呼气时拔出 拔出后胃管未放入弯盘中	1 1 1 1 1			
	（16）观察患者拔管后的反应，协助患者漱口，再次核对患者，脱手套	3	未观察患者拔管后反应 未协助患者漱口 未辨识患者	1 1 1			
	（17）整理用物，去除患者面部胶布痕迹，分类处理用物，协助患者取舒适体位	4	未清洁患者面部，未擦去胶布痕迹 未分类处理用物或用物处理不当 未安置体位	1 1 2			
	（18）洗手，记录拔管时间及患者反应	2	未洗手或洗手不规范 未记录或记录不全	1 1			
评价质量（10分）	（1）程序正确，动作规范，操作熟练	3	程序错误 动作不规范 操作不熟练	1 1 1			
	（2）完成时间在15 min内（从携用物开始至整理用物结束）	2	超时1 min	1			
	（3）严格遵循查对制度，保证患者安全	2	查对不到位	2			
	（4）沟通恰当，指导正确，及时观察反应，满足需要	3	沟通无效 指导不到位 未及时观察反应	1 1 1			
总分							

实训视频

鼻饲

实训反思

拓展思考

思考昏迷患者与清醒患者鼻饲的区别及注意事项，使用虚拟仿真系统及模型进行操作的各自优缺点。

（魏容容）

实训项目四　女患者导尿术

表1-4　女患者导尿术

实训目标			
素养目标	知识目标	技能目标	思政目标
具备关爱意识	能正确描述女患者导尿的操作流程和注意事项	能在小组合作下正确地为女患者实施导尿术	团结友爱，爱岗敬业
实训情境			
患者，女，30 岁，因“发热 4 d、腹泻 2 d”入院。既往有精神病史。查体：谵妄状态。入院后尿常规示 WBC 强阳性，诊断考虑发热，查因：尿路感染？肠道感染？请为其留取尿培养标本检查。			
临床思维分析：精神疾患、急性肠炎、尿路感染对尿培养标本的留取方法具有限制性，正确选择留取标本的方法，必要时采取镇静，留取中段尿做尿培养。 请思考：作该患者的责任护士，请问将如何给患者留取尿标本?			
知识强化			

一、泌尿系统的结构与功能

泌尿系统由肾脏、输尿管、膀胱及尿道组成。

（1）肾脏：肾脏是生成尿液的器官，一般每分钟 1 ～ 2 mL（每小时 100 mL 左右），生成的尿液经肾盂回收，然后经输尿管到膀胱。

（2）输尿管：输尿管的生理功能是通过输尿管平滑肌的蠕动刺激和重力作用，将尿液由肾脏输送至膀胱，此时尿液是无菌的。

（3）膀胱：膀胱的主要生理功能是贮存尿液和排泄尿液。

（4）尿道：尿道的主要生理功能是将尿液从膀胱排出体外，另外，男性尿道与生殖系统有密切的关系。

（5）排尿的过程：肾脏生成尿液是一个连续不断的过程，而膀胱的排尿则是间歇进行的。排尿活动是受大脑皮层控制的反射活动。当膀胱内尿量充盈时（成人 400 ～ 500 mL、儿童 50 ～ 200 mL），刺激排尿反射进行。

二、影响排尿的因素和排尿活动的评估

（一）影响排尿的因素

除病理因素外，影响排尿的因素有以下几方面。

（1）心理因素：心理因素对排尿的影响很大。当无排尿的合适环境和机会时，排尿反射活动就会受到大脑皮层的抑制；当处于焦虑或紧张的应激情境中，可能出现尿频、尿急，也可能出现尿潴留。另外，排尿也会受到暗示的影响，任何听、视或躯体感觉的刺激，均能引起排尿反射的增强或抑制。例如，有些人听到流水声就会有尿意。

（2）个人习惯：个体的排尿习惯姿势，有助于排尿反射活动的完成。当姿势改变后，如在术后排尿有可能受阻；个人文化素养也可影响排尿，如需要隐蔽的环境。

（3）出入液体量：液体的摄入量直接影响到尿量的多少，摄入越多，尿量就越多。摄入液体的种类也影响排尿，如咖啡、茶、酒类饮料有利尿作用，使尿量增多；含盐饮料则会造成水钠滞留在体内，使尿量减少。夏季炎热，身体出汗量大，血浆晶体渗透压升高，可引起抗利尿激素分泌增多，促进肾脏的重吸收功能，导致尿液浓缩和尿量减少；冬季寒冷，身体外周血管收缩，循环血量增加，反射性地抑制抗利尿激素的分泌，而使尿量增加。外科手术过程中患者可因失血或补液不足而处于缺水状态，使尿量减少。

（4）其他因素：如药物、泌尿系统疾病；妇女在妊娠时，因胎儿压迫膀胱使排尿次数增多。

（二）排尿活动的评估

1. 尿量

尿量是反应肾脏功能的重要指标之一，每次尿量为 200 ～ 400 mL，24 h 尿量 1 000 ～ 2 000 mL，平均在 1 500 mL 左右。尿量异常有多尿、少尿和无尿。

续表

知识强化
（1）多尿：24 h 尿量经常超过 2 500 mL 者为多尿。如慢性肾炎后期，肾脏浓缩功能障碍。 （2）少尿和无尿：24 h 尿量少于 400 mL 或每小时尿量少于 17 mL 为少尿；24 h 尿量少于 100 mL 者为无尿或尿闭。少尿多见于心脏、肾脏、肝脏功能衰竭和休克患者；无尿多见于严重休克和急性肾功能衰竭患者。 2. 次数 一般成人白天排尿 3 ~ 5 次，夜间 0 ~ 1 次。 3. 颜色 正常新鲜尿液呈淡黄色，是由于尿胆原和尿色素所致。尿色可受某些食物或药物的影响，如进食大量胡萝卜或服用维生素 B_2，尿色呈鲜黄色。 在病理情况时，尿色可有以下变化： （1）血尿：尿中含有红细胞。每升尿中含有血量超过 1 mL，即可见淡红色，称肉眼血尿。血尿颜色的深浅与尿液中所含红细胞量多少有关，可呈淡红色、棕色。尿液中含红细胞量多时呈洗肉水色或混有血凝块，见于急性肾小球肾炎、泌尿系统肿瘤、结核及感染、肾或泌尿道结石。 （2）血红蛋白尿：大量红细胞在血管内被破坏，形成血红蛋白尿，呈浓茶色或酱油色，见于血型不合的输血、恶性疟疾和阵发性睡眠性血红蛋白尿。 （3）胆红素尿：由尿内含有大量胆红素所致，尿色呈深黄色，振荡尿液后泡沫亦呈黄色，见于阻塞性黄疸和肝细胞性黄疸。 （4）乳糜尿：因尿液中含有淋巴液，尿液呈白色乳样，有时混有少量血液，见于丝虫病或其他原因引起的肾周围淋巴管阻塞。 4. 性质 正常新鲜尿液透明，放置后发生浑浊，系黏蛋白与上皮细胞凝结，以及盐分析出而形成。在加热或加酸后，重新变为清澈。蛋白尿不影响尿液的透明度，但振荡时可产生较多且不易消失的泡沫。 新鲜尿液发生浑浊常见于脓尿和菌尿。尿中含有大量脓细胞、细菌或炎性渗出物时，排出的新鲜尿液即可浑浊，脓尿放置后可有白色絮状沉淀；菌尿呈云雾状，静置后不下沉，无论加热或加酸，其浑浊不消失。 5. 气味 正常尿液气味来自尿内的挥发性酸。尿液久置后，因尿素分解产生氨，故有氨臭气味。糖尿病酮中毒时，尿液可呈烂苹果样气味。此外，一些食品也可使尿呈特殊气味，如葱、蒜。 三、排尿异常 1. 尿失禁 尿不能控制而自行排出，称尿失禁。 （1）真性尿失禁：膀胱失去控制尿液能力，稍有一些存尿，便会不自主地排出，膀胱处于空虚状态，见于尿道括约肌损伤；或参与排尿反射的神经系统功能障碍，使排尿反射活动失去大脑皮层的控制，膀胱逼尿肌出现无抑制性收缩，常见于昏迷患者。 （2）充溢性尿失禁：膀胱内贮存部分尿液，当膀胱充盈达到一定压力时，即可不自主溢出少量尿液。当膀胱内压力减轻时，排尿即行停止，但膀胱仍呈胀满状态而不能排空，见于慢性尿潴留。 （3）压力性尿失禁：当咳嗽、打喷嚏或运动时腹肌收缩，腹压升高，以致不自主地有少量尿液排出，是由于膀胱括约肌张力减低、骨盆底部肌肉及韧带松弛所致，多见于中老年女性。 2. 尿潴留 尿液大量存留在膀胱内而不能自主排出，称尿潴留。当发生尿潴留时，膀胱容积可增至 3 000 ~ 4 000 mL，膀胱高度膨胀，可至脐部。患者主诉下腹胀痛，排尿困难。体检可见耻骨上膨隆，扪及囊样包块，叩诊呈实音，有压痛。引起尿潴留的原因见于： （1）膀胱颈部以下的梗阻，如前列腺肥大或肿瘤。 （2）其他原因：如麻醉剂的影响；伤口疼痛不敢用力排尿；习惯改变，如不习惯卧床排尿焦虑、窘迫等原因。常见于腹部、会阴部术后患者。 3. 膀胱刺激征 主要表现为尿频、尿急、尿痛。

续表

实训准备

（1）患者准备：患者了解导尿的目的、过程、注意事项及配合要点等；做好外阴清洁，做好导尿的准备。

（2）护士准备：护士自身穿戴整齐、修剪指甲、洗手、戴口罩。

（3）用物准备：无菌导尿包，外阴初步消毒用物（治疗碗 1 个，内装 10 个左右消毒棉球，血管钳或镊子 1 把），弯盘 1 个，一次性手套，无菌持物钳和容器 1 套，消毒溶液，小橡胶单和治疗巾 1 套，浴巾 1 条，便器及便器巾，治疗车 1 辆。

（4）环境准备：关闭门窗，用窗帘或屏风遮挡患者，保持合适的温湿度，室内光线充足。

实训内容

（1）点击女患者导尿术虚拟系统。

（2）核对解释，评估患者意识、膀胱充盈情况，会阴部清洁及皮肤黏膜情况。准备用物，护士洗手、戴口罩。携用物至床旁再次核对患者，拉好窗帘，保护患者隐私。协助患者摆放好体位，进行初次消毒。打开导尿包，戴无菌手套，铺洞巾，润滑尿管前端连接尿袋，进行二次消毒。插入导尿管，固定导尿管。用物分类处置后整理记录。

（3）评价操作流程是否规范，沟通是否恰当。

实训流程

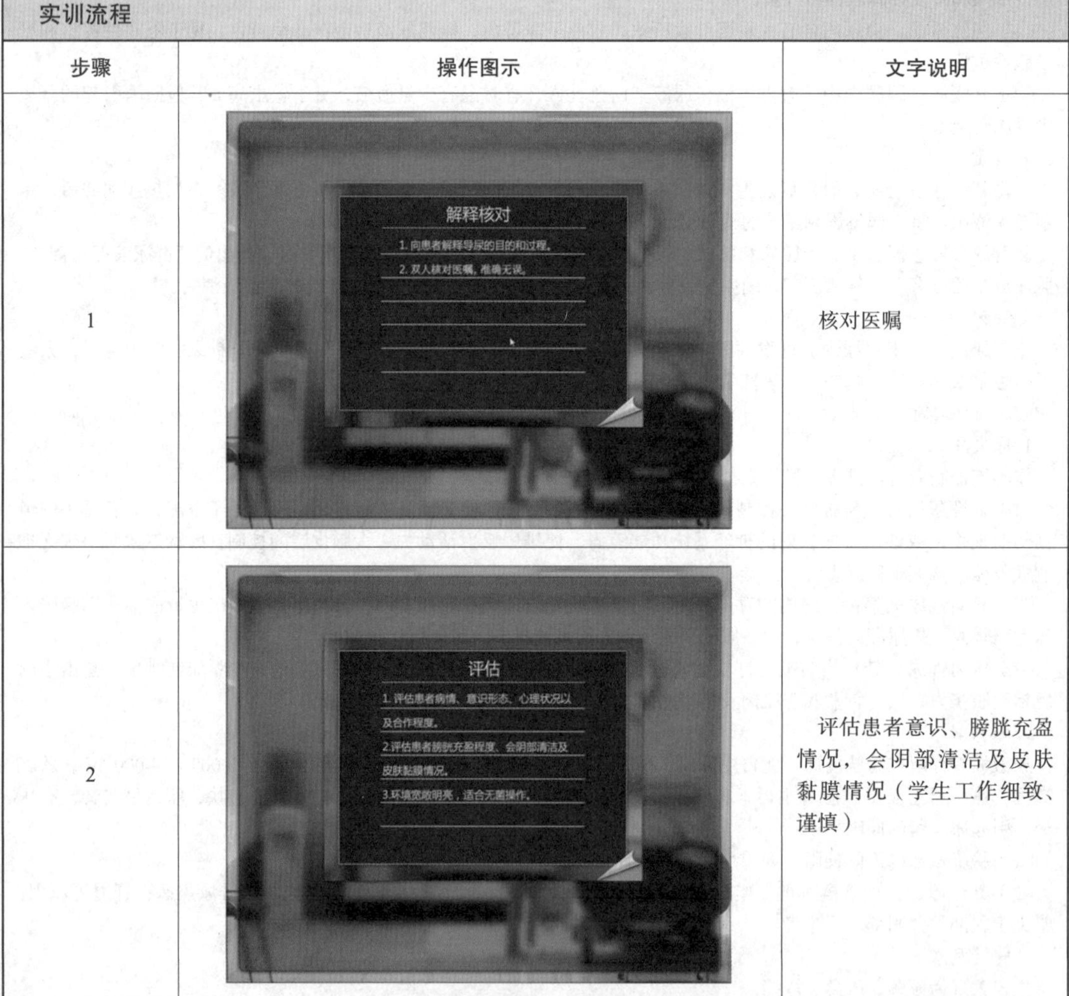

步骤	操作图示	文字说明
1		核对医嘱
2		评估患者意识、膀胱充盈情况，会阴部清洁及皮肤黏膜情况（学生工作细致、谨慎）

续表

步骤	操作图示	文字说明
3	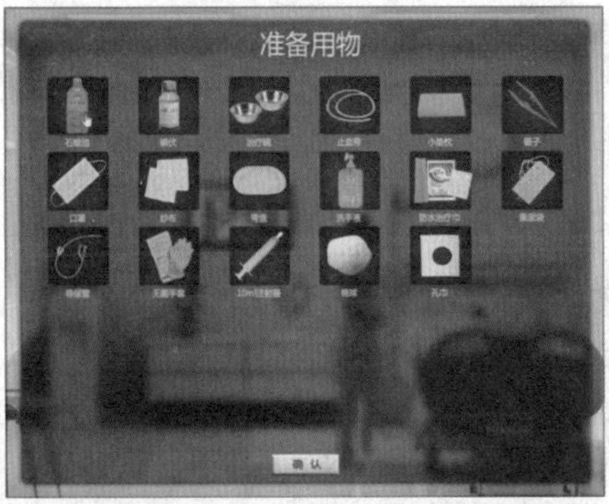	准备实训用物
4	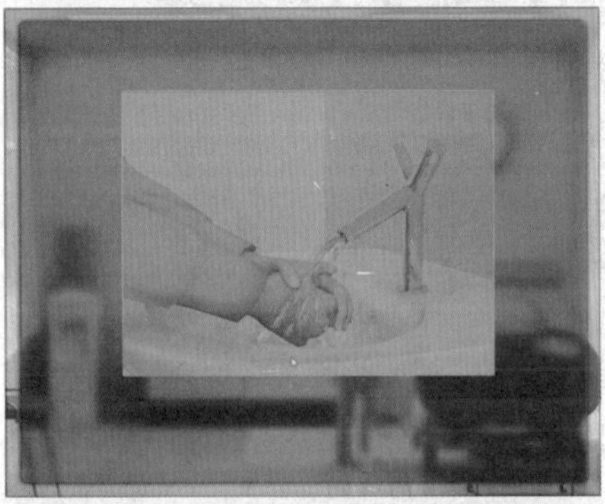 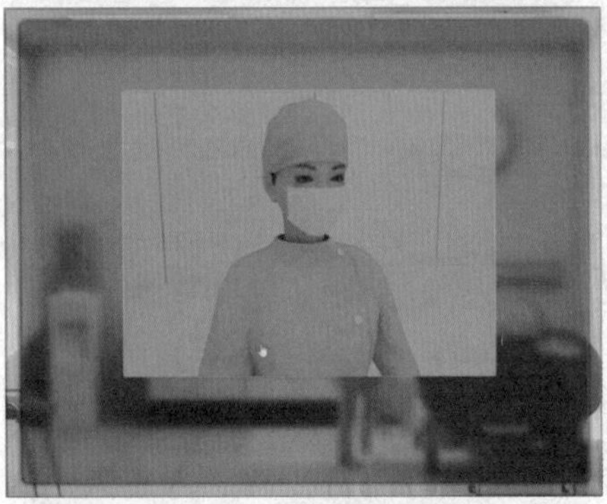	洗手、戴口罩
5	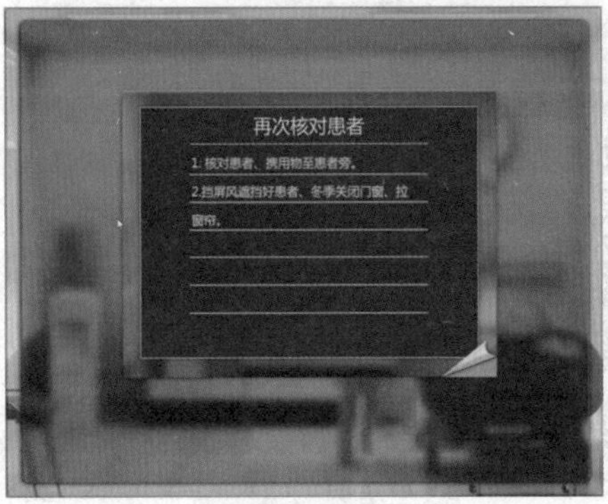	携用物至床旁再次核对患者，拉好窗帘

续表

步骤	操作图示	文字说明
6	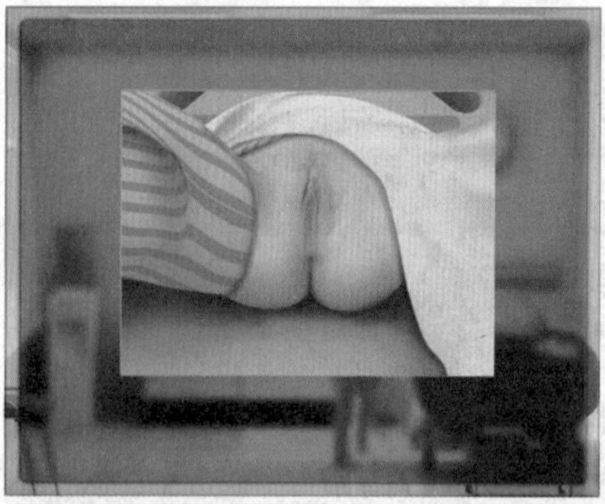 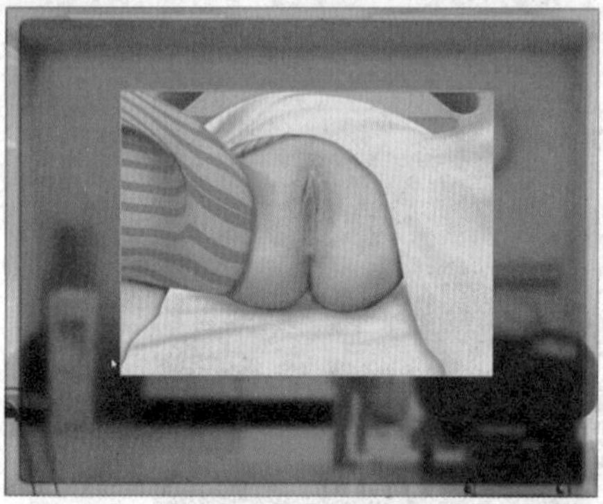	安置卧位，仰卧位，双腿屈曲，臀下铺治疗巾。
7	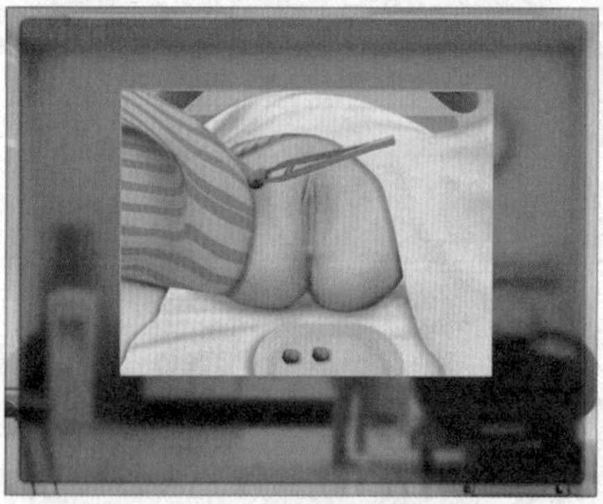	初次消毒皮肤：操作者戴上一次性手套，一手拿血管钳夹取消毒棉球初步消毒阴阜、大阴唇，另外一手分开大阴唇，消毒小阴唇和尿道口；将使用后的污染棉球放在弯盘内
8	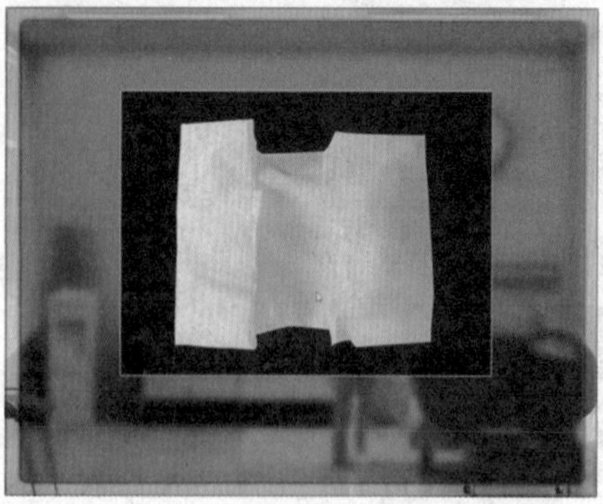	打开导尿包

续表

步骤	操作图示	文字说明
9	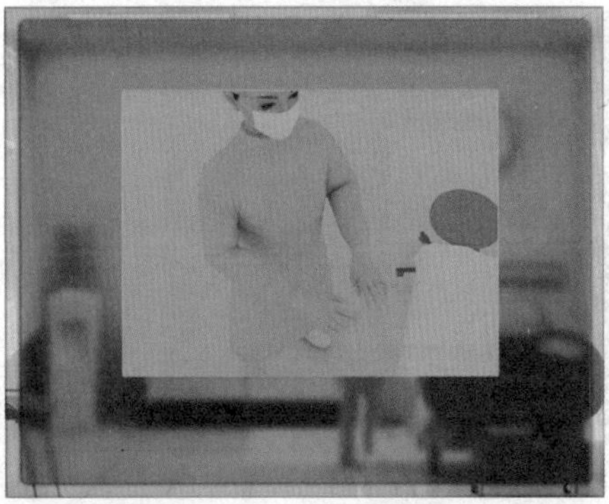	戴无菌手套
10	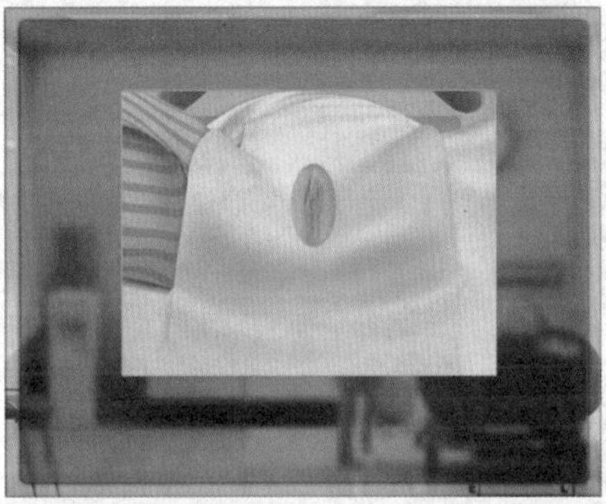	铺洞巾润滑尿管前端
11	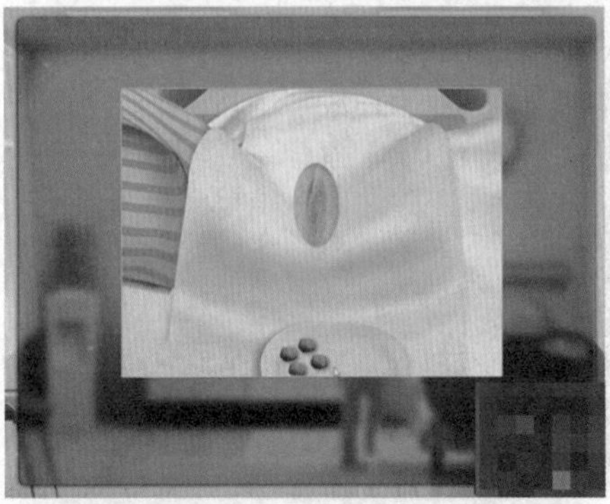 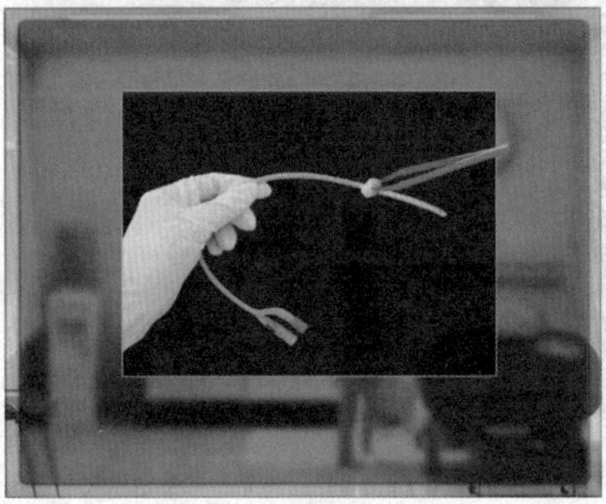	导尿包内物品摆放整齐，润滑尿管前端，连接尿袋

续表

步骤	操作图示	文字说明
11（续）	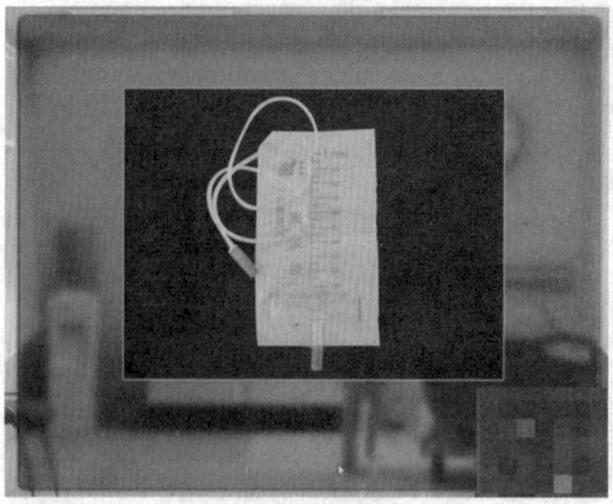	导尿包内物品摆放整齐，润滑尿管前端，连接尿袋
12	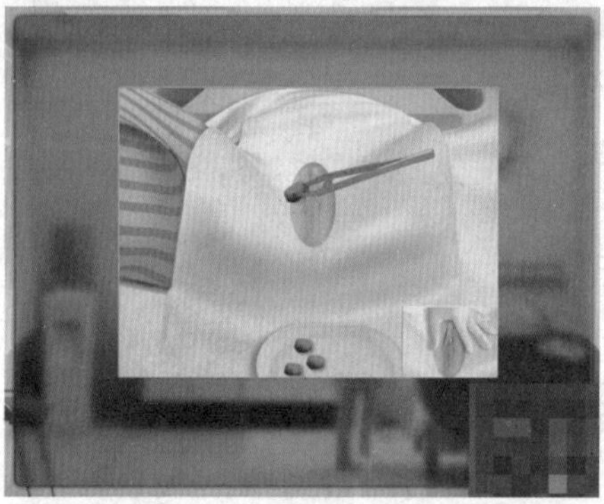	再次消毒：由内向外，消毒尿道口→两侧小阴唇
13	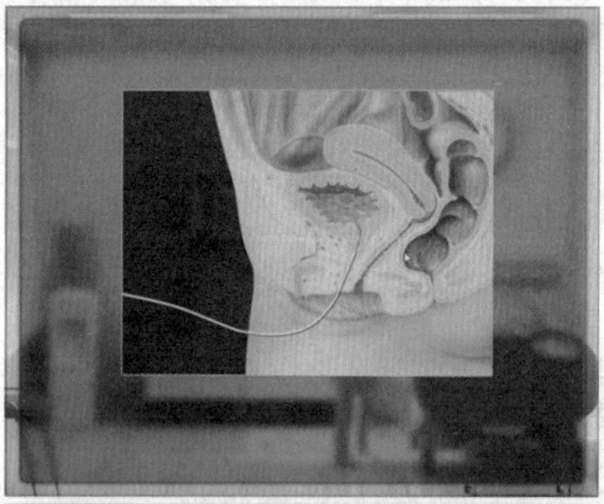 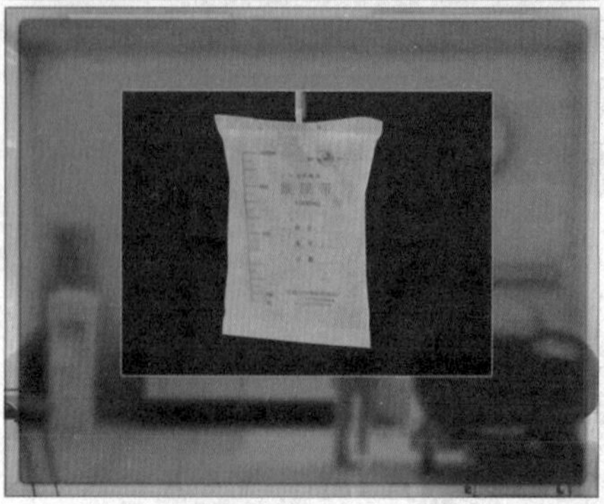	插入导尿管，见尿液插入至 7 ～ 10 cm，固定导尿管

续表

步骤	操作图示	文字说明
14	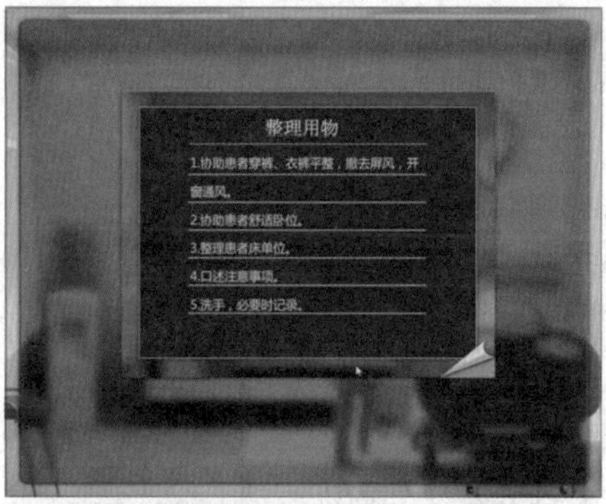	整理用物
15	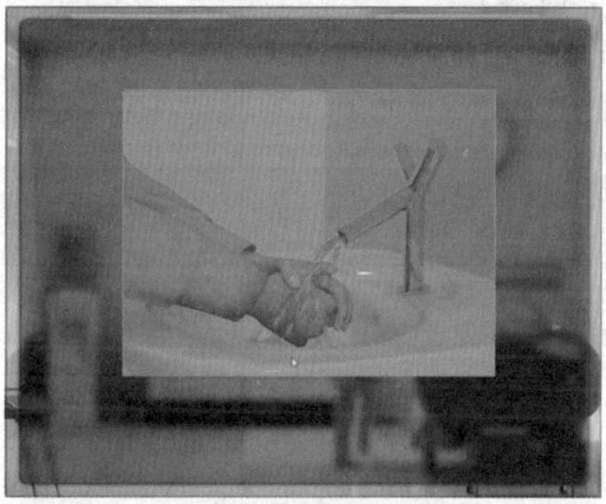	洗手并记录
16	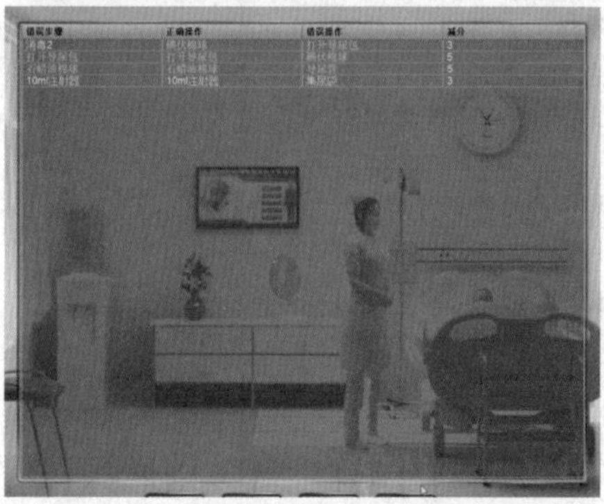	操作完成，显示结果

考核标准

项目	操作标准	分值	扣分标准	扣分	自评	互评	教师评价
素质要求（3分）	（1）报告姓名、操作项目，语言流畅，仪表大方，体态轻盈矫健	2	紧张、不自然，语言不流畅	1			
	（2）衣帽整洁，着装符合要求	1	衣、帽、鞋不整洁	1			
评估要求（17分）	1. 环境评估病室整洁、宽敞、光线明亮、温湿度适宜	2	未评估	2			

续表

项目	操作标准	分值	扣分标准	扣分	自评	互评	教师评价
评估要求（17分）	2. 患者评估 （1）患者病情、临床表现、治疗及护理情况 （2）患者目前的排尿状况	2	未评估	2			
	3. 用物评估 无菌导尿包；外阴初步消毒用物（治疗碗1个，内装10个左右消毒棉球，血管钳或镊子1把），弯盘1个，一次性手套，无菌持物钳和容器1套，消毒溶液，小橡胶单和治疗巾1套，浴巾1条，便器及便器巾，治疗车1辆，橡皮圈1根，安全别针1个，男患者需要准备无菌纱布罐	13	物品准备不全，每缺一件	1			
实施步骤（60分）	1. 移开床旁桌（1分）、床旁椅（1分），将便器放在床旁椅上（1分）、打开便盆巾（1分）	4	一处不符合要求	1			
	2. 松开患者床尾被盖（1分），帮助患者脱去对侧裤腿（1分），盖在近侧腿上（1分），盖上浴巾（1分），对侧腿盖上被盖（1分）	5	一处不符合要求	1			
	3. 协助患者摆屈膝仰卧位（男性患者可取仰卧位）（1分），两腿外展（1分），将会阴部暴露（1分）	3	一处不符合要求	1			
	4. 将小橡胶单和治疗巾垫在患者臀下（2分），将弯盘放在近会阴处（1分），治疗碗放在患者两腿之间（1分）	4	一处不符合要求	1			
	5. 消毒、导尿 （1）初步消毒顺序：操作者戴上一次性手套，一手拿血管钳夹取消毒棉球初步消毒阴阜、大阴唇，另外一手分开大阴唇，消毒小阴唇和尿道口（4分）；将使用后的污染棉球放在弯盘内（1分）；消毒结束后，脱下手套放在弯盘内，并将治疗碗和弯盘移至床尾处（1分） （2）打开无菌导尿包：将无菌导尿包放置患者两腿之间，打开导尿包包布（1分），并严格按照无菌技术打开治疗巾（1分），用无菌持物钳将小药杯显露出来（1分），将消毒液倒进小药杯，浸湿棉球（1分） （3）按照无菌技术戴无菌手套（1分），铺上洞巾（1分） （4）用物摆放（1分），用石蜡棉球润滑尿管前段（1分） （5）消毒：将小药杯放置在外阴处（1分），一手分开并固定小阴唇，一手持血管钳夹取消毒棉球，按照顺序分别消毒尿道口、小阴唇、尿道口（4分），最后将使用后的污染棉球、血管钳、小药杯放在床尾弯盘内（1分） （6）将无菌弯盘放在洞巾口旁边（1分），嘱患者进行张口呼吸，用另外一把血管钳夹着导尿管对准尿道口轻轻插入尿道4～6 cm（1分），见到尿液流出后再继续插入1 cm左右（1分），此时将固定小阴唇的手松开转为固定导尿管，将尿液引流入弯盘内（1分）	24	初步消毒顺序不对 一处不符合要求	4 1			

续表

项目	操作标准	分值	扣分标准	扣分	自评	互评	教师评价
实施步骤（60分）	6. 夹管倒尿 当弯盘内尿液装满三分之二时（1分），用血管钳夹住导尿管末端（1分），将尿液倒入提前备好的便器内（1分），视情况打开导尿管继续放尿（1分）	4	一处不符合要求	1			
	7. 留取标本 如果患者需要标本进行尿培养，用无菌标本瓶接取患者中段尿 5 mL（3分），盖好瓶盖（1分）	4	留取尿标本量错误 未盖好瓶盖 尿标本污染	3 1 4			
	8. 操作处理 （1）导尿结束后，轻轻拔出尿管（1分），撤走洞巾（1分），擦净外阴（1分），脱下手套放在弯盘内（1分），将患者臀下的小橡胶单和治疗巾放在治疗车下层（1分），协助患者穿好裤子（1分），整理床单位（1分） （2）清理用物（1分），测量导出尿量（1分），将尿标本贴上标签后及时送检（1分） （3）洗手（1分），记录（1分）	12	一处不符合要求	1			
评价质量（20分）	（1）程序正确，动作规范，操作熟练	2	程序错误，动作不规范	2			
	（2）完成时间在 12 min 内	2	超时 1 min	1			
	（3）无菌观念强	2	无菌观念不强	2			
	（4）操作无污染	10	清洁物品污染	10			
	（5）注意保护患者隐私	4	未保护患者隐私	4			
总分							

实训视频

导尿

实训反思

拓展思考

分析女患者导尿及男患者导尿的不同点，并详细绘制导尿的思维导图。

（魏容容）

实训项目五 膀胱冲洗术

表1–5 膀胱冲洗术

<table>
<tr><td colspan="4">**实训目标**</td></tr>
<tr><td>素养目标</td><td>知识目标</td><td>技能目标</td><td>思政目标</td></tr>
<tr><td>具有临床辨证性思维</td><td>正确描述膀胱的操作流程和注意事项</td><td>能独立进行膀胱冲洗的操作</td><td>具备爱岗敬业的精神；具有爱心、耐心、责任心</td></tr>
<tr><td colspan="4">**实训情境**</td></tr>
<tr><td colspan="4">李某，男，75 岁，因“夜尿增多 4 余年，加重十余天”入院。患者主诉 4 年前出现无明显诱因的夜尿增多，每晚 2 ～ 3 次，尿量较少，无排尿费力，尿线稍细，无肉眼血尿，无明显尿急、尿频、尿痛。10 余天前患者出现明显诱因的尿潴留，在当地给予消炎对症治疗，尿液红色，B 超显示前列腺增生。为求进一步诊治来我院，门诊以“前列腺增生”收入院，查体：T 36.2 ℃，P 85 次 / 分，R 18 次 / 分，心律未见明显异常，杂音未见明显异常，胸肺听诊双肺呼吸音清，未闻及干湿啰音及胸膜摩擦音。治疗方案：在硬外膜下经尿道前列腺电切术，术后留置三腔导管一根，给予持续性膀胱冲洗。
请思考：
（1）该患者为什么要进行膀胱冲洗？
（2）如何为患者实施正确的膀胱冲洗？</td></tr>
<tr><td colspan="4">**知识强化**</td></tr>
<tr><td colspan="4">一、膀胱冲洗的目的
（1）使留置导尿管的患者保持尿液引流通畅。
（2）清洁膀胱：将膀胱内的细菌、黏液、血凝块等异物清除，防止感染的发生。
（3）治疗：通过冲洗治疗膀胱肿瘤、膀胱炎等。
二、膀胱冲洗的方法
（1）密闭式冲洗法：即输液瓶冲洗，冲洗药液在输液瓶内，挂在床旁输液架上，瓶高距患者骨盆 60 cm 左右，经输液管下接三通，再分别与尿管和引流管相接，三通高度略低于耻骨联合平面，以利于膀胱内液体排空。冲洗时先将引流管夹闭，以 60 滴 / 分速度输注冲洗液，每次注入 100 mL 之后夹闭输液管开放引流管，冲洗液流出，如此反复每次冲洗 3 ～ 4 次。
（2）开放式冲洗法：应用膀胱冲洗器或大注射器，每次冲洗时先将留置尿管或膀胱造瘘管的接头分开，远端引流管接头用无菌纱布包好放在一边，导尿管或膀胱造瘘导管末端消毒后用无菌纱布托住，将吸有冲洗液的冲洗器接在导管末端，缓慢注入冲洗液，然后自然流出或缓慢吸出。如此反复，直至流出液澄清为止。冲洗结束后，将远端引流管冲洗一次，然后接通导尿管或膀胱造瘘继续引流。
三、膀胱冲洗的注意事项
常用冲洗液有 0.02% 呋喃西林、3% 硼酸、等渗盐水等，水温 35 ～ 37 ℃，膀胱有出血者用冷冲洗液，每日冲洗 2 ～ 3 次，每次药液量为 50 ～ 100 mL，膀胱手术后的冲洗液量不超过 50 mL，冲洗时观察患者反应，有鲜血流出或剧烈疼痛、回流量少于输注量等异常情况应停止冲洗。</td></tr>
<tr><td colspan="4">**实训准备**</td></tr>
<tr><td colspan="4">（1）患者准备：指导患者或家属了解膀胱冲洗的目的、方法、配合要点及注意事项。
（2）护士准备：护士自身穿戴整齐、修剪指甲、洗手、戴口罩。
（3）用物准备：密闭式膀胱冲洗术。准备治疗盘 1 个，盘内备 1 个治疗碗、1 把镊子、75% 乙醇棉球数个、1 套无菌膀胱冲洗器、1 把血管钳；治疗车上层备 1 个开瓶器、1 个输液吊篮；治疗车下层备便盆和便盆巾；遵医嘱准备常见的冲洗溶液如 0.02% 呋喃西林溶液、3% 硼酸溶液和 0.1% 新霉素溶液、生理盐水，溶液温度控制为 38 ～ 40 ℃，如果患者为前列腺肥大术后患者，则需要用 4 ℃的 0.9% 氯化钠溶液进行冲洗。视情况备输液架。
（4）环境准备：环境应光线适宜，宽敞、安静、安全、隐蔽，酌情使用屏风遮挡。</td></tr>
</table>

续表

实训内容		
（1）点击膀胱冲洗术虚拟系统。 （2）核对解释，评估患者病情、意识，观察患者留置导尿管情况，尿液性质，是否出血，向患者解释操作目的、注意事项、配合方法。准备实训用物，洗手、戴口罩，检查留置尿管情况，排空尿袋内尿液，查对冲洗液的名称、剂量；冲洗液挂于输液架上，检查并排气。垫无菌防水单，用止血钳夹住尿管，松开尿管及尿袋的接口，用无菌纱布包裹尿袋接头，并放置在无菌防水布上。消毒尿管接口处，用无菌纱布包裹尿管接口放置于无菌防水布上。将输液器头皮针断开放于污物杯，并将断开处与冲洗管接头处连接，冲洗管接口连接尿管。先打开输液器开关，再打开止血钳，调节滴数。当有尿意或输入 200 ～ 300 mL 时，关闭输液器开关。夹闭尿管，连接尿袋接口及尿管接口，打开止血钳，取出治疗巾。用物分类处置后整理洗手记录。 （3）评价操作流程是否规范，沟通是否恰当。		
实训流程		
步骤	**操作图示**	**文字说明**
1	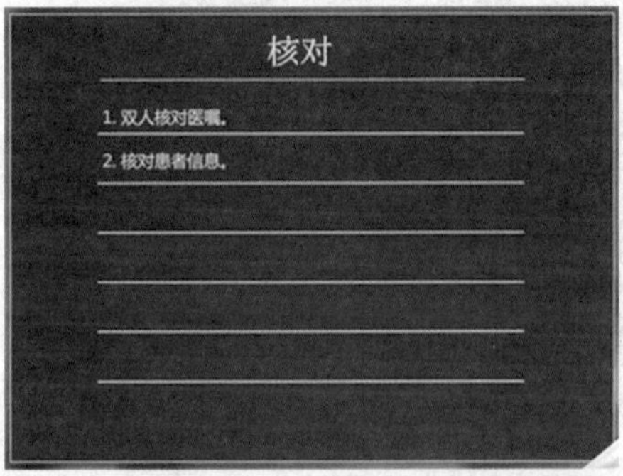 核对 1. 双人核对医嘱。 2. 核对患者信息。	双人核对医嘱，核对患者信息
2	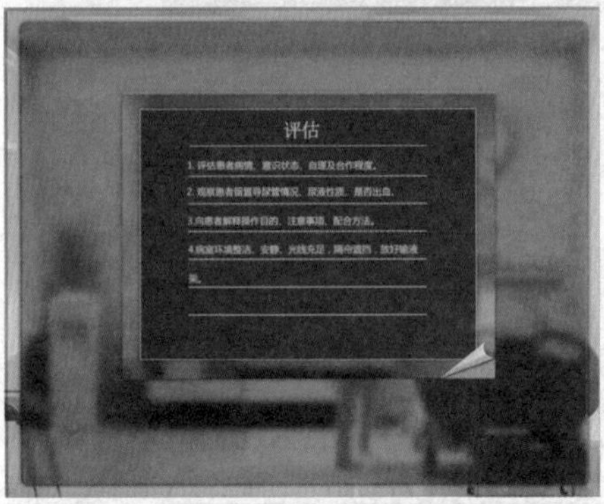 评估	评估患者病情、意识，观察患者留置导尿管情况，尿液性质，是否出血，向患者解释操作目的、注意事项、配合方法（评估过程体现对患者的关爱）
3	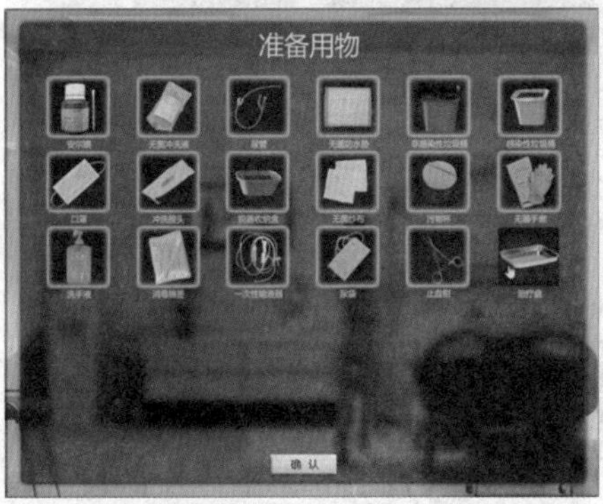 准备用物 确 认	准备实训用物

续表

步骤	操作图示	文字说明
4	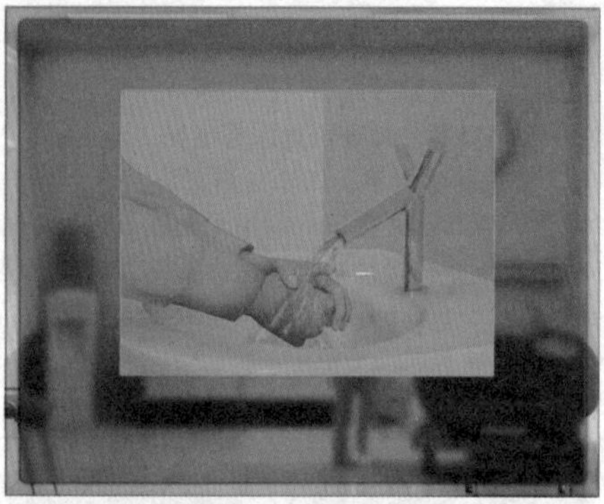 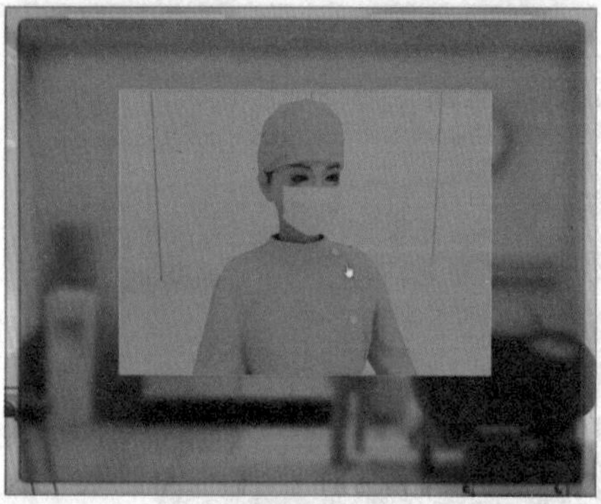	洗手，戴口罩
5	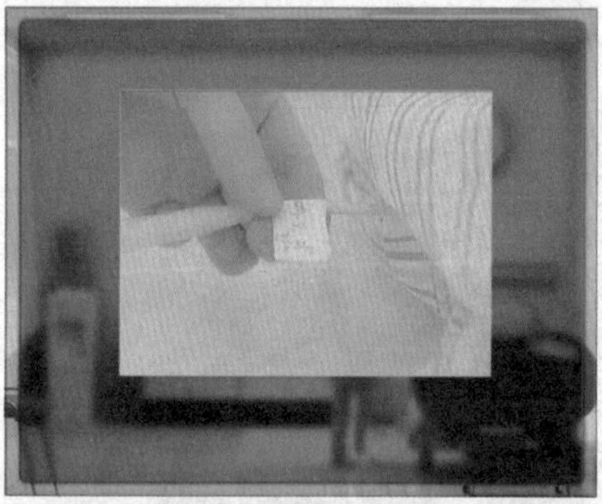	检查留置尿管情况，排空尿袋内尿液
6	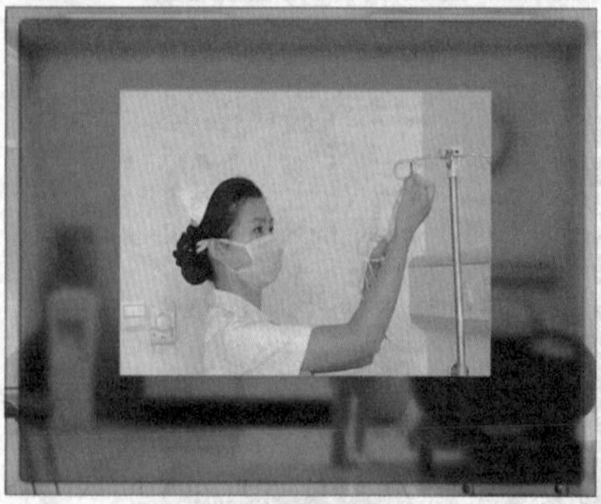	查对冲洗液的名称、剂量；将冲洗液挂于输液架上，检查并排气；垫无菌防水单于患者臀下

续表

步骤	操作图示	文字说明
6（续）	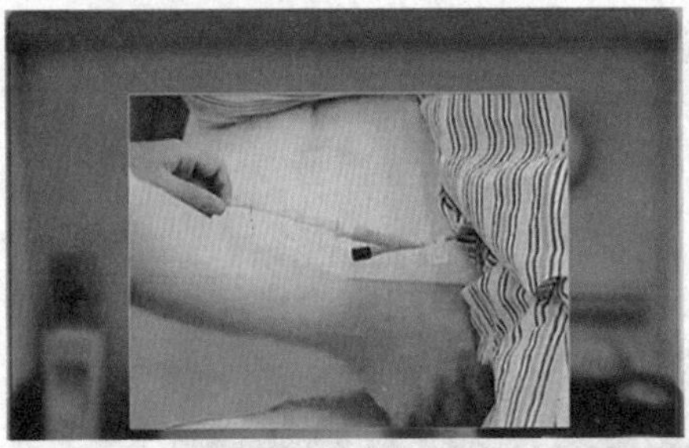	查对冲洗液的名称、剂量；将冲洗液挂于输液架上，检查并排气；垫无菌防水单于患者臀下
7	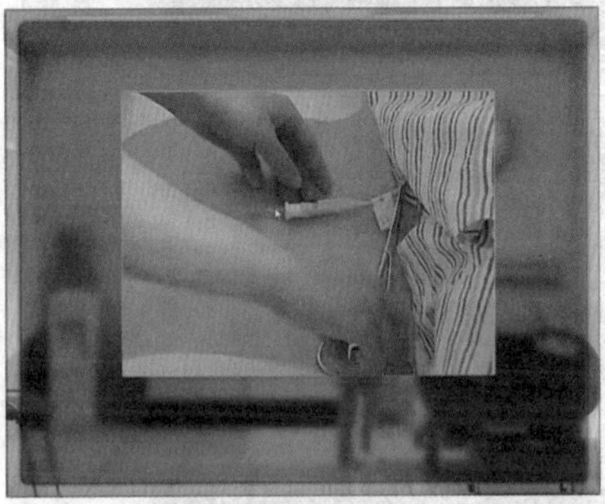	止血钳夹住尿管
8	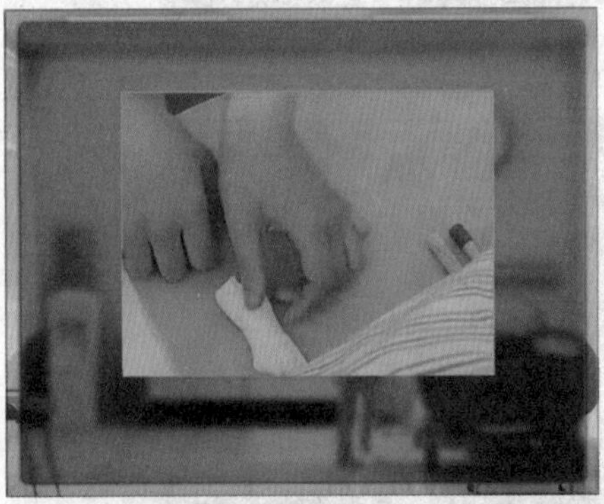	松开尿管及尿袋的接口，用无菌纱布包裹尿袋接头，并放置在无菌防水布上
9	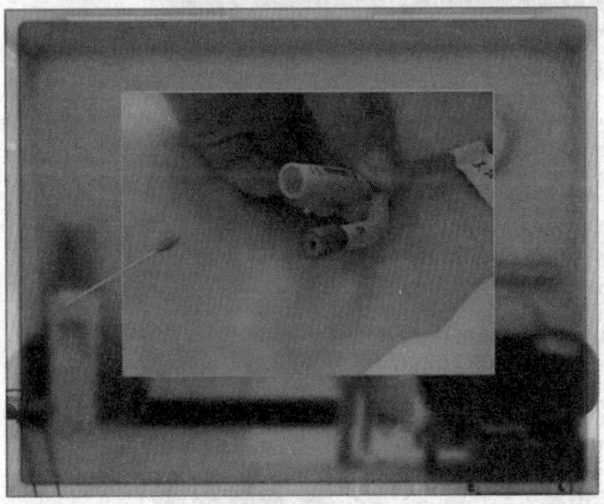	消毒尿管接口处，用无菌纱布包裹尿管接口放置于无菌防水布上

续表

步骤	操作图示	文字说明
9（续）	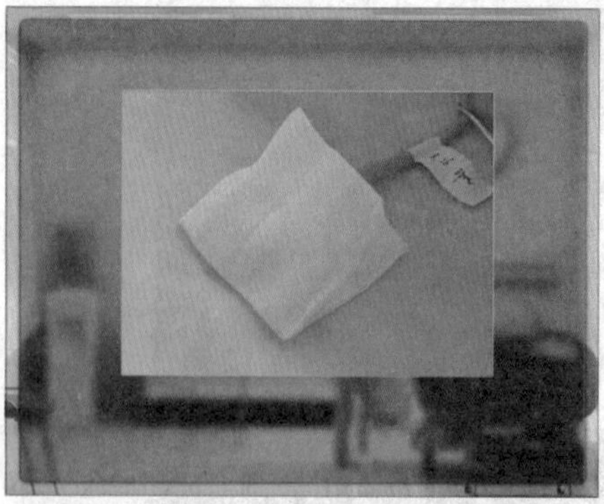	消毒尿管接口处，用无菌纱布包裹尿管接口放置于无菌防水布上
10	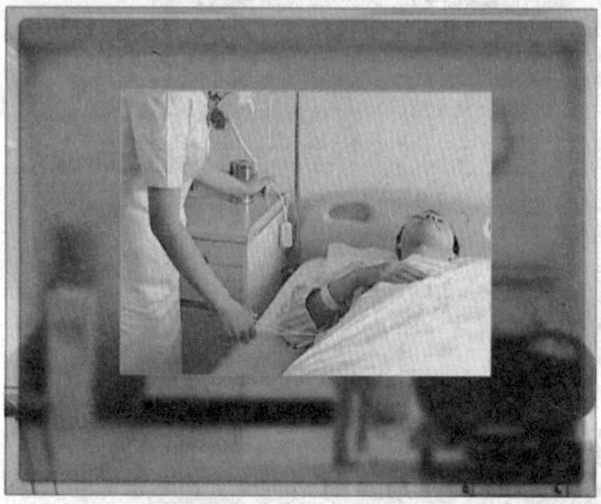	将输液器头皮针断开放于污物杯，并将断开处与冲洗管接头处连接，冲洗管接口连接尿管
11	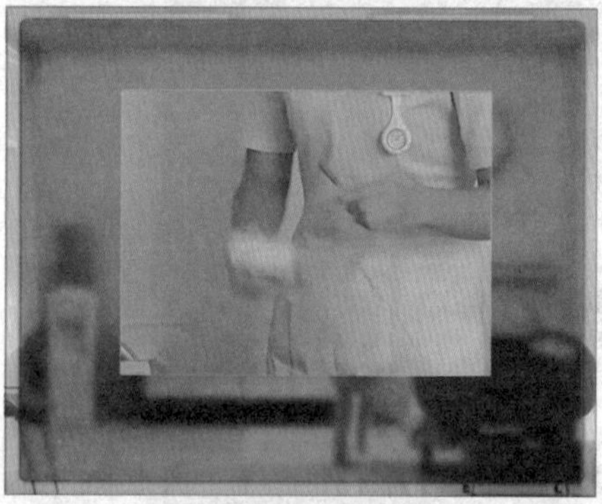	先打开输液器开关，再打开止血钳
12	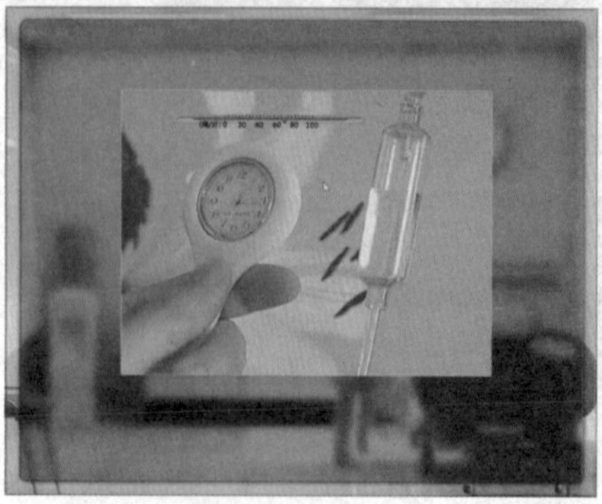	调节滴数为 60 滴 / 分

续表

步骤	操作图示	文字说明
13	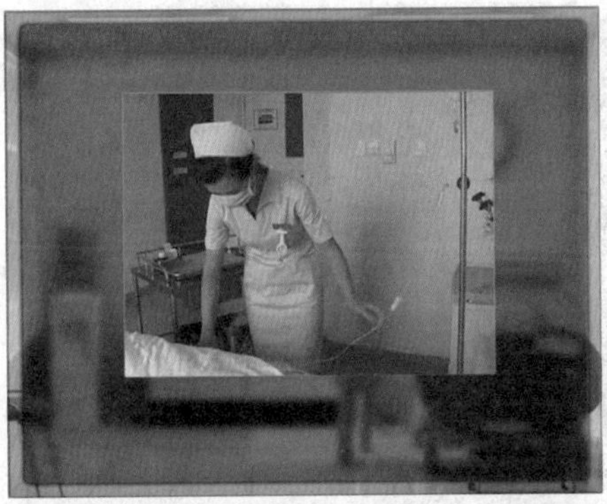	当有尿意或输入 200 ～ 300 mL 时，关闭输液器开关
14	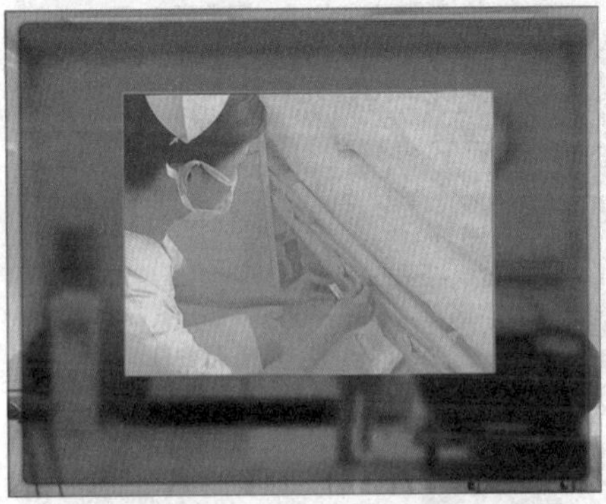	夹闭尿管，连接尿袋接口及尿管接口，打开止血钳，取出治疗巾
15	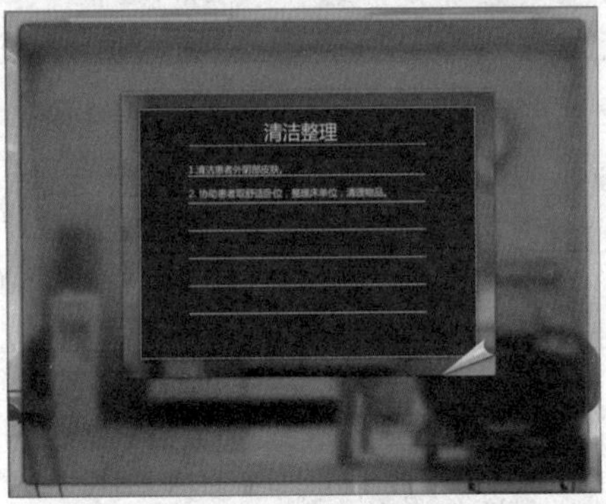	整理用物
16	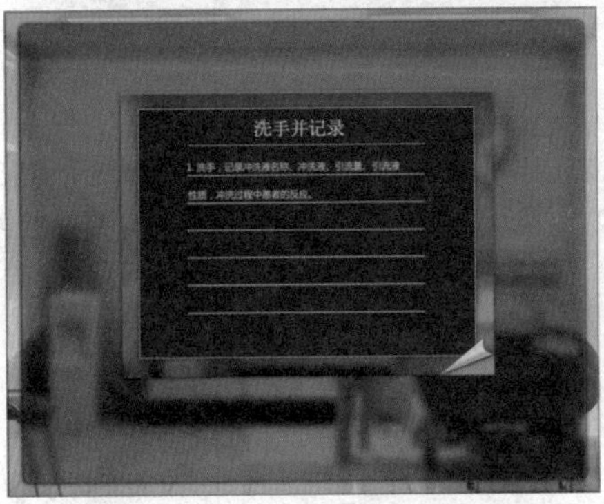	洗手并记录

续表

步骤	操作图示	文字说明
17	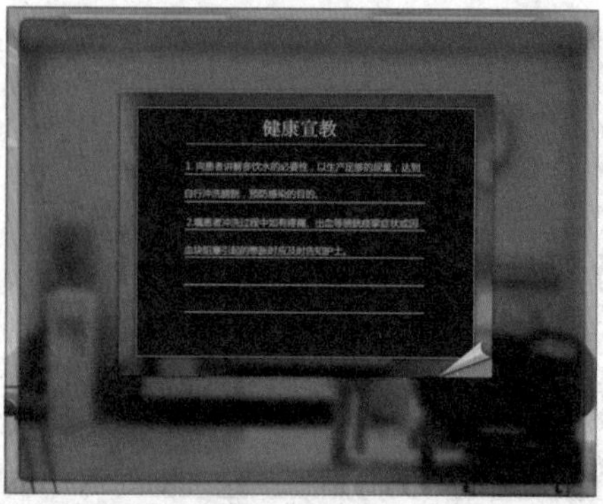	健康宣教
18	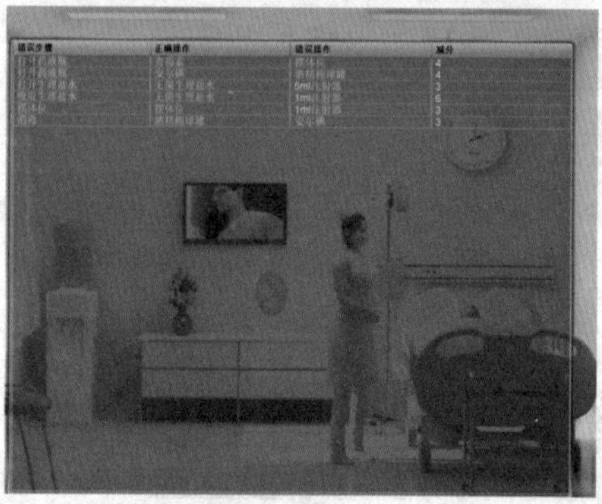	操作完成，显示结果

考核标准

项目	操作标准	分值	扣分标准	扣分	自评	互评	教师评价
素质要求（2分）	（1）报告姓名、操作项目，语言流畅，仪表大方	1	紧张、不自然，语言不流畅	1			
	（2）衣帽整洁，着装符合要求	1	衣、帽、鞋不整洁	1			
评估要求（15分）	（1）环境评估 病室整洁、宽敞、光线明亮、温湿度适宜	2	未评估	2			
	（2）患者评估 ①患者病情、临床表现、治疗及护理情况 ②患者目前的排尿状况	2	未评估	2			
	（3）用物评估 ①封闭式冲洗术：遵医嘱备各种冲洗液、治疗车、治疗盘、输液管、无菌治疗巾、手套、止血钳、消毒剂、棉签、网袋、启瓶器、治疗本、笔纸、盛污物容器 ②开放式冲洗术：另加备一次性 50 mL 甘油注射器、无菌治疗碗 2 个	10	物品准备不全，每缺一件（最多扣 5 分）	1			
实施步骤（75分）	（1）核对冲洗液，开启铝盖，套网袋，消毒后插入输液管备用	10	未核对 未消毒 未套网袋	2 2 2			

续表

项目	操作标准	分值	扣分标准	扣分	自评	互评	教师评价
实施步骤（75分）	（2）患者安全与舒适：核对床号、姓名，向患者解释，协助患者取适宜体位	10	未核对 未解释 未取舒适体位	2 2 2			
	（3）将备好的冲洗液挂于输液架上，排尽空气，关闭调节器	8	未排尽空气 未关闭调节器	2 2			
	（4）戴无菌手套，消毒导尿管的输入口，将针头置入导尿管的输入端	12	未戴无菌手套 未消毒 针头放置位置错误	2 2 2			
	（5）用止血钳夹紧引流管，打开输液管调节器，按要求使冲洗液流入膀胱内进行冲洗；观察尿流速度、色泽、浑浊度及患者的反应；冲洗完毕，拔出针头	25	未夹紧 未打开调节器 未冲洗 未观察 未拔出针头	2 2 2 5 2			
	（6）协助患者取舒适体位，整理床单位；向患者告知注意事项，致谢	6	未取舒适体位 未整理床单位 未告知注意事项	2 1 2			
	（7）整理用物、脱手套，洗手记录	4	未整理 未洗手 未记录	1 1 2			
评价质量（8分）	（1）程序正确，动作规范，操作熟练	2	程序错误，动作不规范	2			
	（2）完成时间 10 min	2	超时 1 min	1			
	（3）无菌观念强	2	无菌观念不强	2			
	（4）注意保护患者隐私	2	未保护患者隐私	2			
总分							

实训视频

膀胱冲洗

实训反思

拓展思考

膀胱冲洗术严格执行无菌操作，患者的感觉及尿液的性质是评估的重点内容，请同学们制作一套膀胱冲洗术尿液观察及注意事项的健康教育小手册。

（魏容容）

实训项目六　灌肠技术

表1-6　灌肠技术

实训目标			
素养目标	知识目标	技能目标	思政目标
具备关爱意识	能正确描述灌肠的操作流程和注意事项	掌握灌肠的操作技能	具备爱岗敬业精神，具备团队协作能力
实训情境			
患者，男，25岁，腹痛2 d急诊入院。患者于48 h前突然发作全腹痛，以右下腹更明显，为阵发性绞痛，伴有肠鸣，多次呕吐，开始为绿色物，以后呕吐物有粪臭味。两天来未进食，亦未排便排气，尿少，未发烧。三年前曾做过阑尾切除术。查体：急性病容，神志清楚，血压100/60 mmHg，脉搏132次/分，体温37.5 ℃，皮肤干燥，弹性差，腹膨隆，未见肠型，全腹触诊柔软，广泛轻压痛，无反跳痛，未触及肿块，肝脾不大，肠鸣音高亢，有气过水音。辅助检查：血红蛋白160 g/L，白细胞10.6×10^9/L，尿常规阴性。腹部透视有多个液平面。 请思考： （1）作为该患者的责任护士，应该做哪些准备工作？ （2）如何为该患者实施灌肠技术？			
知识强化			
一、排便的评估内容 （1）排便次数：成人每天1～3次，婴幼儿每天3～5次。成人每天排便超过3次或每周小于3次，为排便异常。 （2）排便量：成人每天排便量为100～300 g。 （3）形状与软硬程度：正常粪便柔软、成形；便秘时坚硬呈栗子样；腹泻、消化不良或急性肠炎时呈稀便或水样便；直肠、肛门部分梗阻或狭窄时呈带状或扁条状。 （4）颜色：正常成人粪便呈黄褐色或棕黄色，婴儿粪便呈黄色或金黄色。粪便颜色改变若与食物摄入无关，则提示存在病理变化。白陶土色常出现于胆道梗阻时；酱油或柏油样便常见于上消化道出血或摄入铁剂、咖啡等食物；粪便表面呈鲜红色见于肠下段出血，如痔疮、肛裂、肠息肉等；果酱样便常见于肠套叠或阿米巴痢疾；白色“米泔水”样便常见于霍乱、副霍乱。 （5）内容物：粪便内主要包括食物残渣、细菌、大量脱落的肠上皮细胞及机体代谢后的废物。正常粪便中混有少量黏液，肉眼不易查见，如有肉眼可见的脓液、黏液，提示肠道有感染。肠道寄生虫感染者可在粪便中检出寄生虫或虫卵。 （6）气味：粪便气味与摄入食物和肠道疾病有关。腐败臭味粪便常见于坏死性肠炎、直肠溃疡、肠癌等；酸臭味常见于消化不良；腥臭味常见于上消化道出血。 二、便秘患者的评估及护理 1. 原因 便秘见于某些器质性疾病；中枢神经系统功能障碍；各类直肠肛门手术；排便习惯不良；饮食结构不合理，饮水量不足；长期卧床或活动减少；排便时间限制；强烈的情绪反应；滥用缓泻剂、栓剂、灌肠等；某些药物的不合理使用。 2. 症状及体征 （1）症状：腹痛、腹胀、消化不良、食欲不佳、乏力、舌苔变厚。 （2）体征：触诊腹部较硬实、紧张，有时可触及包块；肛诊可触及粪块。 3. 护理措施 给患者提供隐秘的排便环境和充足的排便时间；选取合适的排便姿势；腹部顺时针环形按摩；遵医嘱用药，如使用番泻叶、麻仁丸等缓泻剂或应用开塞露、甘油栓等通便术；以上方法无效时，则给予灌肠。 4. 健康教育 告知患者及家属维持正常排便习惯的重要性；调整生活作息，通过合理安排饮食，适当运动，重建正常的排便习惯防止便秘。			

续表

知识强化
三、灌肠术 灌肠术是指将一定量的液体通过肛门经直肠灌入结肠的方法，以帮助患者排便、排气、清洁肠道，供给营养或药物，达到诊断和治疗疾病的目的，可分为不保留灌肠和保留灌肠。不保留灌肠又可分为大量不保留灌肠和小量不保留灌肠。反复多次大量不保留灌肠称为清洁灌肠。 1. 大量不保留灌肠 （1）适用人群：便秘、肠胀气患者；需进行肠道手术、检查、分娩的患者；高热、中暑等患者。 （2）根据患者的情况选择合适的灌肠溶液、适宜的温度、浓度、流速、压力及溶液的量。肝昏迷患者禁忌使用肥皂水灌肠，以减少氨的产生和吸收；充血性心力衰竭和水钠潴留患者禁用 0.9% 氯化钠溶液灌肠。溶液温度一般为 39 ～ 41 ℃，降温时为 28 ～ 32 ℃，中暑时为 4 ℃。降温灌肠液灌入后应保留 30 min 后排出，排便后 30 min 测量体温并记录。伤寒患者灌肠时压力要低（液面距离肛门不超过 30 cm），溶液的量不超过 500 mL。正常成人每次灌肠液的量为 500 ～ 1 000 mL，小儿为 200 ～ 500 mL。 灌肠过程中随时观察患者情况，若出现面色苍白、脉速、出冷汗、剧烈腹痛、心慌气促，应立即停止灌肠并通知医生进行紧急处理。 （3）禁忌证：妊娠期、急腹症、消化道出血及严重心血管疾病。 2. 小量不保留灌肠 （1）适用人群：危重患者、年老体弱患者、腹部、盆腔手术后的患者、小儿及孕妇。 （2）常用灌肠溶液：“1、2、3”溶液（50% 硫酸镁 30 mL、甘油 60 mL、温开水 90 mL）；甘油 50 mL 加等量温开水；各种植物油 120 ～ 180 mL。灌肠液注入速度不宜过快，以免刺激肠黏膜，引起排便反射。若为注洗器，每次抽吸药液应夹闭肛管，防止空气进入引起腹胀。灌肠后尽量保留溶液 10 ～ 20 min 后再排便。 3. 保留灌肠 （1）适用人群：肠道感染者；需要镇静、催眠的患者。 （2）灌肠前需了解灌肠的目的和病变部位，以确定灌肠的卧位和插入肛管的长度。为了便于药液吸收，灌肠前嘱患者排空肠道。保留灌肠需保留药液至少 1 h，因此应选择较细的肛管，插管宜深，压力宜低，速度宜慢，药液不宜过多，最好选择睡前灌肠，可使灌入的药液能够保留较长时间。 （3）不宜保留灌肠的情况：肛门、直肠、结肠手术后患者和大便失禁的患者。 四、口服溶液清洁肠道法 （1）电解质等渗溶液清洁肠道法：电解质等渗溶液口服后不易分解吸收，可增加肠道内体液成分，从而软化粪便，刺激肠蠕动，促进排便，达到清洁肠道的目的。常用的电解质等渗溶液有复方聚乙二醇电解质散等。 （2）高渗溶液清洁肠道法：服用高渗溶液后，肠道内形成高渗环境，使肠道内水分大量增加，从而软化粪便、刺激肠蠕动，加速排便，达到清洁肠道的目的。 （3）甘露醇法：患者术前 3 d 进食半流质饮食，术前 1 d 进食流质饮食，术前 1 d 下午口服 1 500 mL 甘露醇溶液。 （4）硫酸镁法：患者术前 3 d 进食半流质饮食，每晚口服 50% 硫酸镁溶液 10 ～ 30 mL，术前 1 d 进食流质饮食，术前 1 d 下午口服 25% 硫酸镁 200 mL 后，再饮 1 000 mL 温开水。 五、简易通便术 简易通便适用于老人、小儿、体弱、久病卧床便秘者。 （1）开塞露：将开塞露封口端剪掉，挤出少量液体润滑前端，再轻轻将开塞露颈部全部插入肛门，将所有药液挤入直肠内，嘱患者保留 5 ～ 10 min 再排便。 （2）甘油栓：护士戴手套将甘油栓剂底部推入直肠内，抵住肛门处轻轻按摩，嘱患者保留 5 ～ 10 min 再排便。
实训准备
（1）患者准备：了解灌肠的目的、方法和配合要点。 （2）护士准备：着装整洁，洗手、戴口罩。 （3）用物准备：遵医嘱准备灌肠液、灌肠包（灌肠筒、引流管、肛管、一次性垫巾、润滑剂、手套），便盆及便盆巾，卫生纸或纱布，水温计，弯盘、输液架、医嘱执行本、手消毒液。 （4）环境准备：整洁、宽敞、温湿度适宜，酌情关闭门窗，屏风遮挡。

续表

实训内容		
（1）点击灌肠虚拟系统。 （2）核对医嘱评估患者及环境，准备实训用物，洗手戴口罩，根据医嘱配置灌肠溶液，再次核对，协助患者取左侧卧位，右腿屈膝屈髋，将裤脱至膝部暴露臀部。臀部移至床沿，垫治疗巾。放弯盘于治疗巾上。将灌肠液挂于输液架上，测量灌肠袋与肛门之间的距离。戴一次性手套，润滑肛管前端，排气插入肛管，打开溶液开关，待溶液灌完，拔出肛管。协助患者取舒适体位，整理用物，洗手记录。 （3）评价操作流程是否规范，沟通是否恰当。		
实训流程		
步骤	**操作图示**	**文字说明**
1	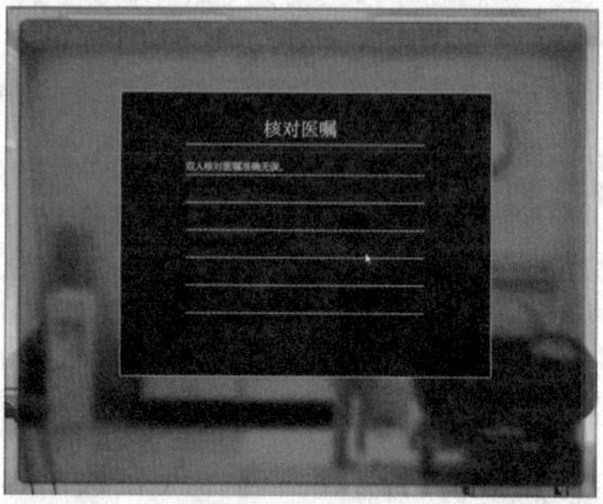	核对医嘱
2	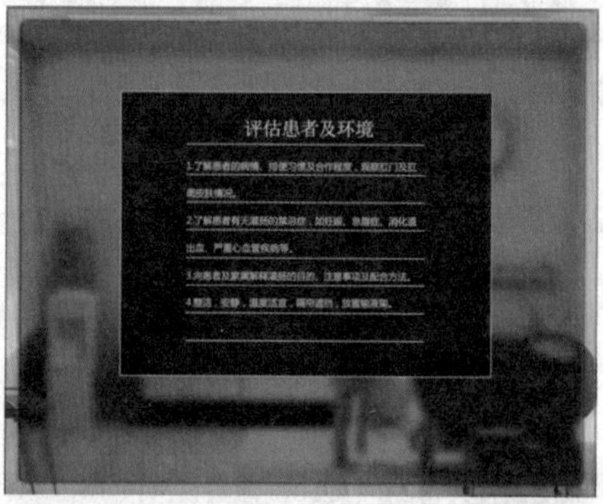	评估患者及环境（注重细节，具备较强的沟通能力）
3	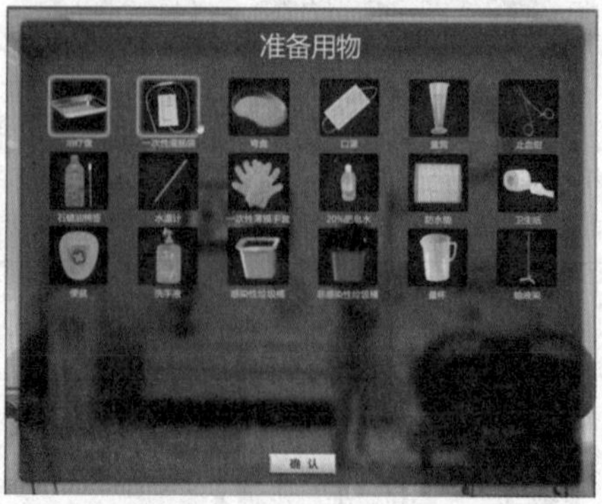	准备实训用物

续表

步骤	操作图示	文字说明
4	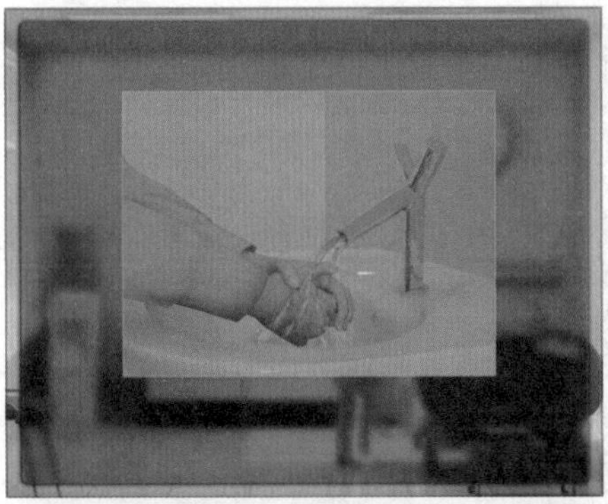 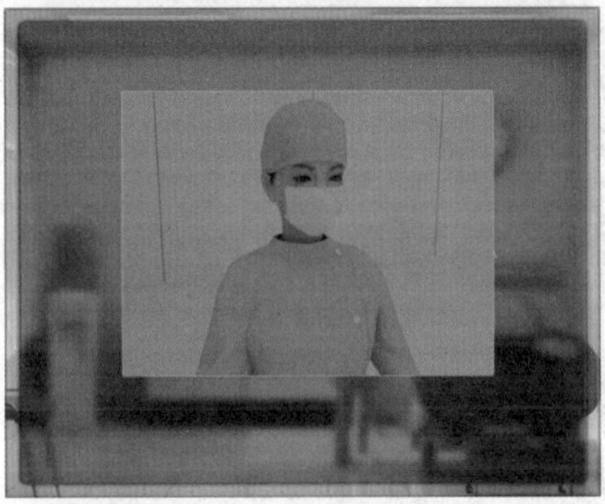	洗手，戴口罩
5	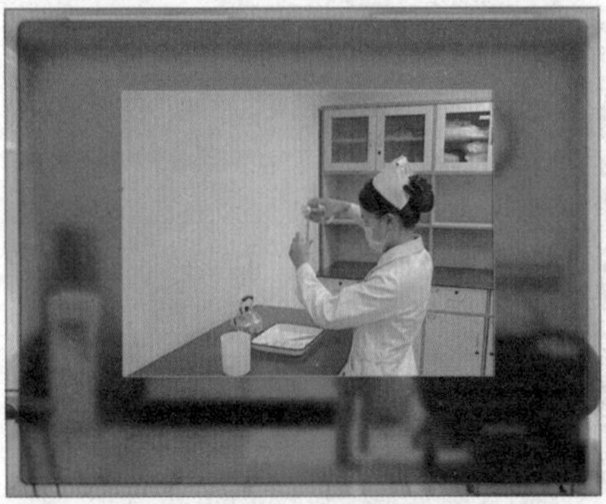	根据医嘱配置灌肠溶液
6		再次核对

续表

步骤	操作图示	文字说明
7	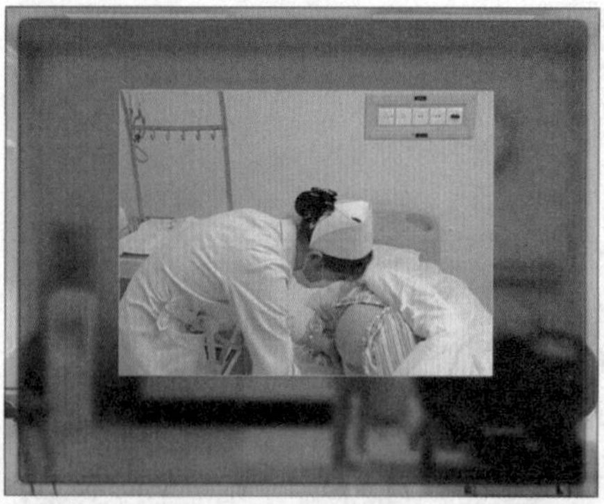 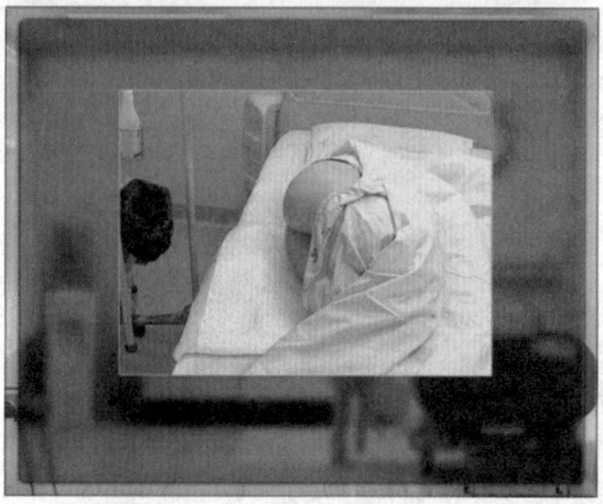	协助患者取左侧卧位，右腿屈膝屈髋，将裤脱至膝部暴露臀部；臀部移至床沿，垫治疗巾；放弯盘于治疗巾上
8	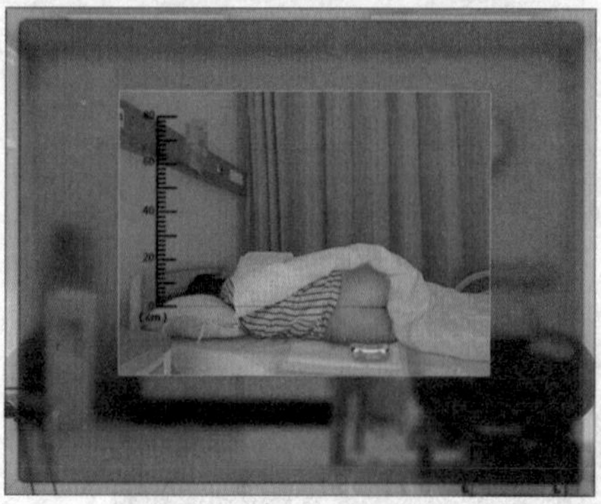 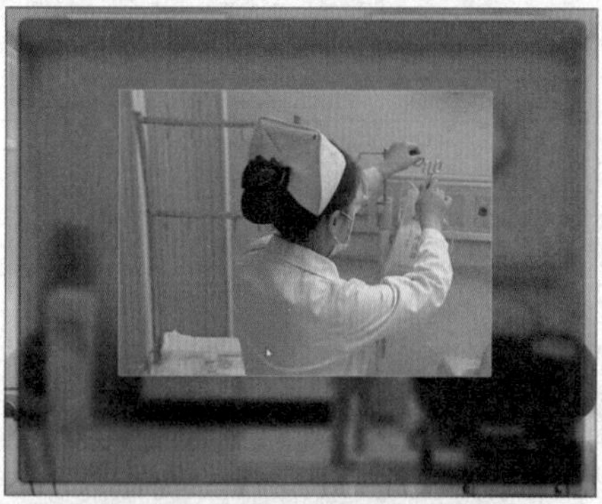	将灌肠液挂于输液架上，测量灌肠袋与肛门之间的距离

续表

步骤	操作图示	文字说明
9	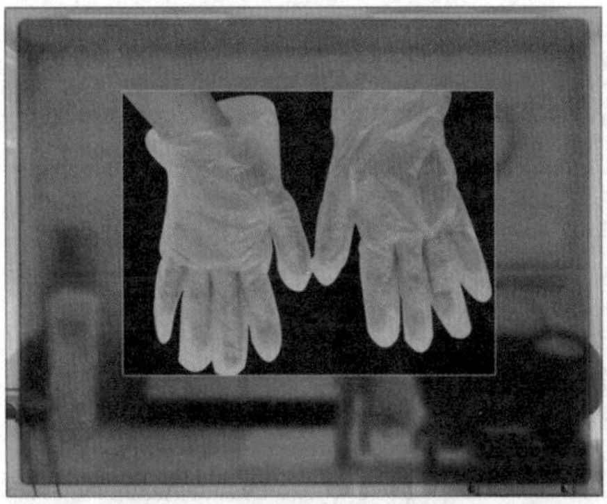	戴一次性手套
10	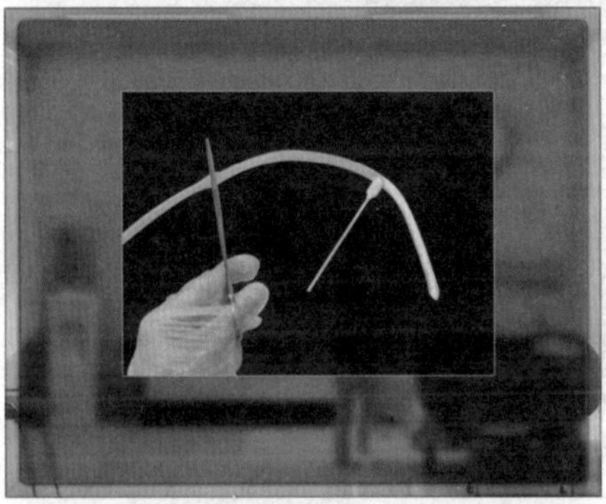 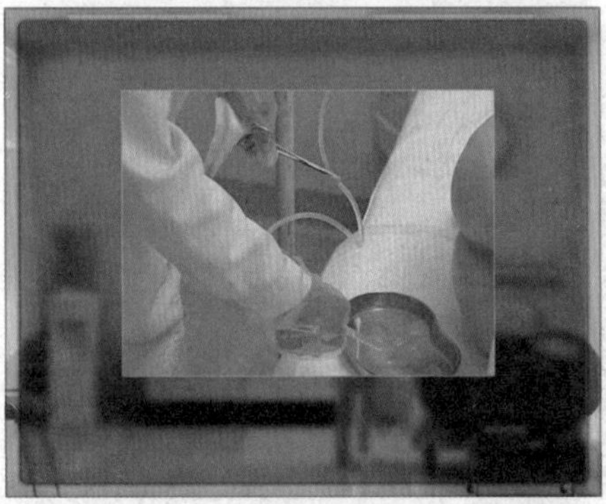	润滑肛管前端，排气
11	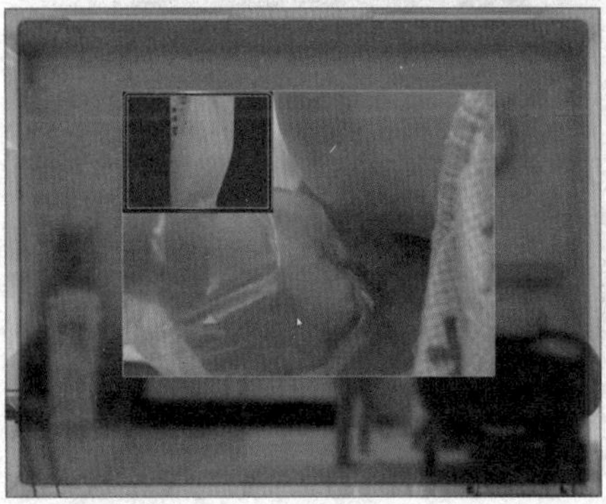	插入肛管（5～7 cm），打开溶液开关，待溶液灌完，拔出肛管

续表

步骤	操作图示	文字说明
11（续）	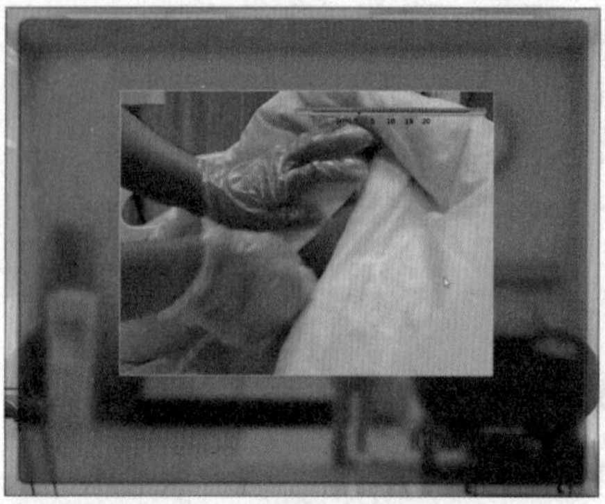 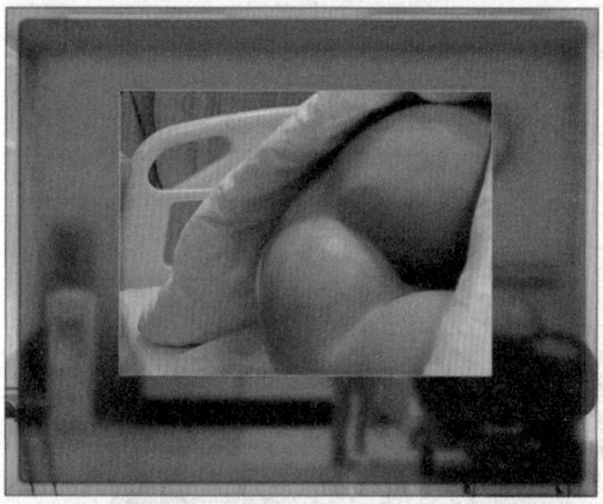	插入肛管（5～7 cm），打开溶液开关，待溶液灌完，拔出肛管
12	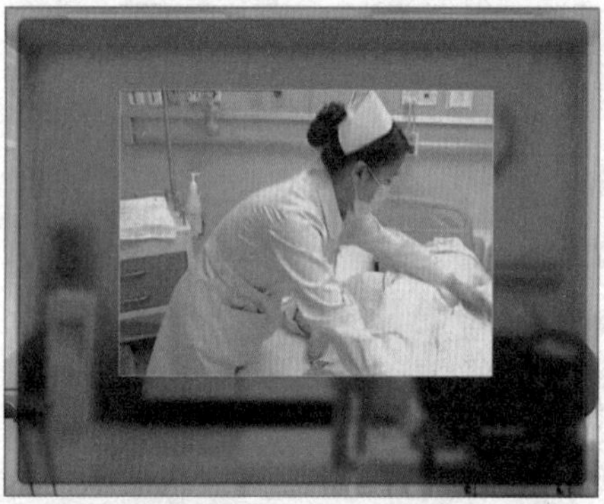 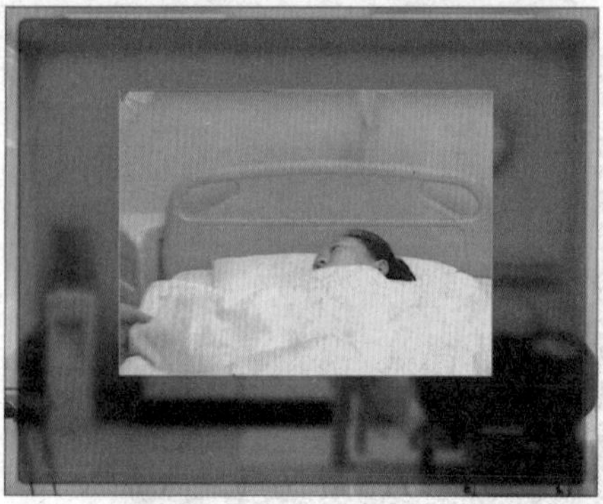	整理用物，协助患者取舒适体位，交代注意事项

续表

步骤	操作图示	文字说明
13	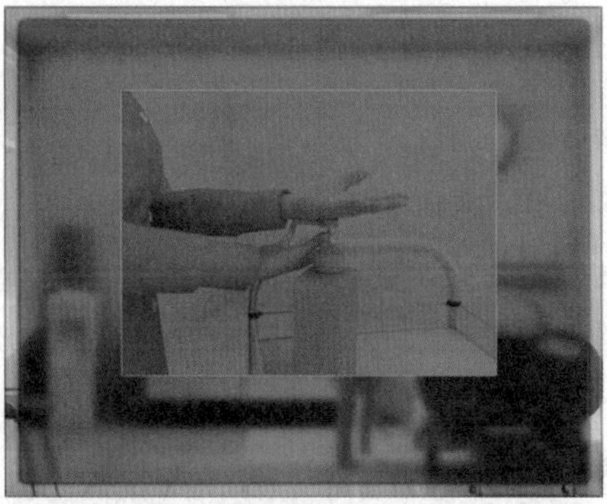	洗手
14	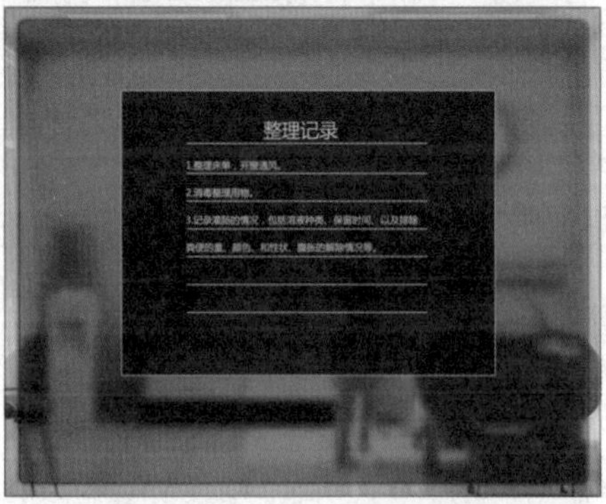	整理记录
15	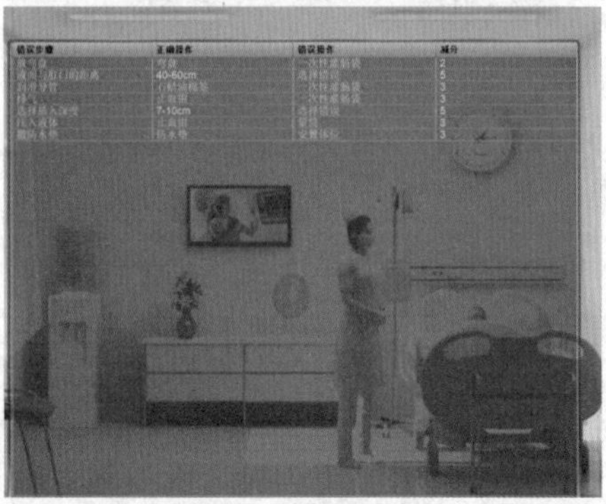	操作完成，显示结果

考核标准

项目	操作标准	分值	扣分标准	扣分	自评	互评	教师评价
素质要求（2分）	（1）报告姓名、操作项目，语言流畅，仪表大方，体态轻盈矫健	1	紧张、不自然，语言不流畅	1			
	（2）衣帽整洁，着装符合要求	1	衣、帽、鞋不整洁	1			
评估要求（14分）	1. 环境评估 病室整洁、宽敞、光线明亮、温湿度适宜，酌情关闭门窗，必要时用屏风或围帘遮挡	2	未评估	2			

续表

项目	操作标准	分值	扣分标准	扣分	自评	互评	教师评价
评估要求（14分）	2. 患者评估 （1）核对患者 （2）患者的诊断、病情、意识状态、肛门皮肤黏膜情况、对灌肠的理解和配合程度	4	未评估	4			
	3. 护士评估 （1）七步洗手法洗手，戴口罩 （2）了解灌肠目的	3	未洗手或洗手不规范 未戴口罩 不清楚灌肠目的	1 1 1			
	4. 用物评估 （1）治疗车上层：灌肠液、一次性灌肠包，手消毒液、水温计、弯盘、卫生纸或纱布，输液架、医嘱执行本 （2）治疗车下层：便盆及便盆巾，生活垃圾桶、医用垃圾桶 （3）其他用物	5	物品准备不全，每缺一件（最多扣5分）	1			
实施步骤（76分）	（1）携用物至床旁，核对患者	2	未核对患者	2			
	（2）解释不保留灌肠目的、过程和配合方法	4	未解释	4			
	（3）摆位垫巾 ①取左侧卧位，脱裤至膝部，臀部移至床沿 ②一次性垫巾垫于患者臀下，弯盘置于治疗巾上 ③盖好被子，仅暴露患者臀部	8	卧位不当 未垫巾 未保暖 未维护患者自尊	2 2 2 2			
	（4）准备灌肠筒，将灌肠袋（或筒）挂于输液架上，液面距离肛门 40 ～ 60 cm	6	悬挂距离错误	6			
	（5）戴手套，接管润滑 ①戴手套 ②连接肛管，润滑肛管前段	8	未戴手套 未润滑 润滑不充分	2 4 2			
	（6）排尽管内空气，夹管	5	未排气 未排尽空气	3 2			
	（7）插管灌液 ①嘱患者深呼吸，插入直肠 7 ～ 10 cm ②固定肛管，灌入药液	12	未指导深呼吸 插管时动作不轻稳 插管深度错误 固定不当 床单被污染	2 2 2 2 2			
	（8）观察反应（口述） ①感觉腹胀或有便意 ②如液面下降过慢或停止 ③出现脉速、面色苍白、腹痛	10	未口述 判断错误 处理错误	2 4 4			
	（9）夹闭后拔管，擦净肛门，脱手套	5	处理错误	5			
	（10）保留观察（口述） 协助取舒适卧位，保留 5 ～ 10 min	6	未口述 未协助取舒适卧位 保留时间错误	2 2 2			

续表

项目	操作标准	分值	扣分标准	扣分	自评	互评	教师评价
实施步骤（76分）	（11）整理记录 ①分类清理用物 ②协助穿裤，整理床单位，通风 ③洗手，记录	10	未整理床单位 未分类处理用物 未洗手或洗手不规范 未记录或记录不全	2 3 2 3			
评价质量（8分）	（1）程序正确，动作轻稳、规范，操作熟练	3	程序错误，操作不熟练	3			
	（2）与患者及时沟通	2	未沟通	2			
	（3）具有人文关怀及关爱伤患理念	3	未体现人文关怀	2			
总分							

实训视频

大量不保留灌肠技术

实训反思

拓展思考

分析不同类型灌肠的区别点及相同点，并绘制表格进行对比。思考使用虚拟仿真系统进行该操作时能解决哪些模型上不能解决的问题。

（魏容容）

模块二 治疗技术

实训项目一 口服给药技术

表2-1 口服给药技术

实训目标			
素养目标	知识目标	技能目标	思政目标
具有慎独精神，保持严谨、细致的工作态度	掌握口服给药技术的操作流程和注意事项	掌握口服给药的技能	具有尊重患者的用药知情权等法律意识
实训情境			
王某，女，53岁，既往有高血压病史2余年，因头痛、头晕就诊，查体T 36.4 ℃、P 96次/分、R 24次/分、BP 160/100 mmHg，身高160 cm，体重80 kg，遵医嘱给予硝苯地平缓释片20 mg，口服，每日一次。 请思考： （1）该患者为什么要服用硝苯地平缓释片？ （2）如何为患者正确发放口服药？			
知识强化			
一、口服给药的概念 口服给药是临床上最常用、方便、经济、安全、适用范围广的给药方法，药物经口服后被胃肠道吸收进入血液循环，从而达到局部治疗和全身治疗的目的。然而，由于口服给药吸收较慢且不规则，易受胃内容物的影响，药物产生效应的时间较长，所以不适用于急救、意识不清、呕吐不止、禁食等患者。 二、口服给药的目的 协助患者遵照医嘱安全、正确地服下药物，以达到减轻症状、治疗疾病、维持正常生理功能、协助诊断和预防疾病的目的。			

续表

知识强化

三、注意事项

（1）严格执行查对制度和无菌操作原则。

（2）需吞服的药物通常用 40 ～ 60 ℃温开水送下，禁用茶水服药。

（3）婴幼儿、鼻饲或上消化道出血患者所用的固体药，在发药前需将药片研碎。

（4）增加或停用某种药物时，应及时告知患者。

（5）注意药物之间的配伍禁忌。

四、健康教育

给患者解释用药的目的和注意事项，根据药物的特性进行正确的用药指导。

（1）对牙齿有腐蚀作用的药物，如酸类和铁剂，应用吸水管吸服后漱口以保护牙齿。

（2）缓释片、肠溶片、胶囊吞服时不可嚼碎；舌下含片应放舌下或两颊黏膜与牙齿之间待其溶化。

（3）健胃药宜在饭前服用，助消化药及对胃黏膜有刺激性的药物宜在饭后服用；催眠药在睡前服用；驱虫药宜在空腹或半空腹时服用。

（4）抗生素及磺胺类药物应准时服药，以保证有效的血药浓度。

（5）服用对呼吸道黏膜起安抚作用的药物后，如止咳糖浆，不宜立即饮水。

（6）某些磺胺类药物经肾脏排出，尿少时易析出结晶堵塞肾小管，服药后要多饮水。

（7）服强心苷类药物时需加强对心率及节律的监测，脉率低于 60 次 / 分或节律不齐时应暂停服用，并告知医生。

实训准备

（1）护士准备：着装整洁、剪指甲、洗手、戴口罩。

（2）用物准备：口服给药法虚拟仿真系统、口服治疗本、服药卡、药物、药盘、药杯、药匙、量杯、研钵、滴管、湿纱布、包药纸、吸水管、治疗巾、温开水、消毒液。

（3）环境准备：安静、整洁、宽敞、明亮、安全、舒适。

（4）患者准备：知晓口服给药法的目的、方法和注意事项，体位舒适，配合操作。

实训内容

（1）点击口服给药法虚拟系统。

（2）核对医嘱，解释评估患者病情，根据医嘱配制药液，在规定的时间内送至患者床前，协助患者服药，并确认患者服下。发放完毕后，清洁发药车，整理记录。

（3）评价口服给药操作流程是否规范，沟通是否恰当。

实训流程

步骤	操作图示	文字说明
1	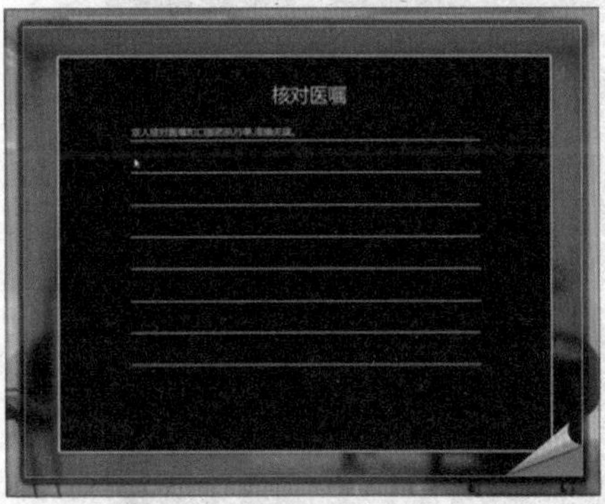	核对医嘱

续表

步骤	操作图示	文字说明
2		解释说明用药的目的和注意事项
3		准备实训用物
4		洗手，戴口罩

续表

步骤	操作图示	文字说明
5	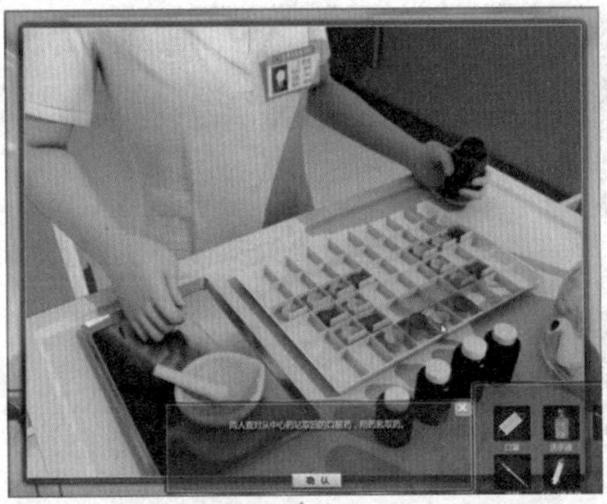 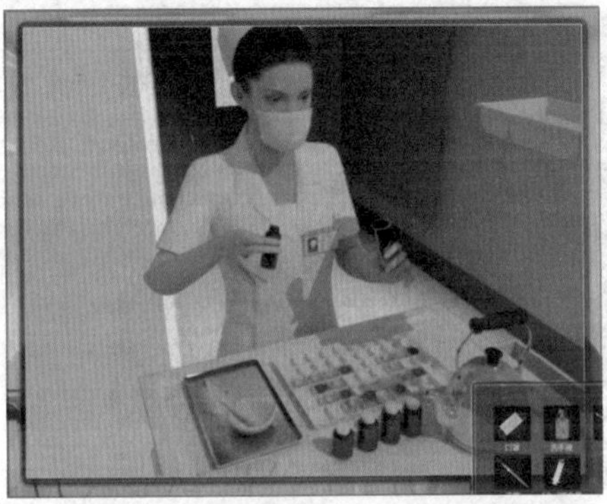 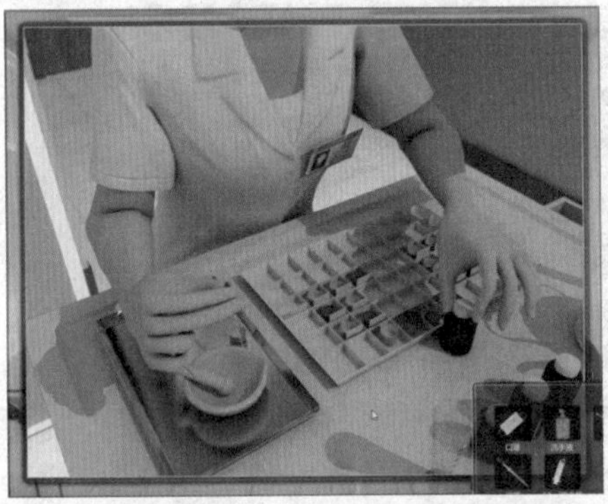	配制药品（3类）依次分别为固体类药物配制、液体类药物配制、油剂药物配制
6	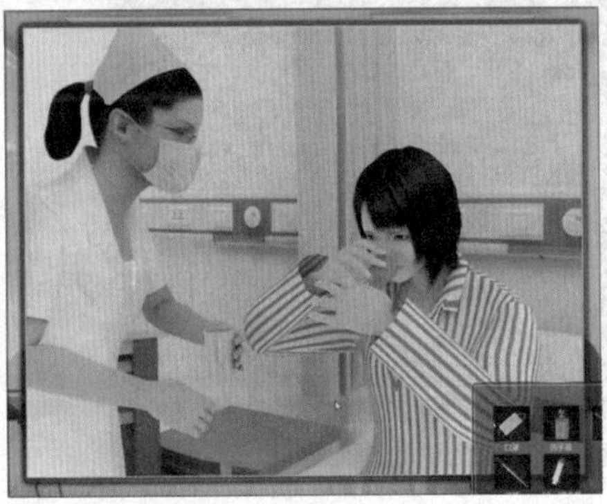	认真查对，发放药品

续表

步骤	操作图示	文字说明
7	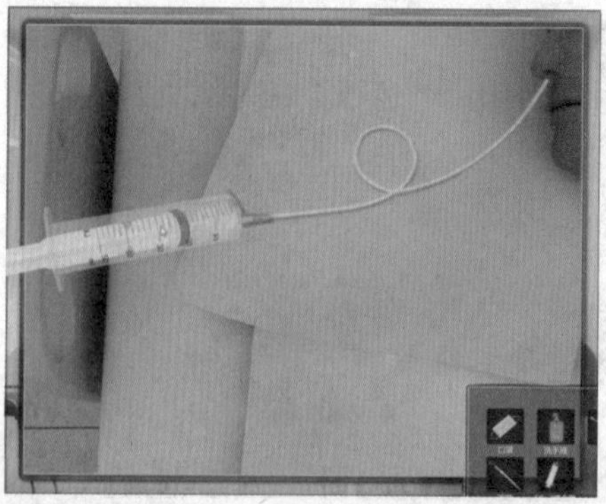	昏迷患者鼻饲注入
8	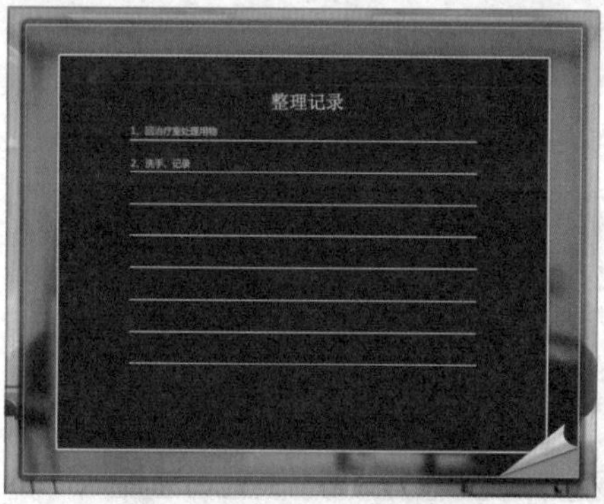	整理，记录
9	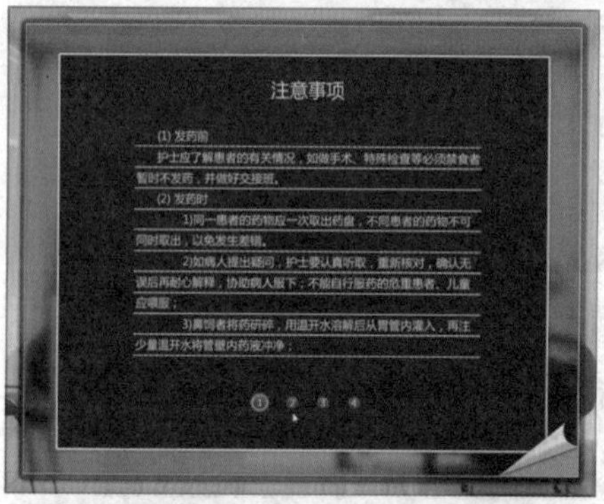 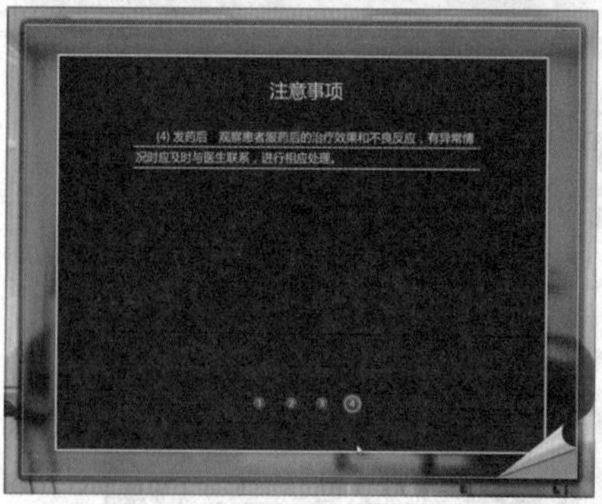	宣教用药注意事项

续表

步骤	操作图示	文字说明
10	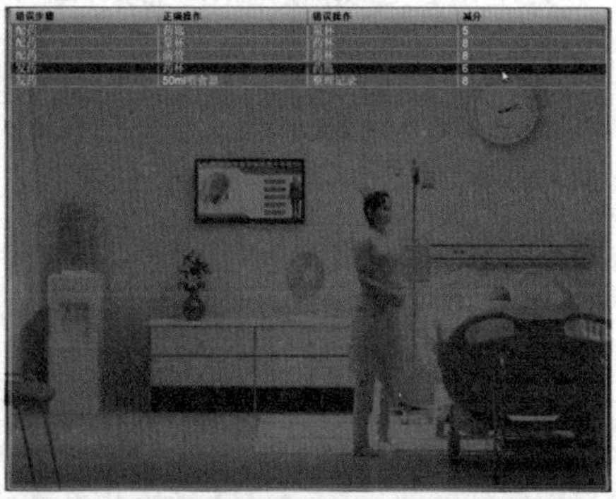	操作完成，结果显示

考核标准

项目	操作标准	分值	扣分标准	扣分	自评	互评	教师评价
素质要求（2分）	（1）报告姓名、操作项目，语言流畅，仪表大方，体态轻盈矫健	1	紧张、不自然，语言不流畅	1			
	（2）衣帽整洁，着装符合要求	1	衣、帽、鞋不整洁	1			
评估要求（15分）	1. 环境评估 病室安静、安全、光线适中，符合无菌技术操作要求	2	未评估	2			
	2. 评估与解释 （1）评估：①患者的病情、年龄、意识状态及治疗情况；②患者的吞咽能力，有无口腔、食管疾患，有无恶心、呕吐状况；③患者是否配合服药及遵医行为；④患者对药物的相关知识了解程度 （2）解释：向患者及家属解释给药目的和服药的注意事项	5	未评估 未解释	4 1			
	3. 护士评估 （1）七步洗手法洗手，戴口罩 （2）了解操作项目、目的及应做准备	2	未洗手或洗手不规范 未戴口罩	1 1			
	4. 用物评估 治疗车上层：口服治疗本、服药卡、药物、药盘、药杯、药匙、量杯、研钵、滴管、湿纱布、包药纸、吸水管、治疗巾、温开水、消毒液	6	物品每缺一件（最多扣5分） 用物摆放不规范物品未分开放置	1 1			
实施步骤（65分）	1. 备药 （1）严格查对，核对服药本、小药卡 （2）小药卡按床号顺序插在药盘上 （3）仔细检查药物质量，无遗漏 （4）配药遵循先固体药后液体药原则 （5）固体药配药方法正确（用药匙取，按照服药杯标签或服用先后顺序摆放） （6）液体药配药方法正确，剂量准确（用量杯量取） （7）不足1 mL、油剂和按滴计算的药液配药方法正确（用滴管吸取） （8）双人核对	30	未查对 未摆放药卡 未检查药品质量 未遵循配药原则 配药方法不正确 剂量不正确 取药方法不正确 配制完未核对	4 2 2 3 5 5 5 4			

续表

项目	操作标准	分值	扣分标准	扣分	自评	互评	教师评价
实施步骤（65分）	2. 发药 （1）备齐用物 （2）发药前查对：两人核对 （3）服药前核对：三查七对 （4）协助服药：协助取舒适卧位 （5）服药后核对 （6）询问患者感受，进行恰当的健康教育	27	用物每缺一项 发药前未核对 服药前未核对 未协助服药 服药后未查对 未指导患者注意事项	1 4 3 2 3 3			
	3. 协助患者整理衣物，取舒适体位，整理床单位	4	未整理衣物 未取舒适卧位 未整理床单位	1 2 1			
	4. 按医用垃圾分类处理用物，洗手后记录	4	垃圾分类错误 未洗手 未记录	1 1 2			
健康指导（10分）	（1）对牙齿有腐蚀作用的药物，如酸类和铁剂，应用吸水管吸服后漱口以保护牙齿 （2）缓释片、肠溶片、胶囊吞服时不可嚼碎；舌下含片应放舌下或两颊黏膜与牙齿之间待其溶化 （3）健胃药宜在饭前服用，助消化药及对胃黏膜有刺激性的药物宜在饭后服用；催眠药在睡前服用；驱虫药宜在空腹或半空腹时服用 （4）抗生素及磺胺类药物应准时服药，以保证有效的血药浓度 （5）服用对呼吸道黏膜起安抚作用的药物后，如止咳糖浆，不宜立即饮水 （6）某些磺胺类药物经肾脏排出，尿少时易析出结晶堵塞肾小管，服药后要多饮水 （7）服强心苷类药物时需加强对心率及节律的监测，脉率低于60次/分或节律不齐时应暂停服用，并告知医生	10	指导每缺一项	2			
评价质量（8分）	（1）患者/家属对所给予的解释和护理表示理解和满意	2	程序错误，动作不规范	2			
	（2）操作规范、安全，达到预期目标	3	每超时1 min	1			
	（3）理论结合临床，体现人文关怀	3	关怀不到位	2			
总分							

实训视频

口服给药

续表

实训反思
拓展思考
将移动信息技术应用在口服给药流程中，可显著降低护理不良事件发生率，在促进给药安全的准确性、可追溯性方面具有显著的使用价值。通过条形码给药技术，提高了患者身份核对的准确率；通过智能提醒模块，保障了给药的安全准确性；通过药物知识链接模块，提高了患者服药的依从性。请大家思考，还有哪些移动信息技术可应用于口服给药流程中？

（王艳）

实训项目二　氧气雾化吸入

表2-2　氧气雾化吸入

实训目标			
素养目标	知识目标	技能目标	思政目标
能时刻关注雾化吸入患者的生理、心理感受；具有慎独精神，保持严谨、细致的工作态度，准确配制药物	掌握氧气雾化吸入的操作流程和注意事项	掌握氧气雾化吸入的技能	具有尊重患者的用药知情权等法律意识
实训情境			
患者，男，74岁，因反复喘憋、咳嗽10年，加重4个月余入院。遵医嘱给予吸入用乙酰半胱氨酸溶液3 mL，氧气雾化吸入治疗，每日2次。 请思考： （1）该患者为什么要氧气雾化吸入治疗？ （2）如何为患者正确实施氧气雾化吸入治疗？			
知识强化			
一、氧气雾化吸入的概念 氧气雾化吸入法是借助高速氧气气流，使药液形成雾状，随吸气进入呼吸道的方法。氧气雾化器的作用原理：利用高速氧气流通过毛细管口并在管口产生负压，将药液由相邻的管口吸出，所吸出的药液又被毛细管口高速的氧气流撞击成细小的雾滴，成气雾状喷出，随患者呼吸进入呼吸道而达到治疗的作用。 二、雾化吸入的目的 （1）湿化气道：常用于呼吸道湿化不足、痰液黏稠、气道不畅者，也可作为气管切开术后常规治疗手段。 （2）控制感染：消除炎症，控制呼吸道感染。常用于咽喉炎、支气管扩张、肺炎、肺脓肿、肺结核等患者。 （3）改善通气：解除支气管痉挛，保持呼吸道通畅。常用于支气管哮喘等患者。 （4）祛痰镇咳：减轻呼吸道黏膜水肿，稀释痰液，帮助祛痰。			

续表

知识强化

三、注意事项

（1）正确使用供氧装置，注意用氧安全，室内应避免火源。

（2）氧气湿化瓶内勿盛水，以免液体进入雾化器内使药液稀释影响疗效。

（3）观察及协助排痰，注意观察患者痰液排出情况，如痰液仍未咳出，可予以拍背、吸痰等方法协助排痰。

实训准备

（1）护士准备：着装整洁、剪指甲、洗手、戴口罩。

（2）用物准备：氧气雾化吸入虚拟仿真系统、治疗盘、氧气雾化面罩、氧气流量表、10 mL 注射器、无菌生理盐水、雾化药物、治疗巾、口罩、弯盘、速干手消毒液、生活垃圾桶、医用垃圾桶、锐器盒、医嘱单、雾化记录单、笔。

（3）环境准备：安静、整洁、宽敞、明亮、安全、舒适。

（4）患者准备：知晓氧气雾化吸入目的、方法和注意事项，体位舒适，配合操作。

实训内容

（1）点击氧气雾化吸入虚拟系统。

（2）核对医嘱，检查雾化器各部件是否完好，有无松动、脱落漏气等异常情况，检查雾化药液后抽吸并稀释。来到患者床旁核对解释后，将药液注入储药槽，安装流量表，连接雾化器导管端，调节氧流量，指导患者将氧气面罩固定在口鼻处，嘱患者用嘴深吸气，用鼻呼气，再次核对，整理记录。雾化吸入结束后，协助患者清洁口腔，用物分类处置后整理记录。

（3）评价氧气雾化吸入操作流程是否规范，沟通是否恰当。

实训流程

步骤	操作图示	文字说明
1	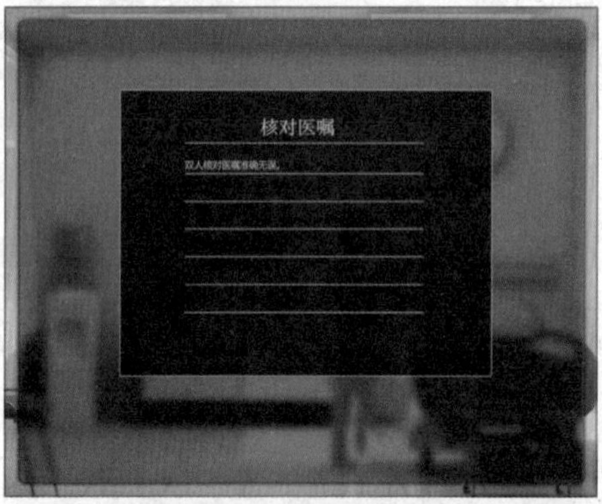	核对医嘱
2	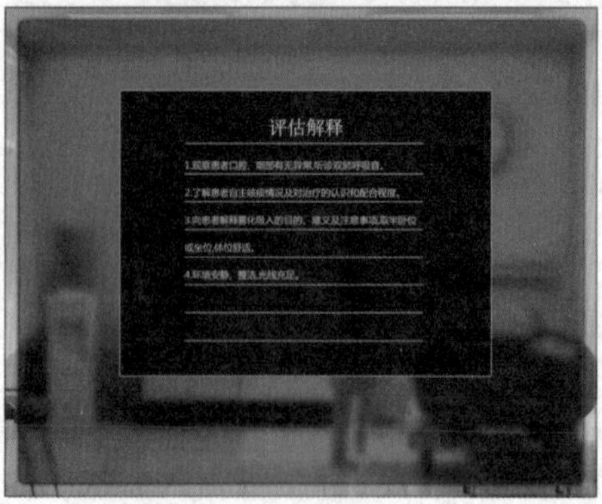	解释说明用药目的和注意事项

续表

步骤	操作图示	文字说明
3	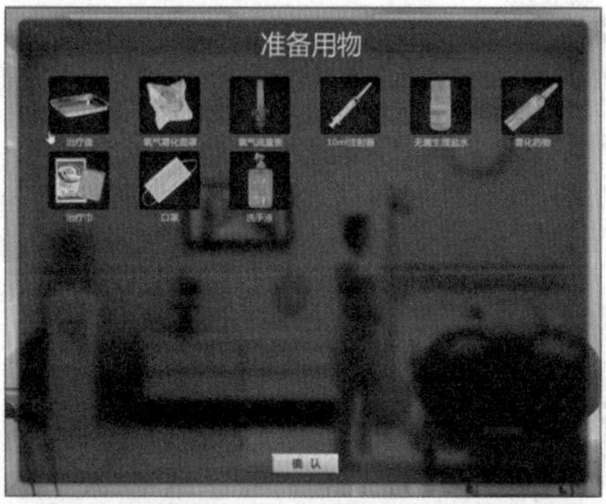	准备实训用物
4	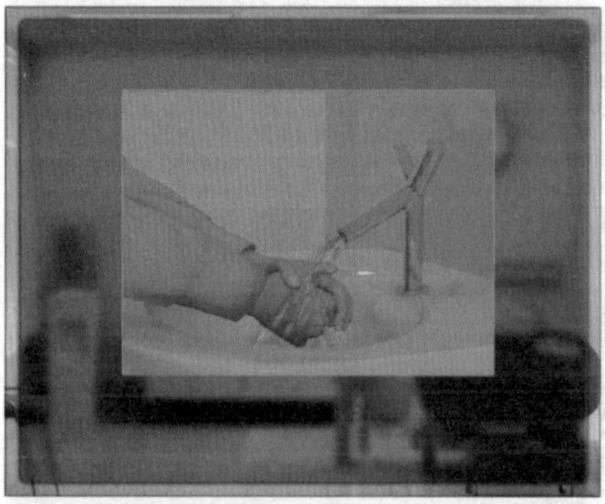 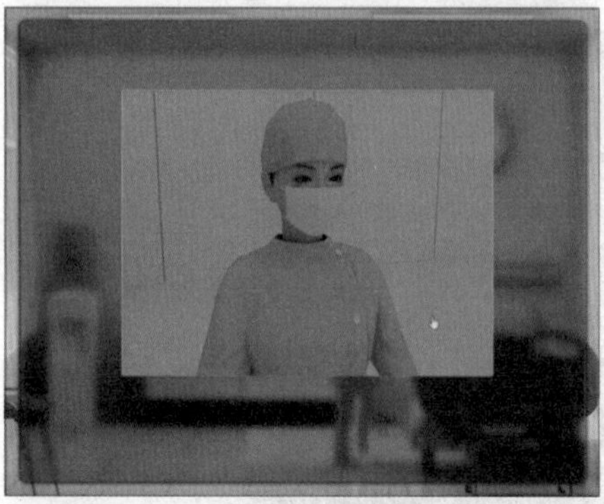	洗手，戴口罩
5	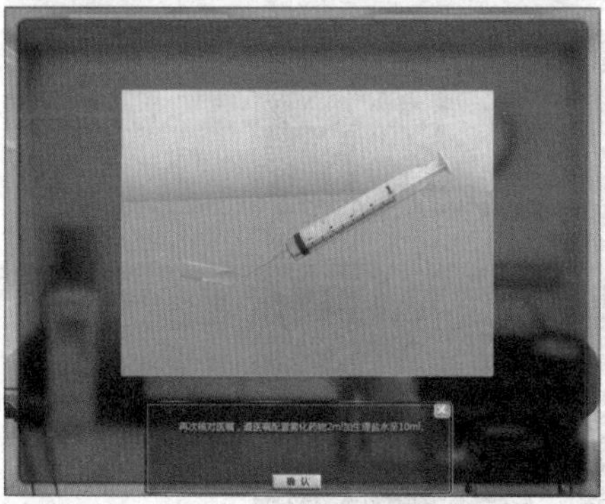	抽吸雾化药液

续表

步骤	操作图示	文字说明
6	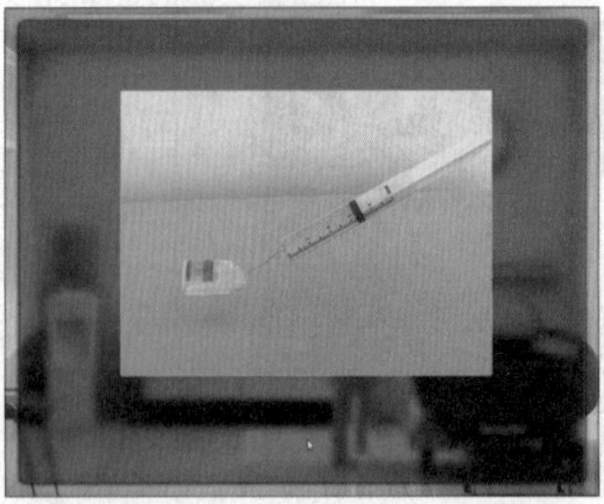	稀释雾化药液
7	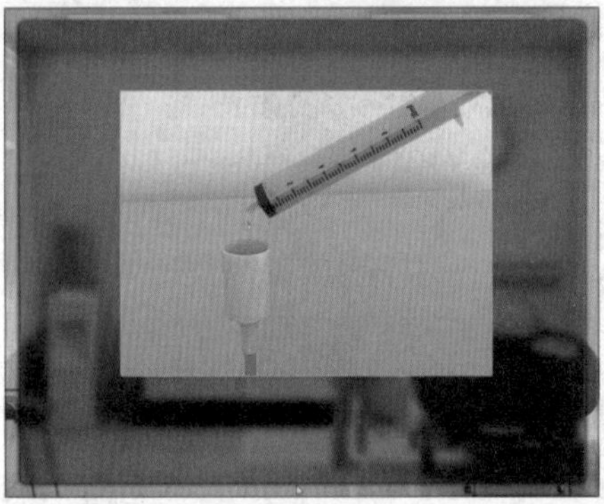	注药至雾化槽
8	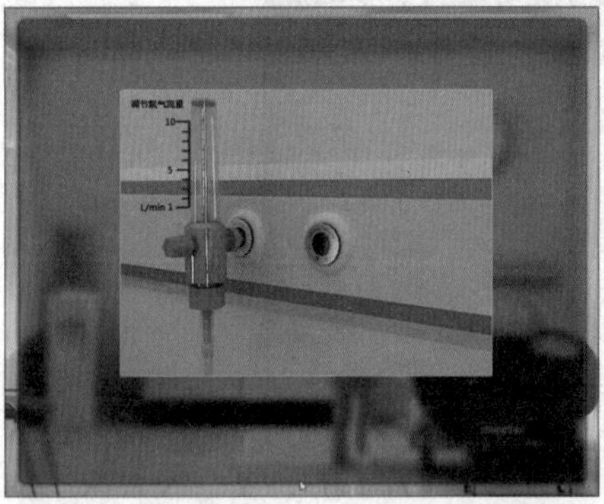	连接流量表和雾化器导管端
9	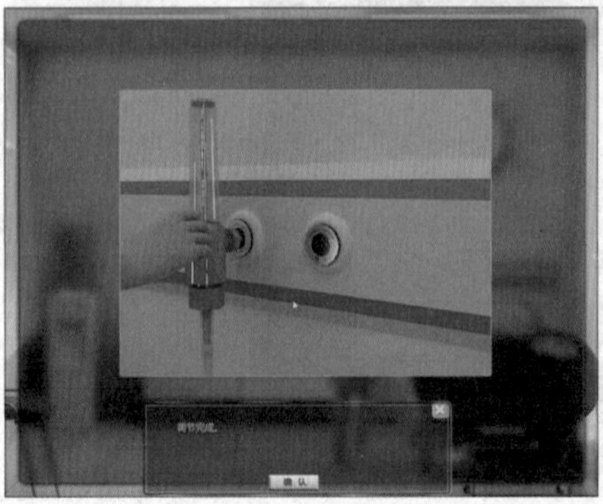	调节氧流量

续表

步骤	操作图示	文字说明
10	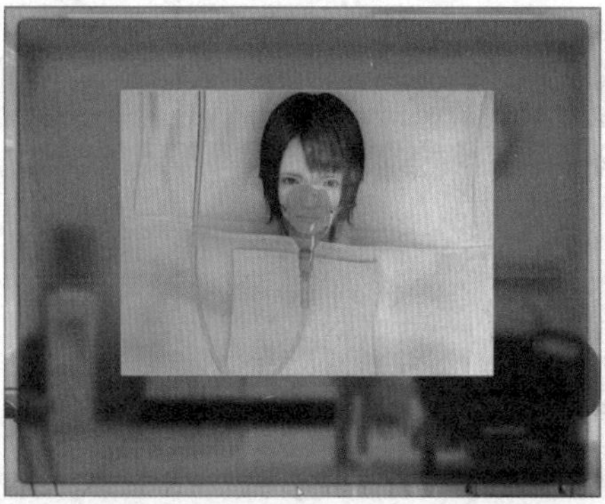	雾化吸入
11	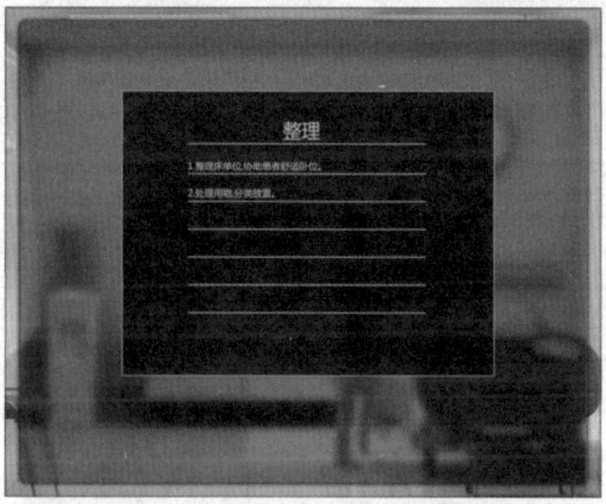	整理床单位
12	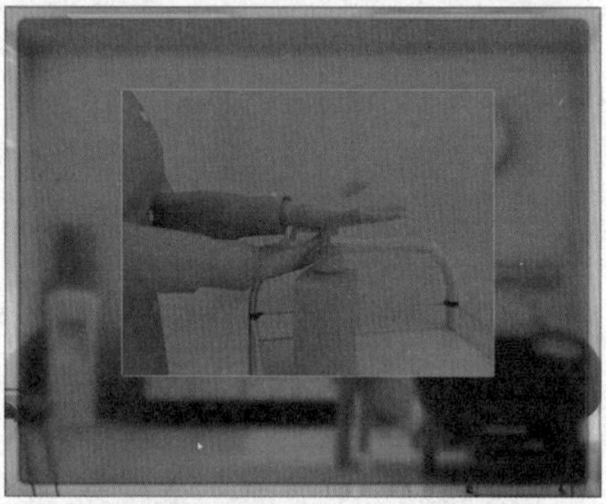	洗手
13	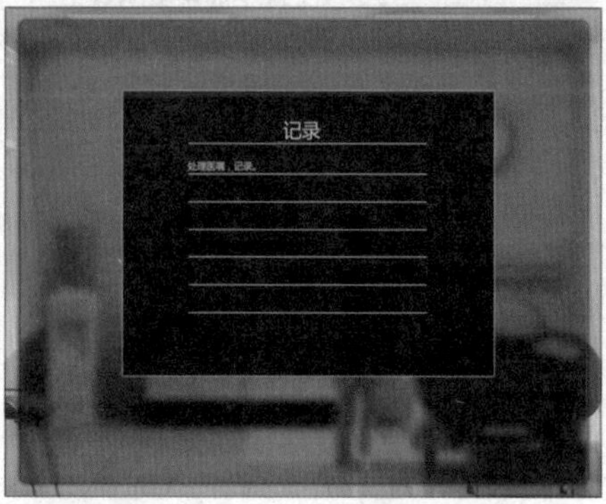	观察患者用药反应并记录

续表

步骤	操作图示	文字说明
14	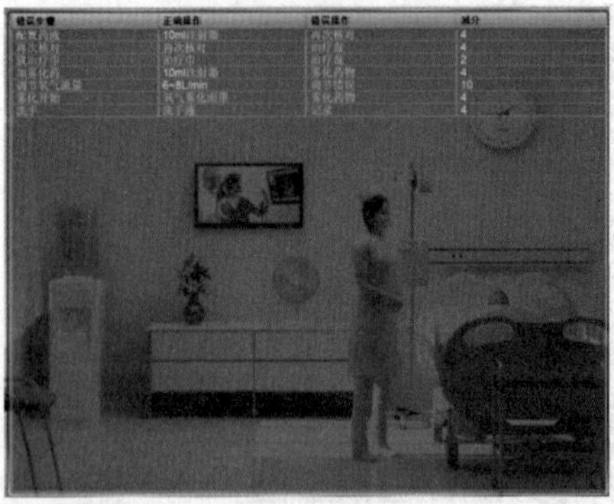	操作完成，结果显示

考核标准

项目	操作标准	分值	扣分标准	扣分	自评	互评	教师评价
素质要求（2分）	（1）报告姓名、操作项目，语言流畅，仪表大方，体态轻盈矫健	1	紧张、不自然，语言不流畅	1			
	（2）衣帽整洁，着装符合要求	1	衣、帽、鞋不整洁	1			
评估要求（16分）	1. 环境评估 病室安静、安全、光线适中，符合无菌技术操作要求	2	未评估	2			
	2. 患者评估 （1）评估患者病情、年龄、意识，治疗情况，雾化吸入的原因 （2）了解患者过敏史、用药史 （3）评估患者自理能力、心理状态及排痰情况 （4）观察患者呼吸道是否通畅、面部及口腔黏膜有无异常 （5）评估患者对氧气雾化吸入法的认识及合作程度，解释相关注意事项及配合要点	5	未评估	5			
	3. 护士评估 （1）七步洗手法洗手，戴口罩 （2）了解操作项目、目的及应做准备	3	未洗手或洗手不规范 未戴口罩 不清楚操作项目及目的	1 1 1			
	4. 用物评估 （1）治疗车上层：氧气雾化面罩、氧气流量表、10 mL 注射器、无菌生理盐水、雾化药物（遵医嘱准备）、治疗巾、口罩、弯盘、速干手消毒液、医嘱单、雾化记录单、笔 （2）治疗车下层：生活垃圾桶、医用垃圾桶、锐器盒	6	物品每缺一件（最多扣分） 无菌物品和非无菌物品未分开放置	1 1			

续表

项目	操作标准	分值	扣分标准	扣分	自评	互评	教师评价
实施步骤（64分）	（1）使用前检查雾化器各部件是否良好，有无松动、脱落、漏气的情况	4	未检查	4			
	（2）稀释药液，遵医嘱将药液稀释至 5 mL	5	未消毒 消毒不规范 稀释液体量不正确	2 1 2			
	（3）携用物到床旁，核对床号、姓名，腕带解释要点，取得患者配合，取舒适体位	8	未核对 未解释要点，每缺一项 未取舒适体位	2 2 2			
	（4）加药：将稀释好的雾化药液注入雾化器的药杯内	5	药液渗漏	3			
	（5）连接：安装氧气流量表，将雾化器的接气口连接于流量表的输氧口，通过调节氧流量来调节雾量	4	未连接紧密 连接错误	2 2			
	（6）调节：调节氧流量，一般为 6 ～ 8 L/min	5	流量调节错误	5			
	（7）二次核对	2	未核对	2			
	（8）开始雾化：指导患者手持面罩或将面罩固定于患者口鼻部，用嘴深吸气，以鼻呼气，反复如此，直至药液吸完	8	未指导患者固定 未指导吸入方法	3 5			
	（9）再次核对	2	未核对	2			
	（10）结束雾化，取下雾化器，关闭氧气开关	4	顺序错误 未关开关	2 2			
	（11）协助患者擦干面部，清洁口腔，指导或协助患者排痰，取舒适体位，整理床单位	12	未擦干面部 未清洁口腔 未指导排痰 未取舒适卧位 未整理床单位	2 2 2 2 1			
	（12）按医用垃圾分类处理用物，洗手后记录	5	垃圾分类错误 未洗手 未记录	1 1 2			
健康指导（10分）	（1）不良反应如呼吸困难、发绀等，应暂停雾化吸入，吸氧，及时通知医生 （2）激素类药物雾化后及时清洁口腔及面部 （3）注入药液前要清洗雾化罐，以免药液混淆	10	每缺一项	3			

续表

项目	操作标准	分值	扣分标准	扣分	自评	互评	教师评价
评价质量（8分）	（1）患者 / 家属对所给予的解释和护理表示理解和满意	2	程序错误，动作不规范	2			
	（2）操作规范、安全，达到预期目标	3	每超时 1 min	1			
	（3）选择的雾化装置和设施的雾化参数合适、正确	3	指导不正确 指导不到位 未及时观察反应	1 1 1			
总分							

实训视频

氧气雾化吸入

实训反思

拓展思考

在新生儿重症监护室（NICU）内，由于使用监护仪、输液泵、呼吸机等精密装置，噪声水平达 50 ～ 60 dB，但氧气雾化时噪声高达 80 dB 以上，噪声太强会对高危儿产生不良影响，可导致听力减退、脑及神经系统发育异常。如何降低氧气雾化的噪声，减少对患儿的刺激是目前亟待解决的问题，请大家思考如何改进可以降低噪声？

（王艳）

实训项目三　超声雾化吸入

表2–3　超声雾化吸入

实训目标			
素养目标	知识目标	技能目标	思政目标
能时刻关注雾化吸入患者的生理、心理感受；具有慎独精神，保持严谨、细致的工作态度，准确配制药物	掌握超声雾化吸入的操作流程和注意事项	掌握超声雾化吸入的技能	具有尊重患者的用药知情权等法律意识

续表

实训情境
患者，女，63 岁，因反复喘息、咳嗽咳痰 8 年，加重 2 个月余入院。诊断：Ⅱ型呼吸衰竭遵医嘱给予吸入用沙丁胺醇溶液 10 mg，超声雾化吸入治疗，每日 3 次。 请思考： （1）该患者为什么要进行超声雾化吸入治疗？ （2）如何为患者正确实施超声雾化吸入治疗？
知识强化
一、超声雾化吸入的概念 超声波雾化吸入法是应用超声波声能将药液变成细微的气雾，再由呼吸道吸入，以预防和治疗呼吸道疾病的方法。 超声波雾化吸入的特点为雾量大小可以调节，雾滴小而均匀（直径＜ 5 μm），患者感觉温暖舒适（雾化器电子部分产热，对雾化液起轻度加温的作用），治疗效果好（药液可被吸入到终末细支气管和肺泡）。 超声波雾化吸入器的作用原理是超声波发生器通电后输出的高频电能通过水槽底部晶体换能器转换为超声波声能，声能震动并透过雾化罐底部的透声膜作用于罐内的药液，使药液表面张力破坏而成为细微雾滴，通过导管在患者深吸气时进入呼吸道。 二、雾化吸入的目的 （1）湿化气道：常用于呼吸道湿化不足、痰液黏稠、气道不畅者，也可作为气管切开术后常规治疗手段。 （2）控制感染：消除炎症，控制呼吸道感染，常用于咽喉炎、支气管扩张、肺炎、肺脓肿、肺结核等患者。 （3）改善通气：解除支气管痉挛，保持呼吸道通畅，常用于支气管哮喘等患者。 （4）祛痰镇咳：减轻呼吸道黏膜水肿，稀释痰液，帮助祛痰。 三、注意事项 （1）护士熟悉雾化器性能，水槽内应保持足够的水量（虽有缺水保护装置，但不可在缺水状态下长时间开机），水温不宜超过 50 ℃。 （2）水槽底部的晶体换能器和雾化罐底部的透声膜薄而质脆，在操作及清洗过程中，动作要轻，防止损坏。 （3）观察患者痰液排出是否困难，若因黏稠的分泌物经湿化后膨胀致痰液不易咳出时，应予以拍背以协助痰液排出，必要时吸痰。 （4）治疗过程需加入药液时，不必关机，直接从盖上小孔内添加即可；要加水入水槽，必须关机操作。
实训准备
（1）护士准备：着装整洁、剪指甲、洗手、戴口罩。 （2）用物准备：超声雾化吸入虚拟仿真系统、治疗盘、雾化面罩、20 mL 注射器、无菌生理盐水、蒸馏水、治疗巾、口罩、弯盘、速干手消毒液、生活垃圾桶、医用垃圾桶、锐器盒、医嘱单、雾化记录单、笔。 （3）环境准备：安静、整洁、宽敞、明亮、安全、舒适。 （4）患者准备：知晓超声雾化吸入目的、方法和注意事项，体位舒适，配合操作。
实训内容
（1）点击超声雾化吸入虚拟系统。 （2）核对医嘱，检查雾化器各部件是否完好，有无松动、脱落漏气等异常情况，检查雾化药液后抽吸并稀释。来到患者床旁核对解释后，将蒸馏水加入雾化机水槽内，将雾化药液注入雾化罐，再将雾化罐放入水槽，将盖旋紧。打开超声雾化机，预热 3 ～ 5 min，检查性能。检查完毕后，连接雾化管路，调节合适的雾量及时间，开始雾化，指导患者将氧气面罩固定在口鼻处，嘱患者用嘴深吸气，以鼻呼气，再次核对，整理记录。雾化吸入结束后，协助患者清洁口腔，用物分类处置后整理记录。 （3）评价超声雾化吸入操作流程是否规范，沟通是否恰当。

续表

实训流程		
步骤	操作图示	文字说明
1	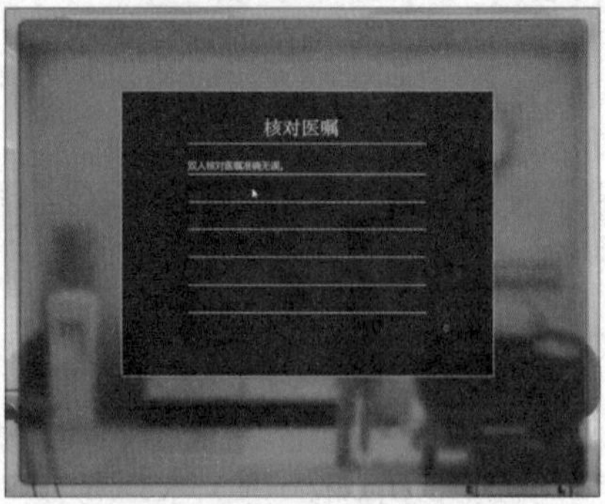	核对医嘱
2	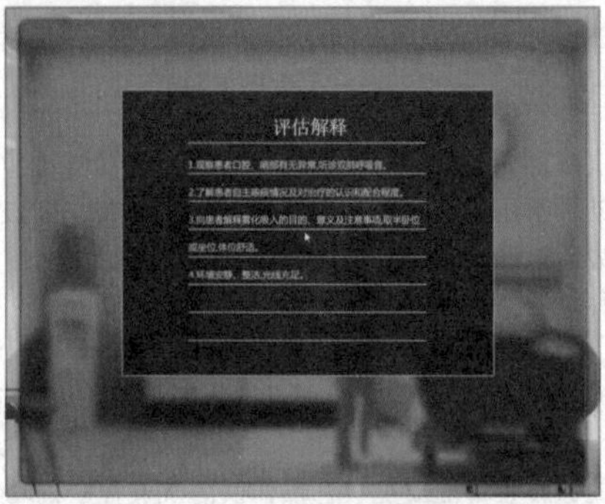	解释说明用药目的及注意事项
3	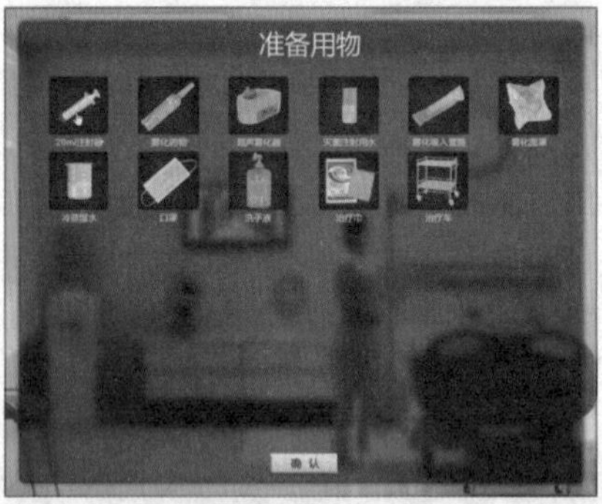	准备实训用物
4	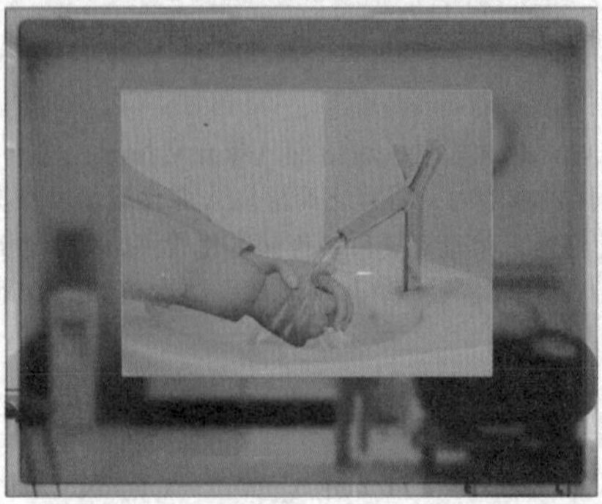	洗手，戴口罩

续表

步骤	操作图示	文字说明
4（续）	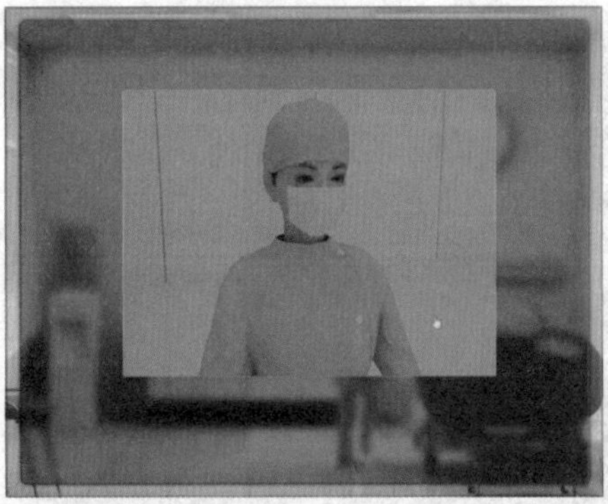	洗手，戴口罩
5	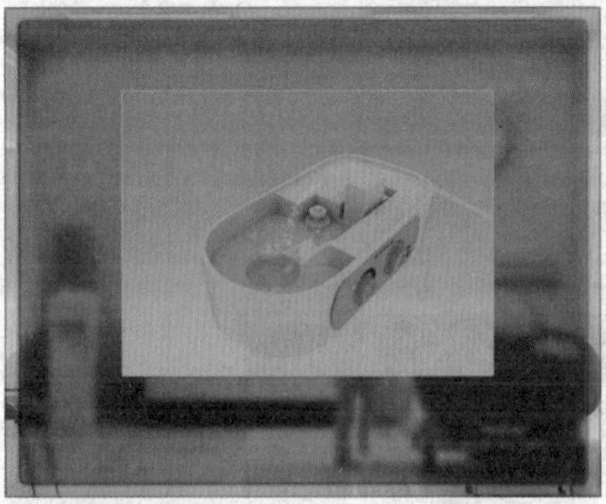	加蒸馏水至水槽
6	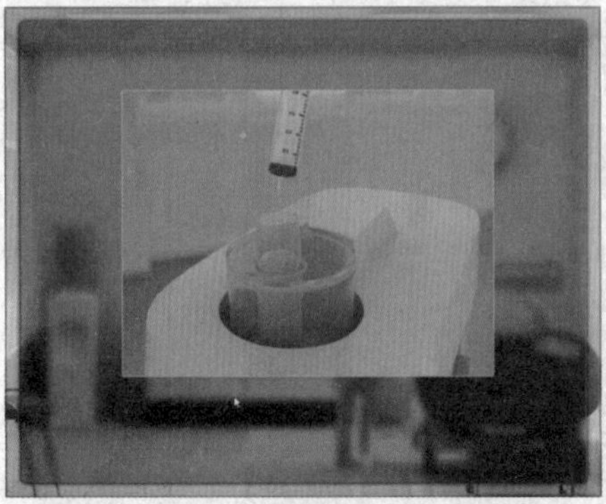	注入雾化药液
7	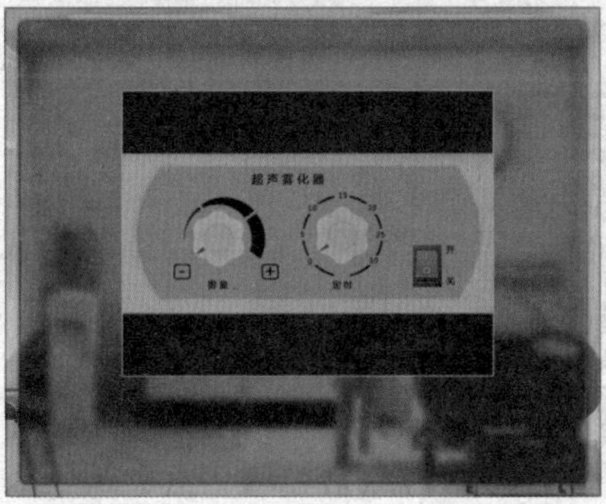	预热超声雾化机，检查性能

续表

步骤	操作图示	文字说明
8	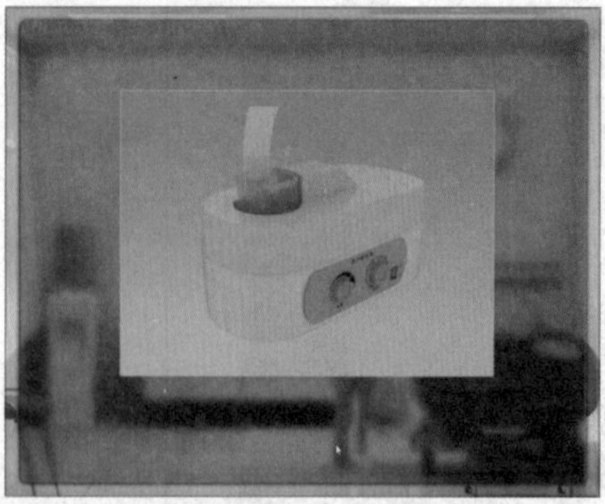	连接雾化器导管端
9	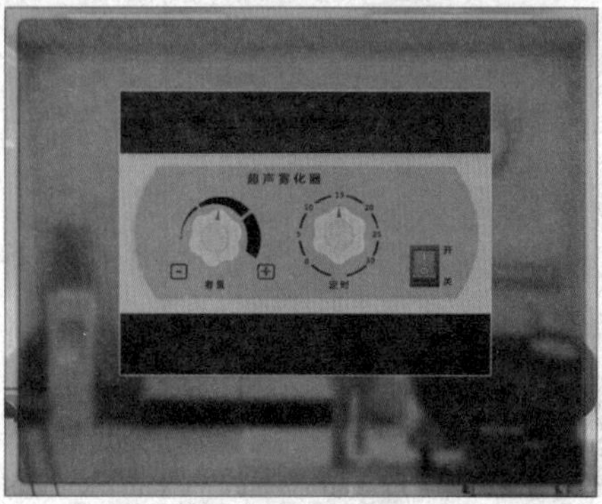	调节雾量及时间
10	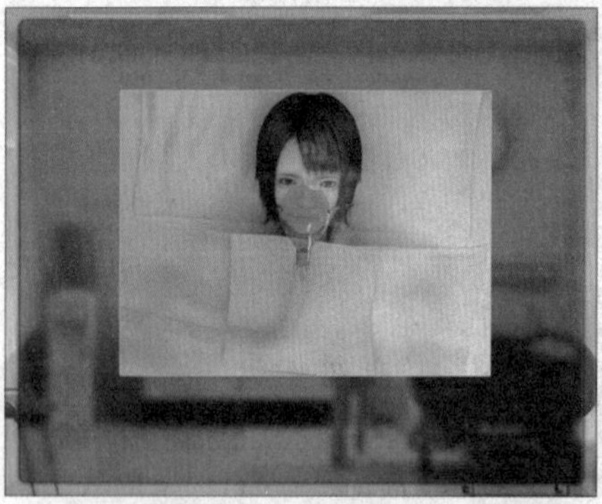	雾化吸入
11	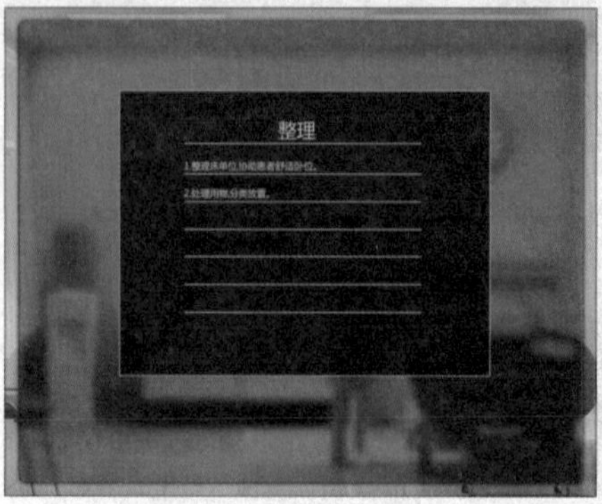	整理床单位

续表

步骤	操作图示	文字说明
12	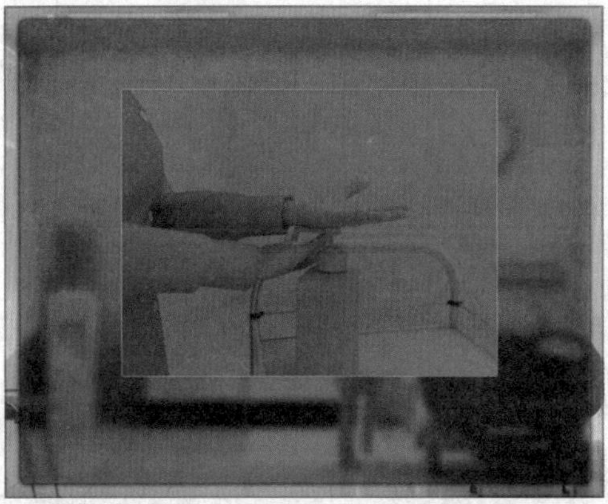	洗手
13	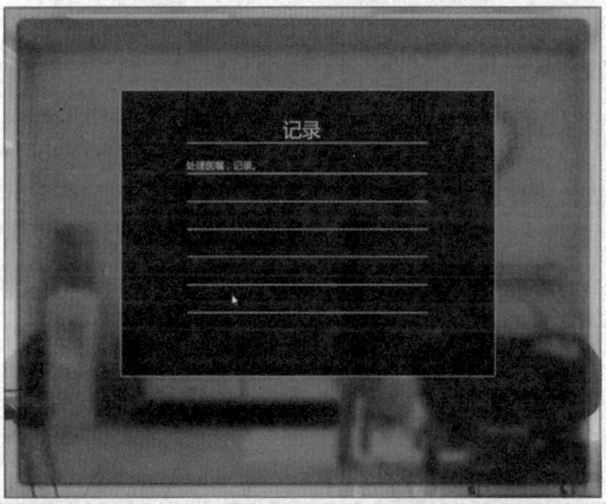	观察患者用药反应并记录
14	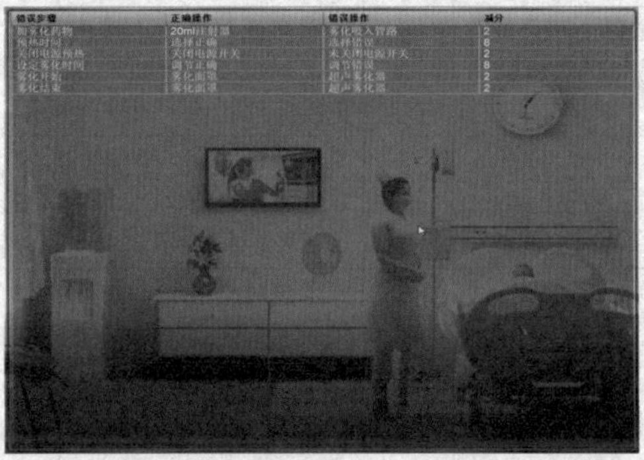	操作完成，结果显示

考核标准

项目	操作标准	分值	扣分标准	扣分	自评	互评	教师评价
素质要求（2分）	（1）报告姓名、操作项目，语言流畅，仪表大方，体态轻盈矫健	1	紧张、不自然，语言不流畅	1			
	（2）衣帽整洁，着装符合要求	1	衣、帽、鞋不整洁	1			

续表

项目	操作标准	分值	扣分标准	扣分	自评	互评	教师评价
评估要求（16分）	1. 环境评估 病室安静、安全、光线适中，符合无菌技术操作要求	2	未评估	2			
	2. 患者评估 （1）评估患者病情、年龄、意识，治疗情况，雾化吸入的原因 （2）了解患者过敏史、用药史 （3）评估患者自理能力、心理状态及排痰情况 （4）观察患者呼吸道是否通畅、面部及口腔黏膜有无异常 （5）评估患者对超声雾化吸入法的认识及合作程度，解释相关注意事项及配合要点	5	未评估	5			
	3. 护士评估 （1）七步洗手法洗手，戴口罩 （2）了解操作项目、目的及应做准备	3	未洗手或洗手不规范 未戴口罩 不清楚操作项目目的	1 1 1			
	4. 用物评估 （1）治疗车上层：超声雾化机、雾化面罩、20 mL注射器、无菌生理盐水、蒸馏水、雾化药物（遵医嘱准备）、治疗巾、口罩、弯盘、速干手消毒液、医嘱单、雾化记录单、笔 （2）治疗车下层：生活垃圾桶、医用垃圾桶、锐器盒	6	物品每缺一件（最多扣5分） 用物摆放不规范，无菌物品和非无菌物品未分开放置	1 1			
实施步骤（64分）	（1）使用前检查雾化器各部件是否良好，有无松动、脱落、漏气的情况	3	未检查	3			
	（2）加冷蒸水于水槽内，水量视不同类型的雾化器而定，要求浸没雾化罐底部的透声膜	4	水槽和雾化罐内切忌加温水或热水，水槽内无水时，不可开机，以免损坏仪器	4			
	（3）遵医嘱将药液稀释至30～50 mL	5	未消毒 消毒不规范 稀释液体量不正确	2 2 1			
	（4）携用物到床旁，核对床号、姓名，腕带解释要点，取得患者配合，取舒适体位	8	未核对 未解释要点，每缺一项 未取舒适体位	2 2 2			
	（5）将稀释好的药液注入雾化罐内，再将雾化罐放入水槽，将盖旋紧	4	加药渗漏	4			
	（6）打开雾化机开关，预热3～5 min，测试性能是否正常，预热结束后关闭电源	5	未预热 预热时间不正确	2 3			
	（7）二次核对	2	未核对	2			
	（8）连接雾化器的各个部分及管道，打开电源	4	未连接紧密 管道连接错误	2 2			
	（9）打开电源，调整雾量大小（一般为中档2 mL/min）及时间（一般15～20 min）	6	雾量调节错误 时间调节错误	3 3			

续表

项目	操作标准	分值	扣分标准	扣分	自评	互评	教师评价
实施步骤（64分）	（10）指导患者手持面罩或将面罩固定于患者口鼻部，用嘴深吸气，以鼻呼气，反复如此，直至药液吸完	7	未指导患者固定 未指导吸入方法	2 5			
	（11）再次核对	2	未核对	2			
	（12）取下雾化器，关闭雾化开关，在关闭电源开关	4	顺序错误 未关开关	2 2			
	（13）协助患者擦干面部，清洁口腔，指导或协助患者排痰，取舒适体位，整理床单位	6	未擦干面部 未清洁口腔 未指导排痰 未取舒适卧位 未整理床单位	1 1 1 2 1			
	（14）按医用垃圾分类处理用物，洗手后记录	4	垃圾分类错误 未洗手 未记录	1 1 2			
健康指导（10分）	（1）不良反应如呼吸困难、发绀等，应暂停雾化吸入，吸氧，及时通知医生 （2）激素类药物雾化后及时清洁口腔及面部 （3）注入药液前要清洗雾化罐，以免药液混淆	10	每缺一项	3			
评价质量（8分）	（1）患者/家属对所给予的解释和护理表示理解和满意	2	程序错误，动作不规范	2			
	（2）操作规范、安全，达到预期目标	3	每超时 1 min	1			
	（3）选择的雾化装置和设施的雾化参数合适、正确	3	指导不正确 指导不到位 未及时观察反应	1 1 1			
总分							

实训视频

超声雾化吸入

实训反思

拓展思考

超声雾化疗法除了应用于呼吸系统常见疾病外，还可以作用于患者眼睑和角结膜，并深入眼表组织，有效避免肝脏的首过效应，在干眼的治疗上已取得显著疗效，且有不良反应小、起效快、无痛苦、使用方便等优点，已成为干眼研究和治疗的热点。超声雾化治疗干眼既可以单独使用不同药物，也可以联合物理疗法，灵活多变，根据不同患者的不同情况选择不同的治疗方法。请思考，还有哪些疾病可以使用超声雾化疗法？

（王艳）

实训项目四　皮试液配置

表2-4　皮试液配置

实训目标

素养目标	知识目标	技能目标	思政目标
具有慎独精神、责任意识、职业价值感、职业认同感	掌握皮试液配置的操作流程和注意事项	掌握皮试液配置的技能	能够准确并无菌配置药液，体现护理人的慎独精神及专业素养

实训情境

患者，女，30 岁。因遭遇暴雨，受凉后出现“咳嗽、咽痛、发热”，自行吃药后，症状无好转，于 2 d 后入院治疗。查体：T 38.6 ℃，P 90 次 / 分，R 20 次 / 分，BP 130/85 mmHg，精神萎靡，食欲缺乏，乏力。诊断为“急性上呼吸道感染”，需立即进行抗感染治疗。遵医嘱行青霉素试敏；0.9% 氯化钠 250 mL，青霉素 400 万单位，静脉滴注，每日二次。

请思考：

（1）如何配置青霉素皮试液？

（2）如何判断青霉素皮试结果？

（3）如何预防青霉素过敏反应？

（4）青霉素过敏性休克有哪些临床征象，该如何紧急处理？

知识强化

一、药物过敏反应的概念

药物过敏反应是指有特异性过敏体质的人接触某种药物后产生的不良反应。通常只发生于少数人。药物过敏反应的临床表现可有发热、皮疹、血管神经性水肿、血清病综合征等，严重者可发生过敏性休克而危及生命。药物过敏反应由免疫反应（即变态反应或超敏反应）所致，基本原因在于抗原抗体的相互作用，与药物的药理作用及用药剂量无关。

二、药物过敏反应分类

药物过敏反应按照发生时间可分为两种：①速发型过敏反应：发生在给药后数分钟至 1 h 内；②迟发型过敏反应：发生在用药后数小时甚至几天后。药物过敏反应按照发生机制可分为四种：①Ⅰ型变态反应：又称速发型过敏反应，是指已致敏的机体再次接触相同抗原后在数分钟内所发生的超敏反应，由 IgE 介导触发，主要引起过敏性休克、荨麻疹、喉头水肿和支气管哮喘等；②Ⅱ型变态反应：又称细胞毒性抗体反应，主要引起溶血性贫血、粒细胞缺乏、血小板减少等；③Ⅲ型变态反应：又称免疫复合物型变态反应，主要引起血清病、药物热等；④Ⅳ型变态反应：又称迟发型过敏反应，一般需经 48 ～ 72 h，主要引起接触性皮炎、大疱性表皮松解症和间质性肾炎等。为防止药物过敏反应的发生，在使用致敏性高的药物前，不仅应详细询问患者用药史、药物过敏史、家族过敏史，仔细阅读药品说明书，了解药物化学性质外，还应对特殊药物做药物过敏试验。护理人员应掌握药物过敏试验的方法，正确判断过敏试验的结果，同时掌握过敏反应的处理方法。

三、药物过敏试验的方法

药物过敏试验的方法包括皮内注射法、皮肤划痕法、静脉注射法、口服试验法、眼结膜试验法等，可根据药物的性质选用。皮内注射法是最常用的药物过敏试验方法，可以测定速发型过敏反应，对预测过敏性休克反应有参考价值，一般采用一定量药液皮内注射的方法，20 min 后判断并记录试验结果，结果阴性才可用药。

四、青霉素过敏试验

青霉素主要用于治疗敏感的革兰阳性球菌、革兰阴性球菌和螺旋体感染，是临床广泛应用的抗生素。青霉素的毒性较低，最常见的不良反应是过敏反应，其发生率在各种抗生素中最高，为 3% ～ 6%。常发生于多次接受青霉素治疗者，偶见初次用药的患者。青霉素过敏反应包括各种类型的变态反应，《青霉素皮肤试验专家共识（2017）》中指出，青霉素速发型过敏反应发生率为 0.01% ～ 0.04%，死亡率约为 0.002%。属Ⅰ型变态反应的过敏性休克虽然少见，但其发生、发展迅猛，可因抢救不及时而死于严重的呼吸困难和循环衰竭。青霉素本身不具有免疫原性，其制剂中所含的高分子聚合物及其降解产物（如青霉烯酸、青霉噻唑酸等）作为半抗原进入人体后，可与蛋白质、多糖及多肽类结合而成为全抗原，引起过敏反应。因此，使用青霉素前要做皮肤过敏试验。半合成青霉素（如氨苄西林、哌拉西林等）与青霉素之间有交叉过敏反应，用药前同样要做皮肤过敏试验。

续表

知识强化

五、青霉素过敏试验法

青霉素过敏试验通常以 0.1 mL（含青霉素 50 单位）的试验液皮内注射，根据皮丘变化及患者全身情况来判断试验结果，过敏试验结果阴性方可使用青霉素治疗。

六、青霉素过敏试验目的

确定患者是否对青霉素过敏，以作为临床应用青霉素治疗的依据。

实训准备

（1）护士准备着装整洁、剪指甲、洗手、戴口罩。

（2）用物准备医嘱单、1 mL 注射器、5 mL 注射器、按医嘱准备的青霉素（80 万单位）、0.9% 氯化钠注射液、无菌治疗巾、75% 乙醇、0.5% 碘伏、无菌棉签、无菌纱布、砂轮、启瓶器、弯盘、手消毒液。

（3）环境准备安静、整洁、宽敞、明亮、安全、舒适。

（4）患者准备知晓皮试目的、方法和注意事项，能配合操作。皮试前避免空腹。

实训内容

（1）点击皮试液配置虚拟系统。

（2）核对医嘱，检查药液后，进行青霉素皮试液的配置。来到治疗室，查对青霉素药液质量。选择 5 mL 注射器抽取 4 mL 生理盐水稀释药液；更换 1 mL 注射器，抽取上述药液 0.1 mL 并稀释至 1 mL，抽三弃二，完成皮试液配置，每毫升药液含青霉素 500 单位；最后核对整理记录。

（3）评价皮试液配置流程是否规范，沟通是否恰当。

实训流程

步骤	操作图示	文字说明
1		核对医嘱、执行单，检查药物包装、质量、生产日期、批号及有效期
2		洗手，戴口罩

续表

步骤	操作图示	文字说明
2（续）	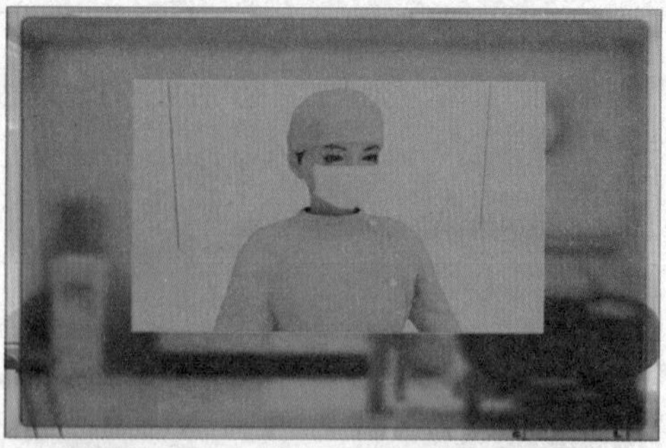	洗手，戴口罩
3	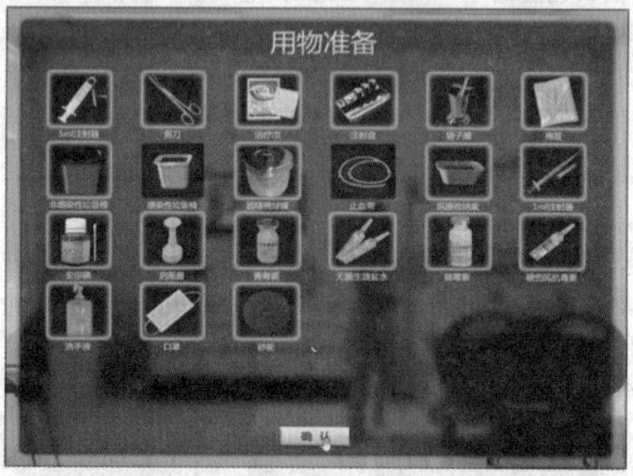 用物准备	准备实训用物
4	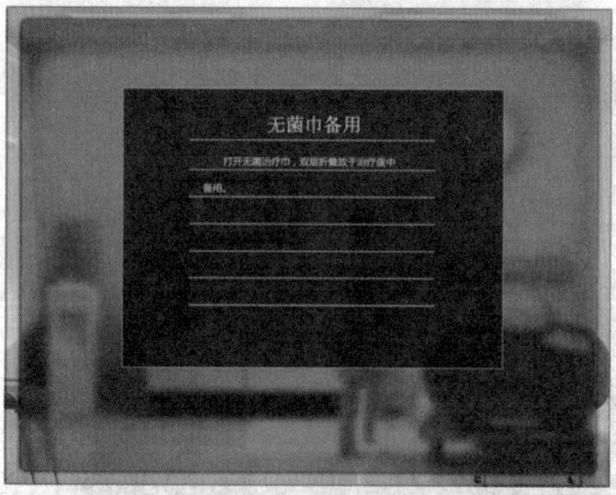 无菌巾备用 打开无菌治疗巾，双层折叠放于治疗盘中备用。	打开无菌治疗巾，双层折叠放于治疗盘中备用
5	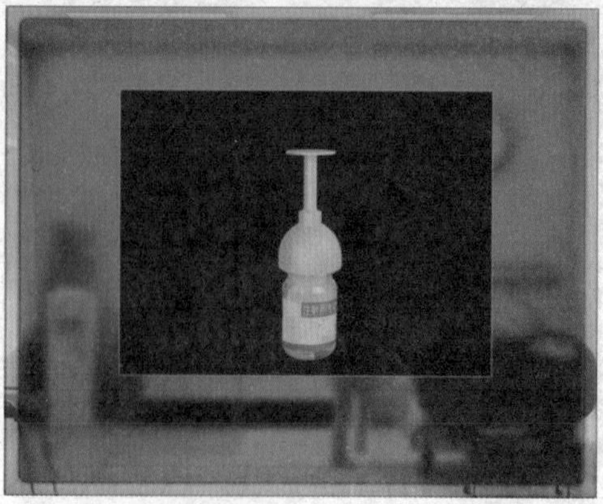	用启瓶器开启安瓿瓶盖，并消毒瓶塞

续表

步骤	操作图示	文字说明
5（续）	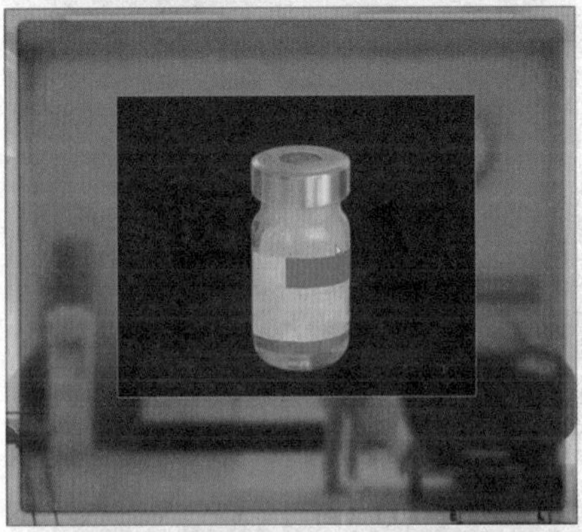 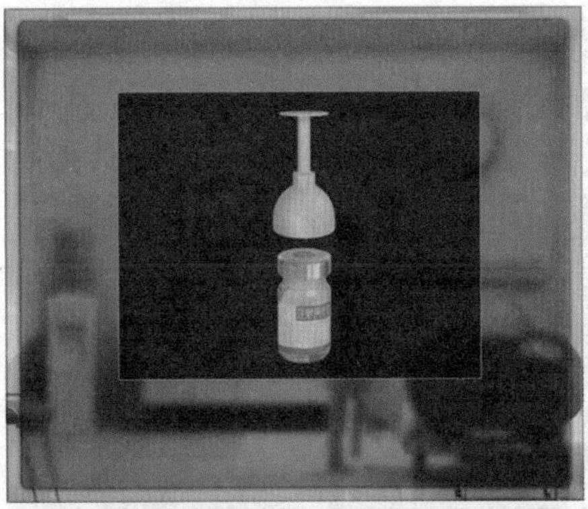	用启瓶器开启安瓿瓶盖，并消毒瓶塞
6	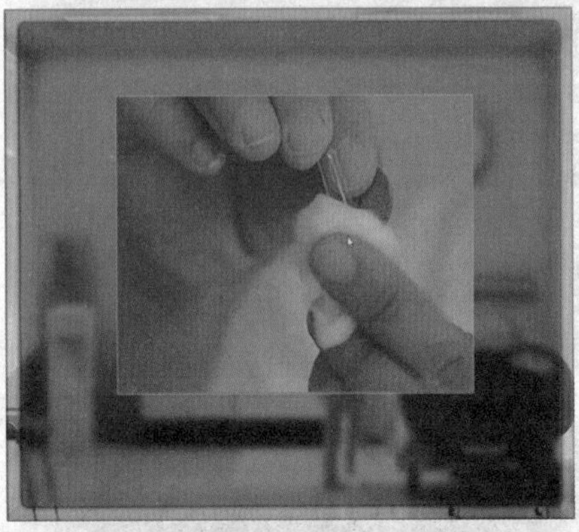 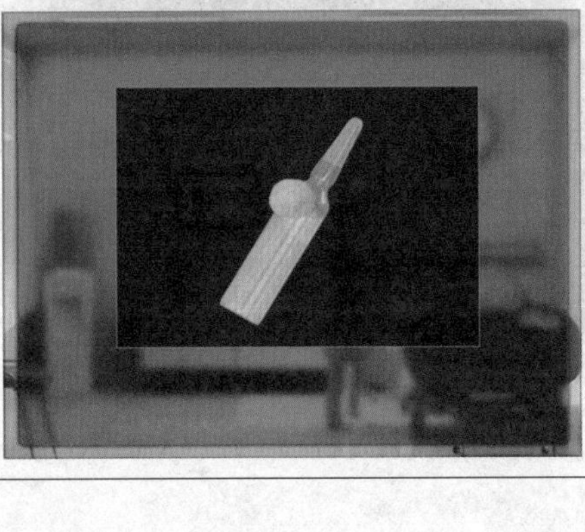	砂轮切割 0.9% 氯化钠瓶颈，并消毒

续表

步骤	操作图示	文字说明
7	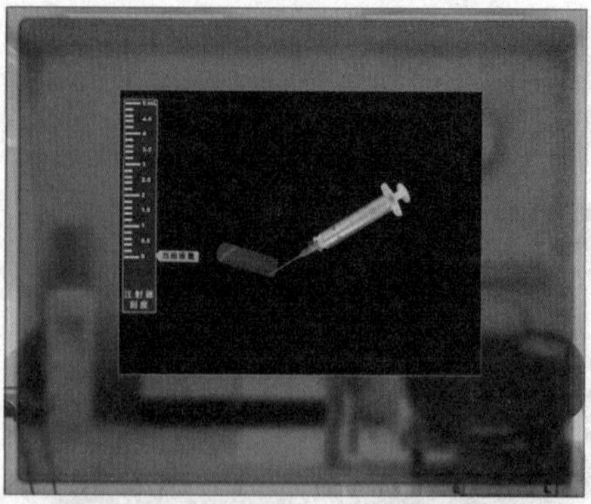 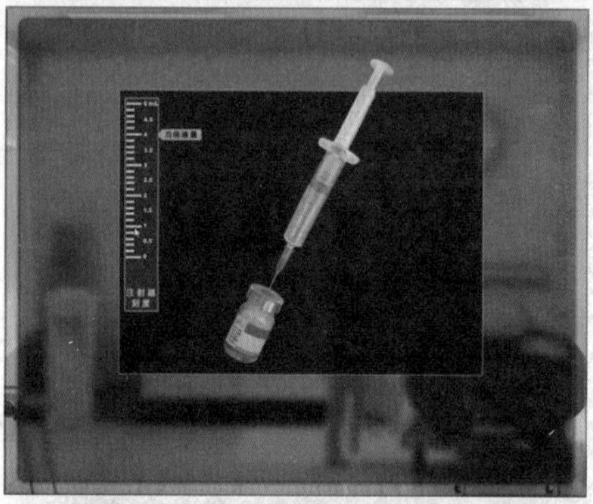 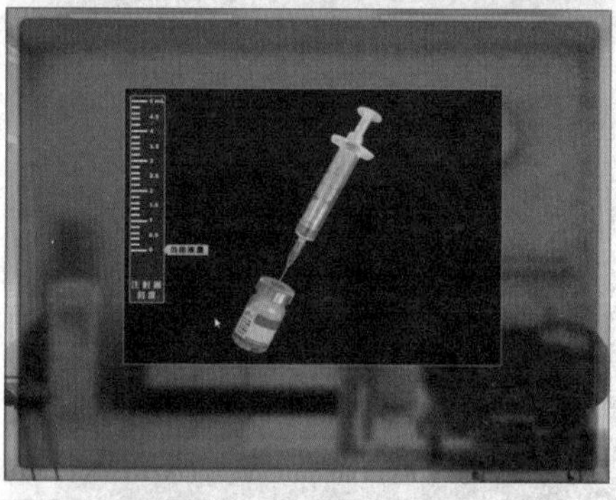	使用5 mL空针抽取0.9%氯化钠溶液4 mL，稀释药液（操作时时刻谨记无菌观念；抽吸药物准确无误，具有慎独精神）
8	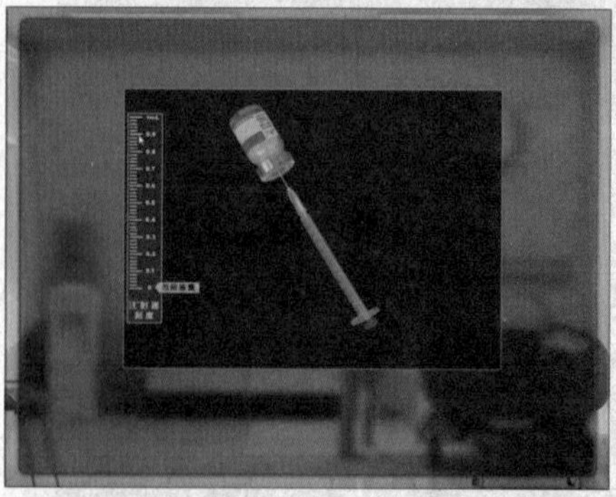	更换1 mL注射器，抽吸稀释液0.1 mL

续表

步骤	操作图示	文字说明
9	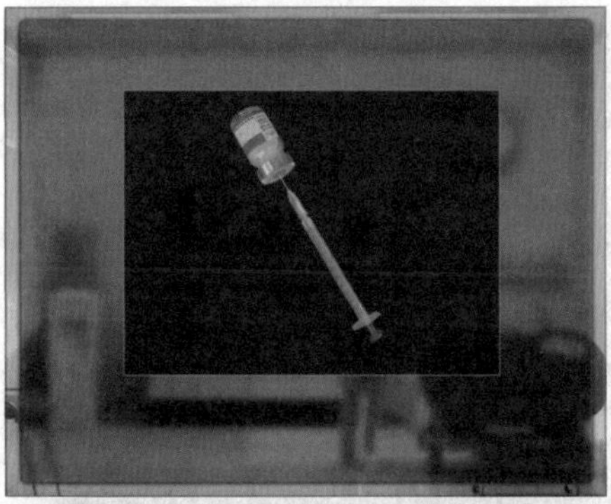 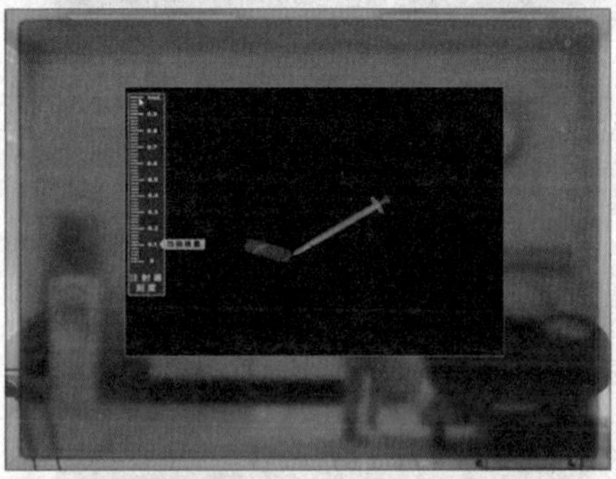 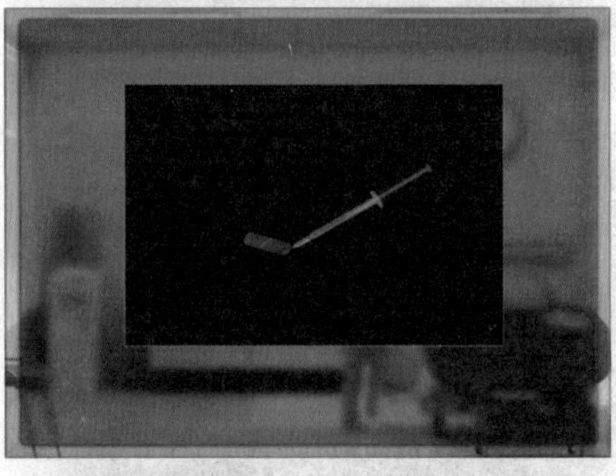	抽取注入 0.9% 氯化钠溶液 0.9 mL，稀释药液
10	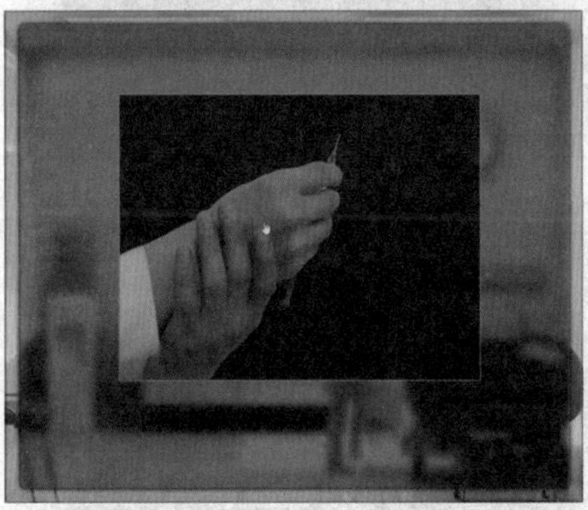	手持注射器，上下摇匀药液

续表

步骤	操作图示	文字说明
10（续）	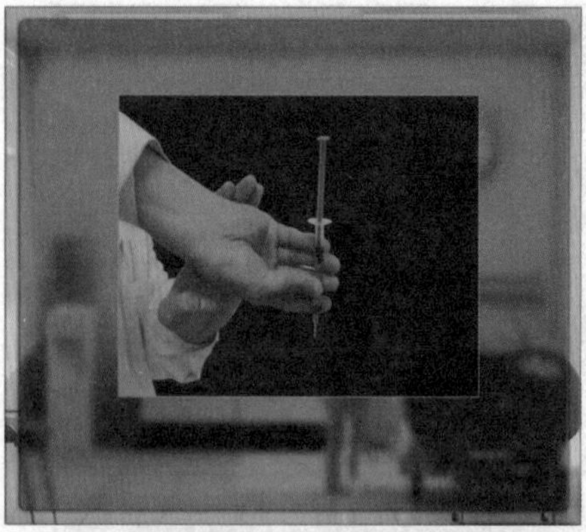	手持注射器，上下摇匀药液
11	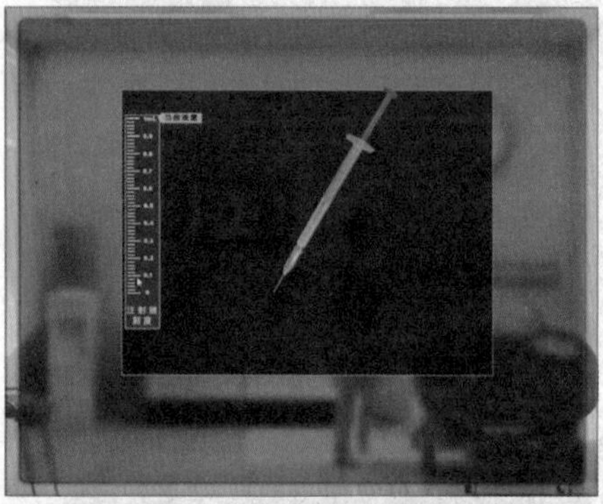 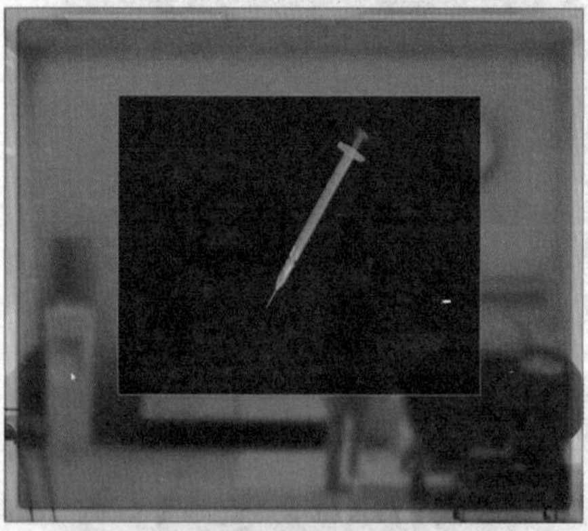	弃去药液 0.9 mL，留 0.1 mL
12	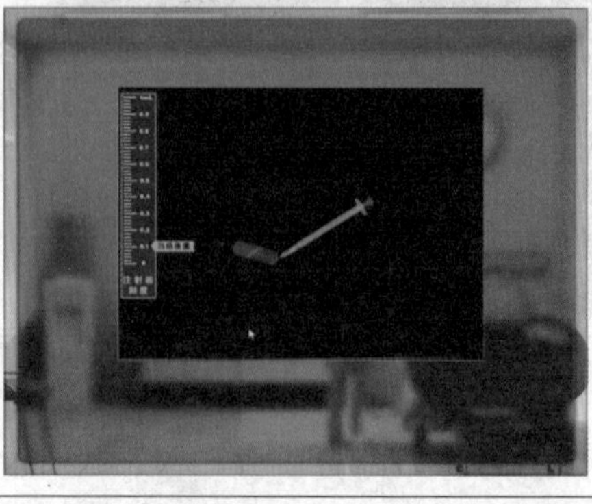	继续抽取注入 0.9% 氯化钠溶液 0.9 mL，稀释药液

续表

步骤	操作图示	文字说明
12（续）	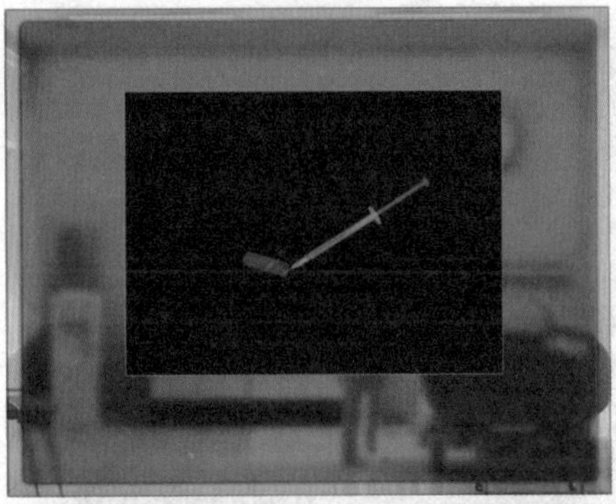	继续抽取注入 0.9% 氯化钠溶液 0.9 mL，稀释药液
13	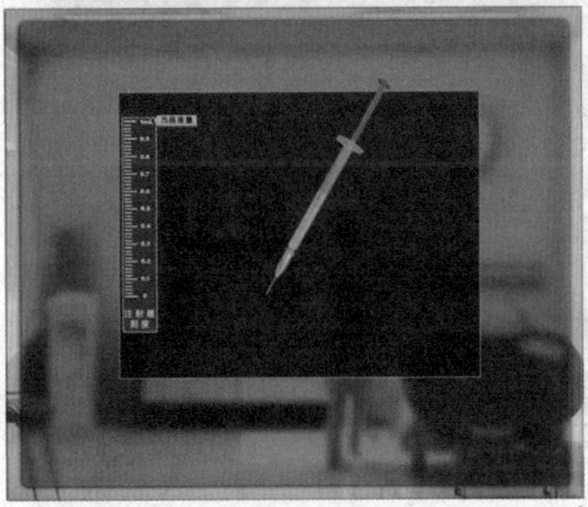 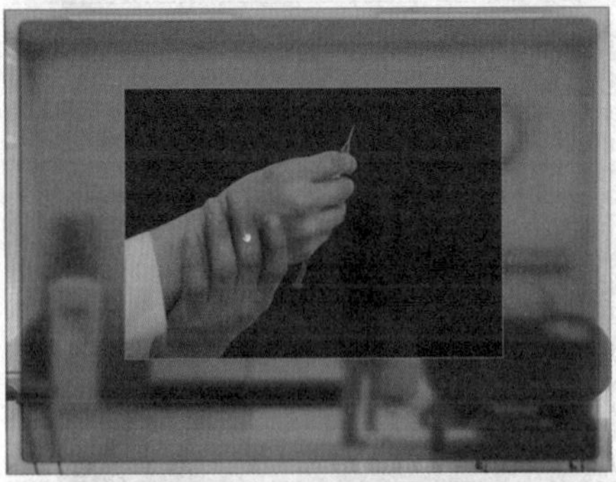 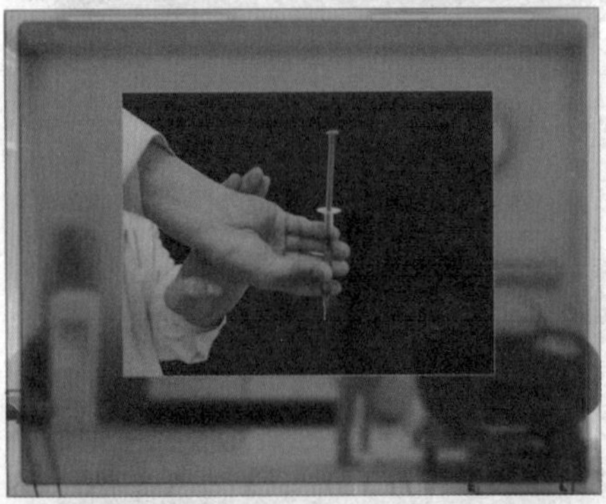	手持注射器，上下摇匀，留取上液 0.1 mL

续表

步骤	操作图示	文字说明
13（续）	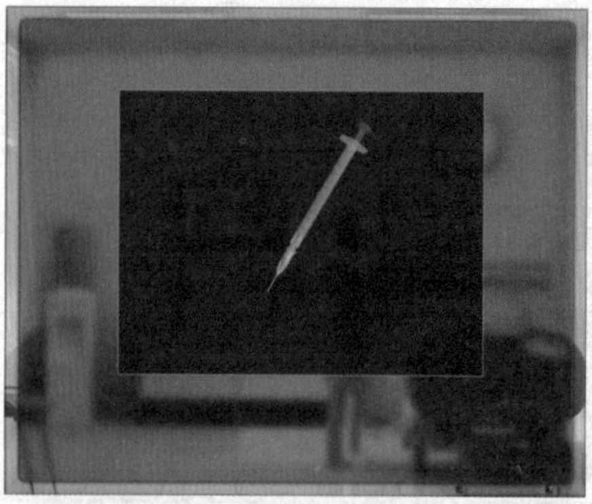	手持注射器，上下摇匀，留取上液0.1 mL
14	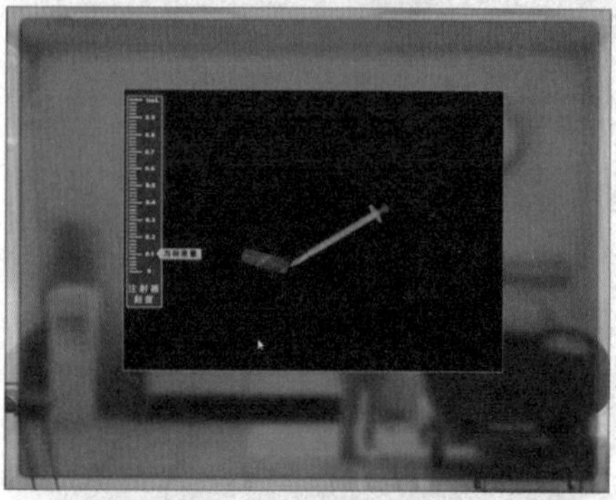 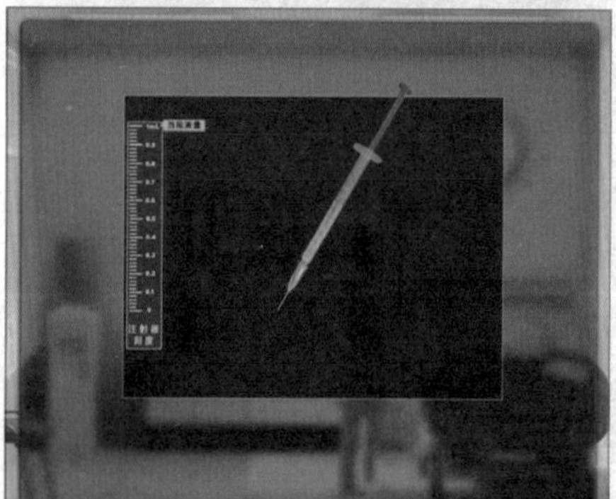 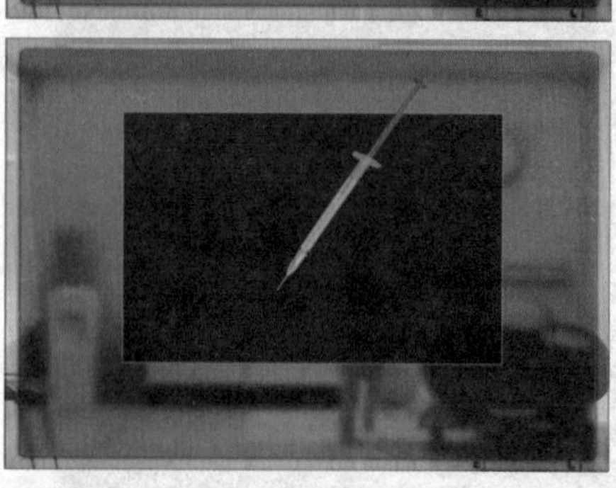	抽吸0.9%氯化钠溶液0.9 mL，药液配置完毕，妥善放置无菌盘备用

续表

步骤	操作图示	文字说明
15	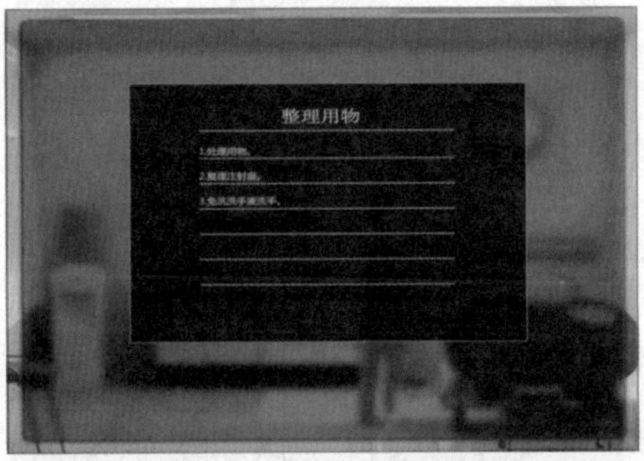	洗手，记录，整理用物
16	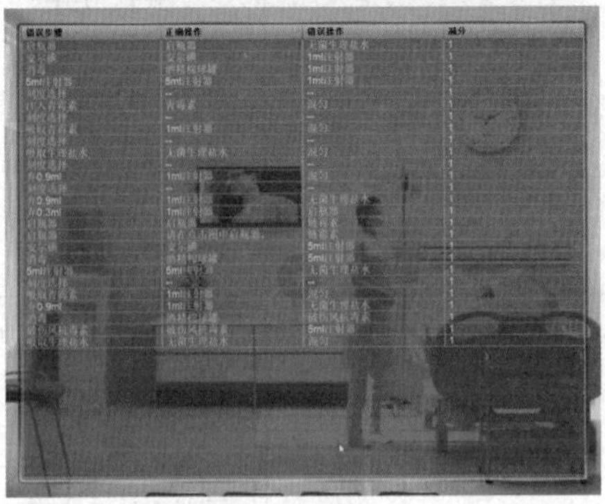	操作完成，显示结果

考核标准

项目	操作标准	分值	扣分标准	扣分	自评	互评	教师评价
素质要求（2分）	（1）报告姓名、操作项目，语言流畅，仪表大方，体态轻盈矫健	1	紧张、不自然，语言不流畅	1			
	（2）衣帽整洁，着装符合要求	1	衣、帽、鞋不整洁	1			
评估要求（11分）	1. 环境评估 病室安静、安全、光线适中，符合无菌技术操作要求	2	未评估	2			
	2. 护士评估 （1）七步洗手法洗手，戴口罩 （2）了解操作项目、目的及应做准备	3	未洗手或洗手不规范 未戴口罩 不清楚操作项目及目的	1 1 1			
	3. 用物评估 （1）治疗车上层：注射盘内备皮肤常规消毒液、无菌棉签、注射器、一次性治疗巾、启瓶器、砂轮、弯盘、液体及药物（遵医嘱备用）、医嘱单、速干手消毒液 （2）治疗车下层：生活垃圾桶、医用垃圾桶、锐器盒	6	物品每缺一件（最多扣5分） 无菌物品和非无菌物品未分开放置	1 1			
实施步骤（82分）	（1）核对皮试液配置执行单，检查药液质量	10	未核对 未检查药物质量	2 2			
	（2）启瓶盖，消毒青霉素瓶塞及瓶颈	6	未消毒 消毒不规范	2 2			

续表

项目	操作标准	分值	扣分标准	扣分	自评	互评	教师评价
实施步骤（82分）	（3）使用砂轮，开启0.9%氯化钠，并消毒	6	未使用砂轮 未消毒 消毒不规范 未使用无菌纱布	1 2 1 1			
	（4）检查注射器质量，抽吸0.9%氯化钠4 mL，稀释药液；每毫升含青霉素20万单位	10	未检查注射器 抽吸手法不正确 抽吸剂量不准确	2 2 2			
	（5）更换1 mL注射器，抽吸上液0.1 mL	10	未更换注射器 抽吸药液不准确 污染针头	3 2 2			
	（6）抽吸0.9%氯化钠0.9 mL，每毫升含青霉素2万单位	10	抽吸手法不正确 抽吸剂量不准确 污染针头	2 2 2			
	（7）留取上液0.1 mL	7	手法不正确 留取剂量不准确 污染针头	2 2 2			
	（8）抽吸0.9%氯化钠0.9 mL，每毫升含青霉素2 000单位	5	抽吸手法不正确 抽吸剂量不准确 污染针头	1 2 2			
	（9）留取上液0.1 mL，抽吸0.9%氯化钠0.9 mL，药液配置完毕	5	手法不正确 留取剂量不准确 污染针头	1 2 2			
	（10）更换针头，并注明配置日期及时间	7	未核对 未整理用物 未取舒适卧位 未整理床单位 未放置呼叫器	2 1 2 1 1			
	（11）将配好的皮试液，放置于准备好的治疗巾中备用	4	未巡视观察 未及时用生理盐水冲管 未及时更换药液	1 2 1			
	（12）正确处理用物，洗手	2	未洗手 未正确处理用物	1 1			
评价质量（5分）	（1）程序正确，动作规范，操作熟练	2	程序错误，动作不规范	2			
	（2）完成时间10 min（从洗手开始至洗手后记录结束）	3	每超时1 min	1			
总分							

续表

实训视频
 皮试液配制
实训反思
（1）护士执行操作过程中，是否遵循查对制度。 （2）护士执行操作过程中，是否严格执行无菌原则。
拓展思考
（1）头孢菌素药液如何配置皮试液？ （2）破伤风抗毒素如何配置皮试液？ （3）如何应对青霉素过敏性休克？

（冯玉）

实训项目五　皮内注射

表2–5　皮内注射

实训目标			
素养目标	知识目标	技能目标	思政目标
具有关爱意识、精益求精的职业精神；具有耐心、同理心	熟悉皮内注射的操作流程和注意事项	掌握皮内注射的技能	能够主动关心患者；具有耐心能与患者有效沟通
实训情境			
患者，女，30岁，因上呼吸道感染入院，查体T 38.6 ℃，P 104次/分，R 22次/分，BP 126/76 mmHg。遵医嘱给予0.9%氯化钠250 mL，青霉素400万单位，静脉滴注，每日2次；体温检测每日4次。 请思考： （1）该患者为什么要先做皮试？ （2）如何为患者正确实施皮内注射？			
知识强化			
一、皮内注射法的概念 皮内注射法是指将少量药液或生物制剂注射于皮内的方法。 二、皮内注射法的目的 （1）进行药物过敏试验，观察有无过敏反应。 （2）预防接种。 （3）局部麻醉的先驱步骤。 三、选择注射部位 （1）药物过敏试验：选用前臂掌侧下1/3处，该处皮肤薄而色浅，易于注射和观察局部反应。 （2）预防接种：常选用上臂三角肌下缘。 （3）局部麻醉：实施手术的部位。			

续表

知识强化

四、注意事项

（1）做药物过敏试验前，护士应详细询问患者的用药史、药物过敏史及家族过敏史，若患者对需使用的药物有过敏史，则不应再进行皮试，并立即与医生沟通，更换其他药物。

（2）凡初次用药、停药 3 天后再用、更换药物批号均需做药物过敏试验。

（3）药物过敏试验中皮试剂需按正确方法配制，现配现用，另备好 0.1% 盐酸肾上腺素等急救药品和注射器，防止发生意外。

（4）做药物过敏试验忌用碘伏、碘酊消毒皮肤，因其可能影响对局部反应的观察。

（5）针头斜面朝上，与皮肤呈 5°角刺入皮内，针尖斜面全部进入皮内即可，注入 0.1 mL 药液，使局部隆起呈皮丘状，拔针后勿按揉局部。

（6）药物过敏试验结果若为阳性，应告知医生、患者及家属，不能再用该种药物，并做好记录。

实训准备

（1）护士准备：着装整洁、剪指甲、洗手、戴口罩。

（2）用物准备：皮内注射虚拟仿真系统、注射盘（内备乙醇、无菌棉签）、注射器、砂轮、弯盘、液体及药物、医嘱单、注射记录单、速干手消毒液、生活垃圾桶、医用垃圾桶、锐器盒、笔。另外，做皮试需备好急救药物。

（3）环境准备：安静、整洁、宽敞、明亮、安全、舒适。

（4）患者准备：知晓皮内注射目的、方法和注意事项，能配合操作。

实训内容

（1）点击皮内注射虚拟系统。

（2）核对解释并检查皮肤情况，检查药液后，准备好药液。来到患者床旁核对解释后，选择合适的部位进行皮肤消毒。再次核对排气后进针，穿刺成功后推药，拔针。最后核对整理记录。

（3）评价皮内注射操作流程是否规范，沟通是否恰当。

实训流程

步骤	操作图示	文字说明
1		核对解释，询问患者的用药史、过敏史、家族史（要有耐心，仔细询问患者的情况）
2		评估局部皮肤情况，无瘢痕、红肿、硬结，皮肤完好

续表

步骤	操作图示	文字说明
3	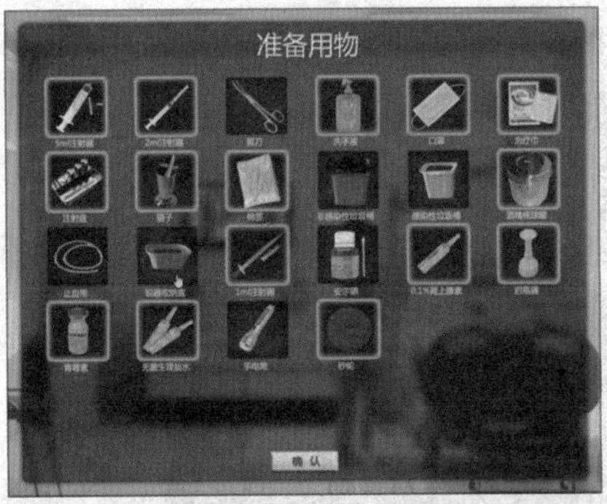	准备实训用物
4	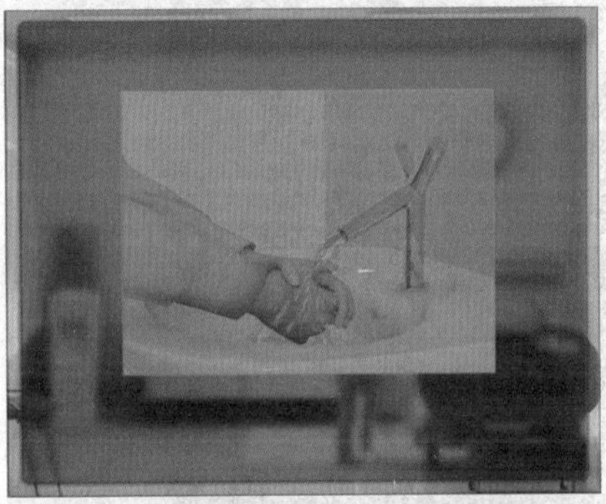 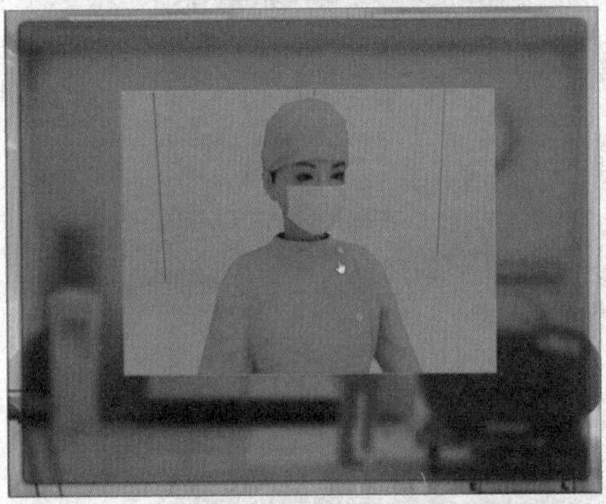	洗手，戴口罩
5	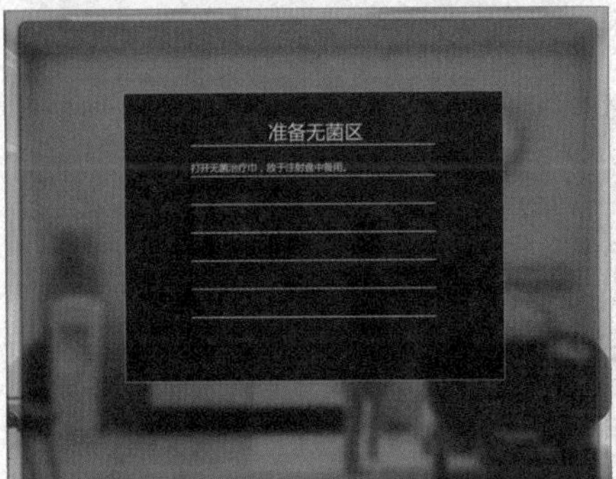	环境无菌、宽敞

续表

步骤	操作图示	文字说明
6	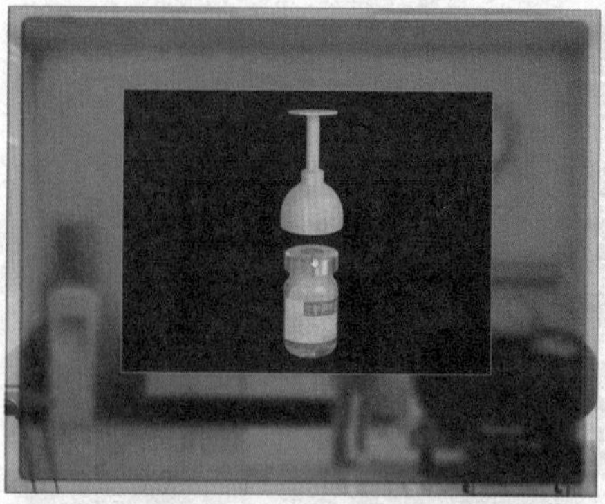 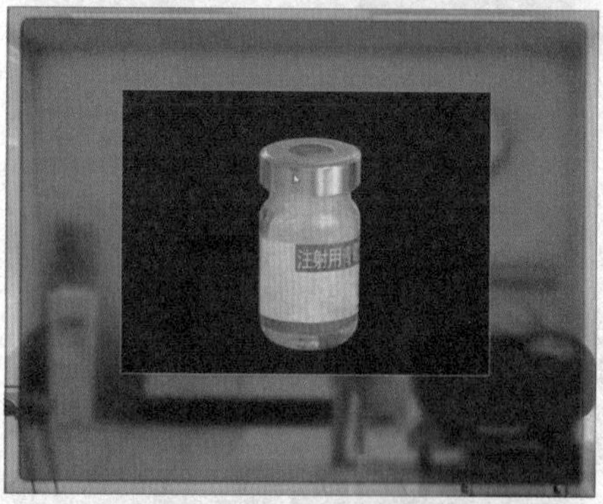 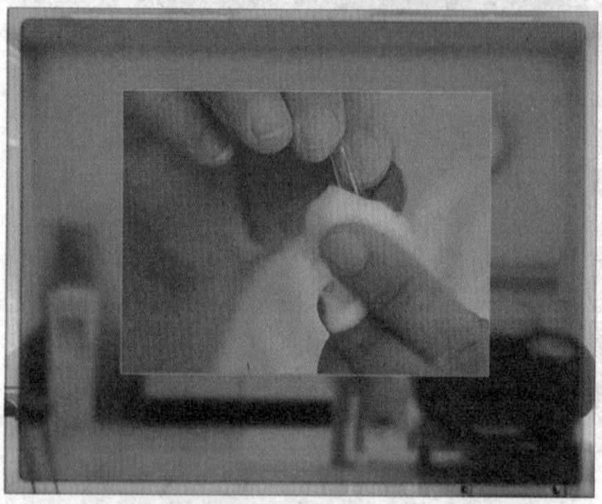 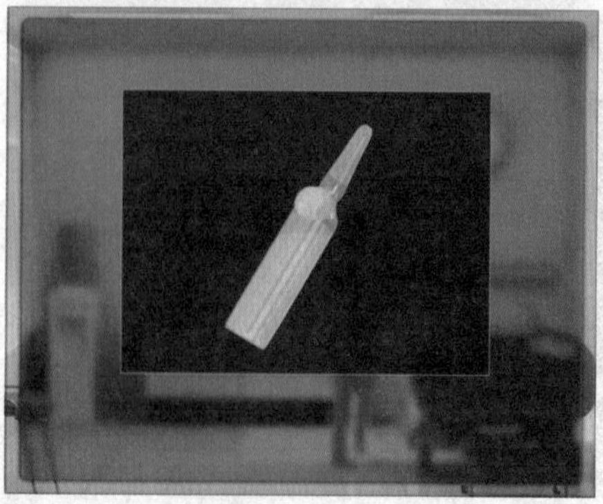	仔细核对药名、浓度、剂量、有效期，去掉瓶盖，消毒瓶口，砂轮画痕迹，消毒瓶颈部，掰开安瓿

续表

步骤	操作图示	文字说明
7	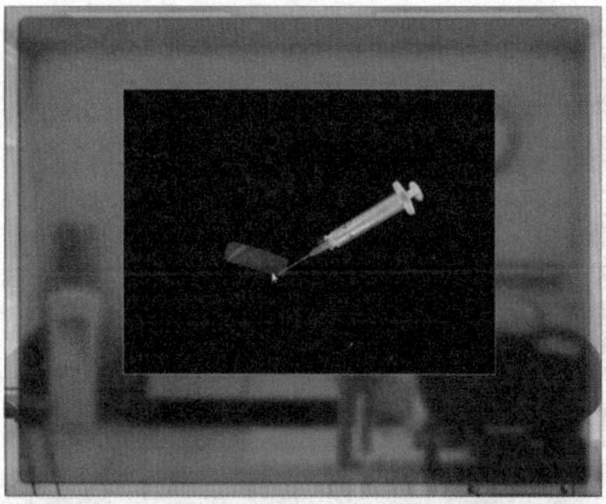 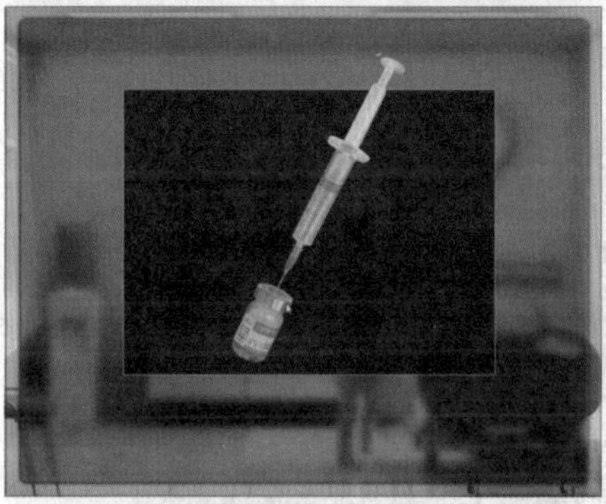	抽吸 4 mL 0.9% 氧化钠，注入瓶中
8	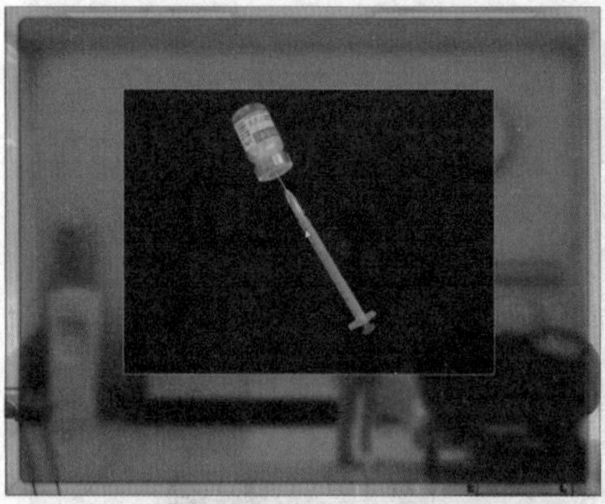 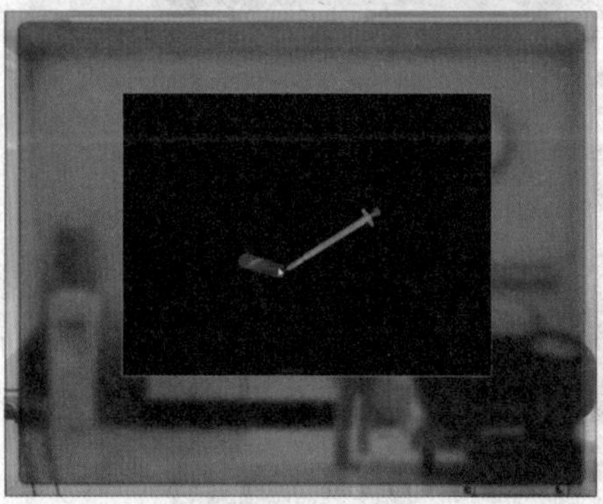	用抽三推二法配置皮试液（详见模块二项目四）

续表

步骤	操作图示	文字说明
8（续）	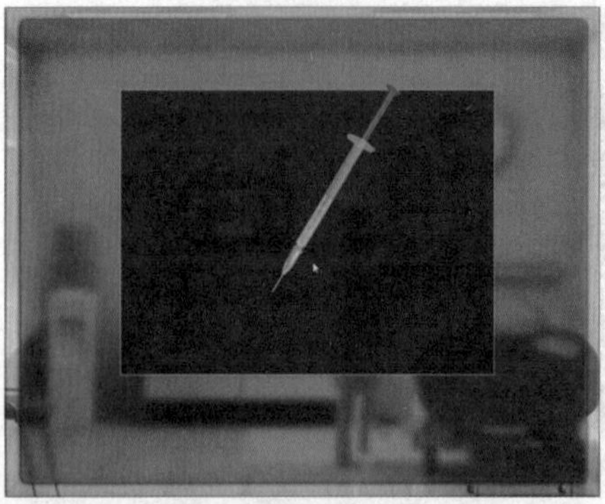	用抽三推二法配置皮试液（详见模块二项目四）
9	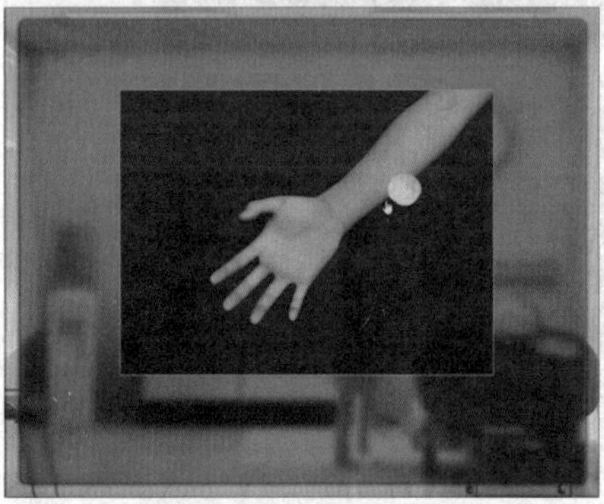	选择合适的部位并使用乙醇消毒皮肤，注意询问患者有无乙醇过敏史
10	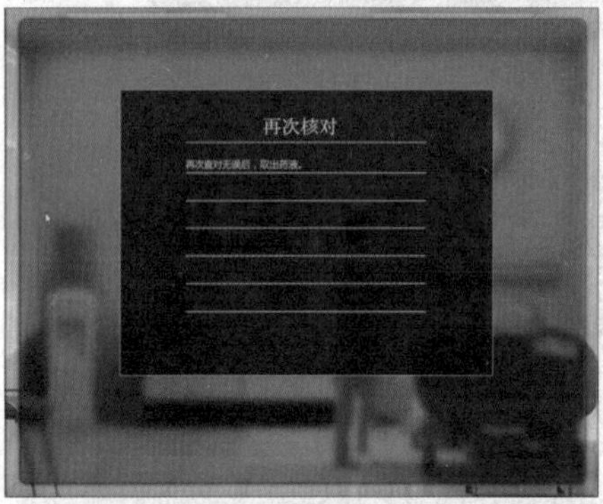	再次核对
11	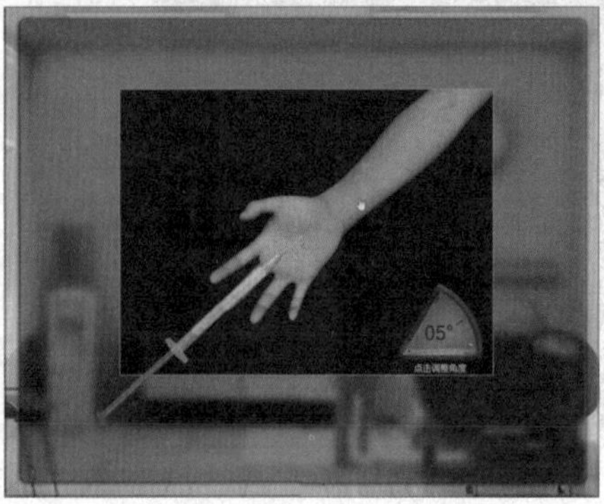	进针角度为 5°，进针深度为针尖斜面全部刺入皮内，缓慢推入药液 0.1 mL，使皮丘隆起（患者有剥皮之痛，要主动安慰患者）

续表

步骤	操作图示	文字说明
12	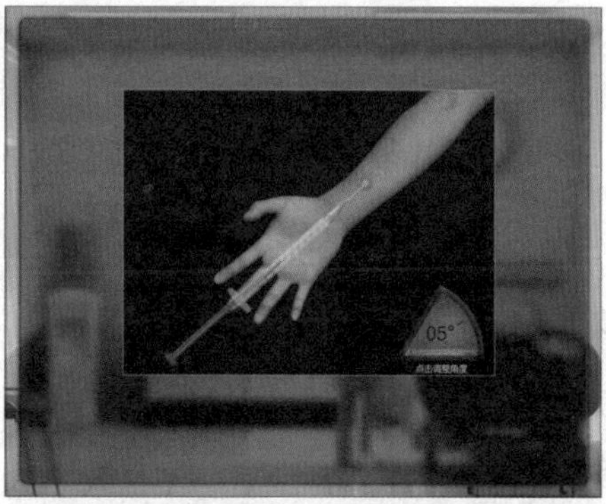	进针推药后直接拔针，不需按压，嘱咐患者 20 min 不要离开病床（房）
13	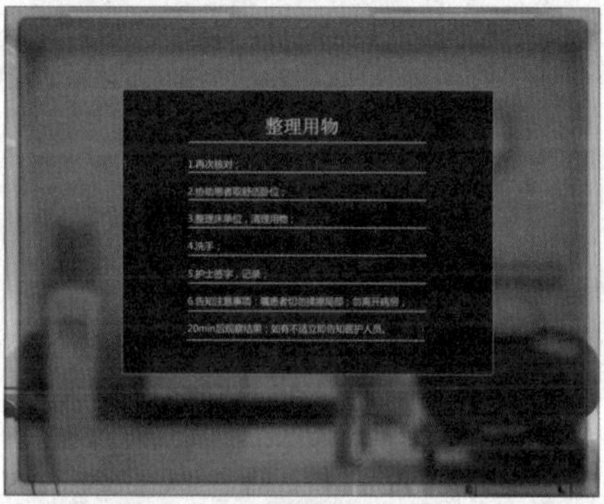	再次核对患者信息，整理用物后洗手记录
14	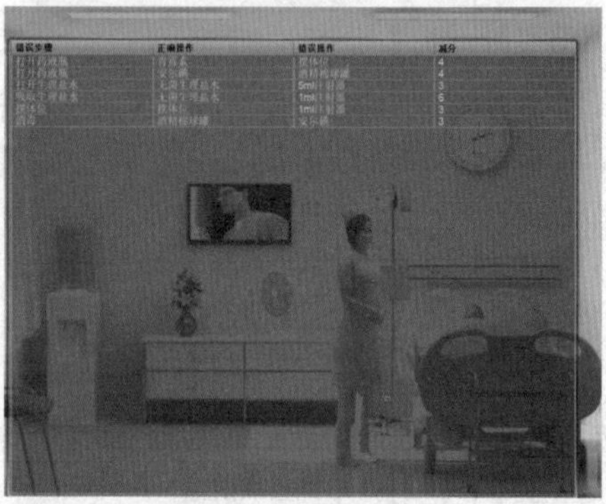	操作完成，显示结果

考核标准

项目	操作标准	分值	扣分标准	扣分	自评	互评	教师评价
素质要求（2分）	（1）报告姓名、操作项目，语言流畅，仪表大方，体态轻盈矫健	1	紧张、不自然，语言不流畅	1			
	（2）衣帽整洁，着装符合要求	1	衣、帽、鞋不整洁	1			
评估要求（15分）	1. 环境评估 整洁、安静、宽敞、明亮，温湿度适宜，必要时用屏风或围帘遮挡	2	未评估	2			

续表

项目	操作标准	分值	扣分标准	扣分	自评	互评	教师评价
评估要求（15分）	2. 患者评估 （1）确认医嘱 （2）辨识患者 （3）患者病情、“三史”、合作程度、局部皮肤情况	3	未确认医嘱 未辨识患者 未询问三史	1 1 1			
	3. 护士评估 （1）七步洗手法洗手，戴口罩 （2）了解皮内注射的目的	3	未洗手或洗手不规范 未戴口罩 不了解注射目的	1 1 1			
	4. 用物评估 （1）治疗车上层：注射盘内备75%乙醇、无菌棉签、砂轮、弯盘。注射盘外备注射卡、手消毒液。无菌容器内置无菌治疗巾（无菌纱布垫），内放青霉素、100 mL生理盐水溶液、5 mL注射器、1 mL注射器，另备常用急救药物：0.1%盐酸肾上腺素、地塞米松、呼吸兴奋药及注射器 （2）治疗车下层：生活垃圾桶、医用垃圾桶、锐器回收盒（口述备吸氧装置）	7	物品每缺一项（最多扣5分） 未口述	1 2			
实施步骤（73分）	（1）稀释皮试药物（青霉素）：其剂量以每毫升含200～500 U青霉素生理盐水溶液，注入0.1 mL为准，皮试液要现用现配（口述）	2	未口述	2			
	（2）核对皮试卡：取80万单位青霉素一支，检查药物质量、瓶口是否松动，瓶身有无裂痕，查看有效期、批号，将批号记录在皮试卡上（边做边口述）。开启青霉素铝盖中心部分，消毒瓶塞及瓶颈。取100 mL生理盐水溶液，擦瓶，检查名称、浓度、有效期，瓶口有无松动，瓶身有无破裂，将瓶倒置，对光检查溶液有无浑浊、沉淀、絮状物出现等（边做边口述）。开启瓶盖中心部分，消毒瓶塞及瓶颈	8	未核对皮试卡 未检查生理盐水 未检查药物 一处不消毒 未核对药物及批号 未记录药物批号	1 1 1 1 2 2			
	（3）检查一次性注射器有效期及有无漏气和完好情况，并要紧密衔接针头	4	未检查注射器 未紧密衔接针头 污染针头一次	1 1 2			
	（4）用5 mL注射器抽吸4 mL生理盐水将药液溶解后摇匀（每毫升含20万单位）	3	剂量不准确 未摇匀药液	2 1			
	（5）取1 mL注射器并检查完好，用1 mL注射器抽吸青霉素溶液0.1 mL加生理盐水至1 mL混匀（1 mL内含青霉素2万单位），推出0.9 mL再抽吸生理盐水至1 mL混匀（1 mL内含青霉素2 000单位）推出0.9 mL或0.75 mL，再抽吸生理盐水至1 mL混合（1 mL内含青霉素200～500单位），为皮试液备用（边说边口述）	14	未检查注射器 剂量不准确 污染一次 未摇匀药液 排气方法不正确 浪费药液 未口述	1 2 2 1 2 1 2			

续表

项目	操作标准	分值	扣分标准	扣分	自评	互评	教师评价
实施步骤（73分）	（6）将配制好的青霉素皮试液经两人核对无误，放入无菌容器内	2	放置不合理 未核对	1 1			
	（7）将用物携至患者（床）旁，辨识患者并解释	3	未辨识患者 未解释	2 1			
	（8）选择注射部位（前臂掌侧下 1/3 处），卫生手消毒	4	未评估皮肤 选择注射部位不准确 定位后未使用手消毒液	1 2 1			
	（9）用 75% 乙醇消毒皮肤待干。核对，调整针头斜面与刻度一致，排尽空气，用左手绷紧注射部位	8	消毒皮肤方法、范围不正确 未核对 排气时不固定针栓 浪费药液 未绷紧皮肤	2 2 2 1 1			
	（10）右手持注射器，针头斜面向上进入皮内后，放平注射器	3	进针角度不正确 深度不适宜	2 1			
	（11）左手拇指固定针栓，右手推药液 0.1 mL，使局部形成一个圆形隆起的皮丘，皮肤变白，毛孔变大	7	未固定针栓 注射方法不正确 注入药液剂量不准确 未形成规范皮丘	2 2 2 1			
	（12）注射完毕，迅速拔出针头，勿按压，卫生手清毒，看表计时，核对	6	拔针后按压 手未消毒 未计时或方法不对 未核对	2 1 1 2			
	（13）嘱患者不可用手拭去药液，不可按压、搔抓皮丘。在 20 min 内不可离开病房（床），不可剧烈活动。如有不适及时按信号铃，观察 20 min 后看结果，记录判断结果（边操作边口述）	6	未向患者交代注意事项 交代不清 记录方法不对	2 2 2			
	（14）清理用物分类处理，洗手后放回保留物品	3	注射器与针头未分离 未分类清理用物 未洗手	1 1 1			
评价质量（10分）	（1）操作熟练，动作轻巧，无菌观念强	4	操作不熟练 失败一次	2 2			
	（2）沟通恰当，指导正确，及时观察反应	3	指导不正确 指导不到位 未及时观察反应	1 1 1			
	（3）完成时间 15 min（从稀释药液至记录判断结果完毕）	3	每超过 1 min	1			
总分							

实训视频

皮内注射

续表

实训反思
拓展思考
（1）在皮内注射中为什么要以5°进针，如何保证角度为5°? （2）临床上哪些药物需要皮内注射?

（唐婵）

实训项目六　皮下注射

表2-6　皮下注射

实训目标			
素养目标	知识目标	技能目标	思政目标
具有关爱意识、无菌意识	熟悉皮下注射的操作流程和注意事项	掌握皮下注射的技能	能够关心患者，具有同理心，能与患者有效沟通
实训情境			
患者，女，33岁，因口渴、多饮、多食3年，加重8 d入院，查体T 36.6 ℃，P 104次/分，R 18次/分，BP 122/78 mmHg，血糖为13.3 mmol/L，诊断为“2型糖尿病”。遵医嘱给予胰岛素强化治疗。 请思考： （1）为该患者胰岛素治疗应选择哪种方法? （2）注射前要做哪些准备?			
知识强化			
一、皮下注射法的概念 皮下注射法是指将少量药液或生物制剂注入皮下组织的方法。 二、目的 （1）需在一定时间内产生药效，而药物不能或不宜经口服给药的，如胰岛素口服在胃肠道内易被消化酶破坏，失去作用，而皮下注射迅速可被吸收。 （2）预防接种，如麻疹疫苗、乙脑疫苗、流脑疫苗、风疹疫苗等。 （3）局部麻醉用药，局部浸润麻醉。 三、常用部位 （1）上臂三角肌下缘。 （2）两侧腹壁。 （3）后背。 （4）大腿前侧、外侧。 四、注意事项 （1）对长期注射者应建立轮流交替注射部位的计划，更换注射部位，防止局部产生硬结，以促进药物的充分吸收。 （2）刺激性强的药物不宜皮下注射。 （3）注射少于1 mL的药液时，必须用1 mL注射器抽吸药液，以保证注入药液的剂量准确无误。 （4）注射进针角度不宜超过45°，以免刺入肌层；对过于消瘦者，应捏起局部组织，穿刺角度适当减小。在三角肌下缘注射时，进针方向稍向外侧，以免药液注入肌层。			

续表

实训准备

（1）护士准备：着装整洁、剪指甲、洗手、戴口罩。

（2）用物准备：皮下注射虚拟仿真系统、注射盘（内备安尔碘、无菌棉签）、注射器、砂轮、弯盘、液体及药物、医嘱单、注射记录单、速干手消毒液、生活垃圾桶、医用垃圾桶、锐器盒、笔。

（3）环境准备：安静、整洁、宽敞、明亮、安全、舒适。

（4）患者准备：知晓皮下注射目的、方法和注意事项，能配合操作。

实训内容

（1）点击皮下注射虚拟系统。

（2）核对，穿刺成功后推药，拔针按压，最后核对整理记录。

（3）评价皮下注射操作流程是否规范，沟通是否恰当。

实训流程

步骤	操作图示	文字说明
1	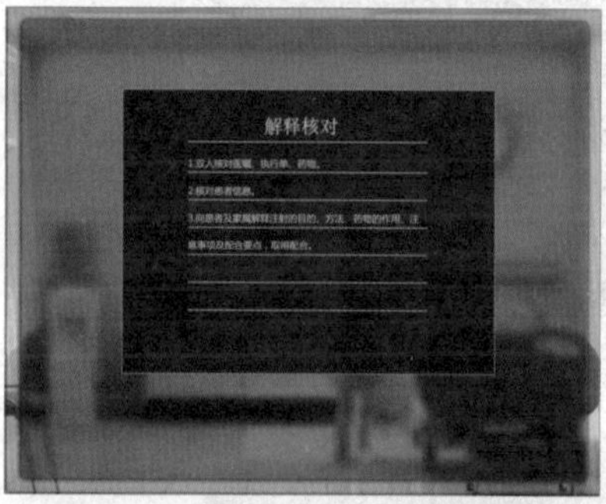	核对患者，说明给药的目的、方法和注意事项
2	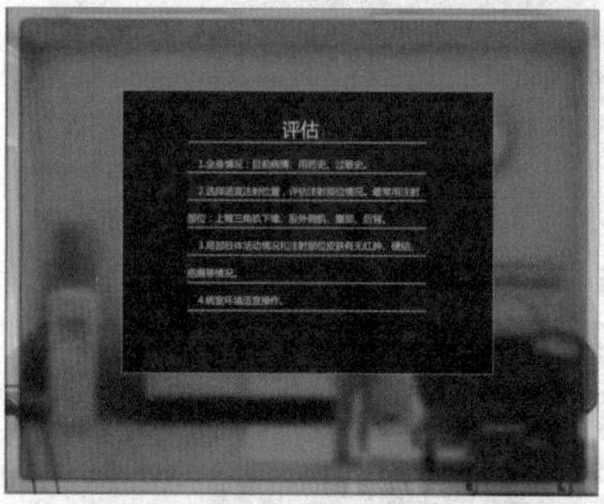	评估患者，选择合适的部位进行注射，无瘢痕、红肿、硬结，皮肤完好
3	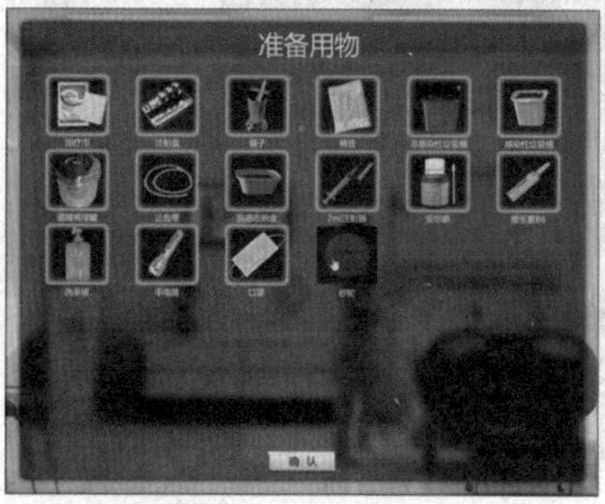	准备实训用物

续表

步骤	操作图示	文字说明
4	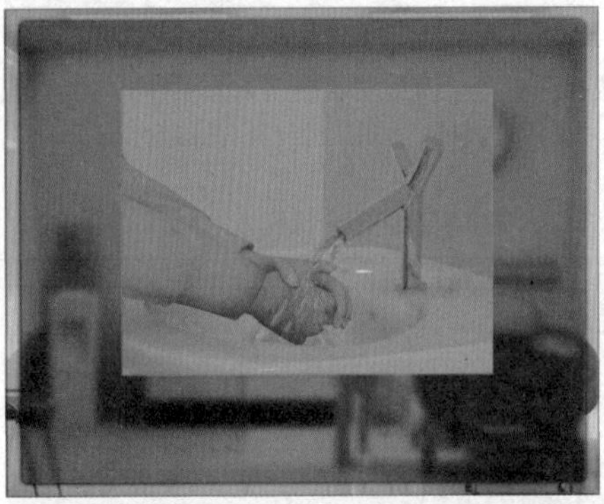 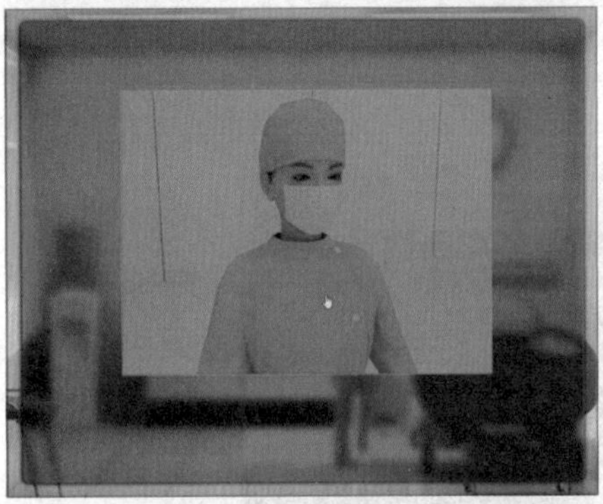	洗手，戴口罩
5	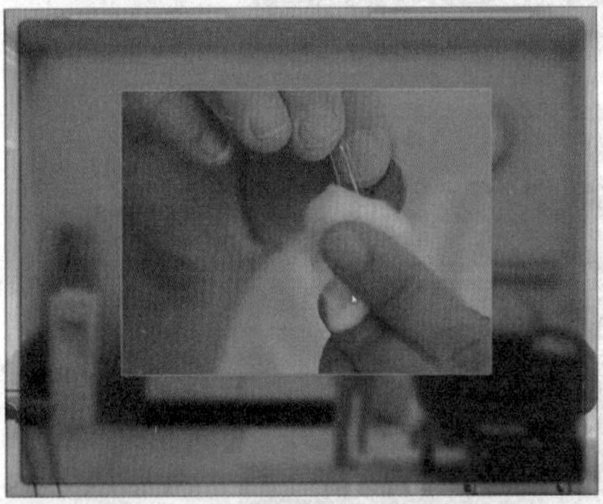 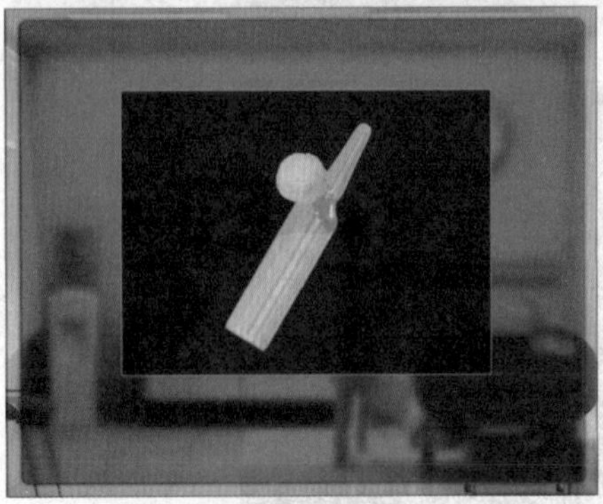	根据医嘱准备药液，仔细核对药名、浓度、剂量、有效期，砂轮画痕迹，消毒瓶颈部，掰开安瓿

续表

步骤	操作图示	文字说明
6	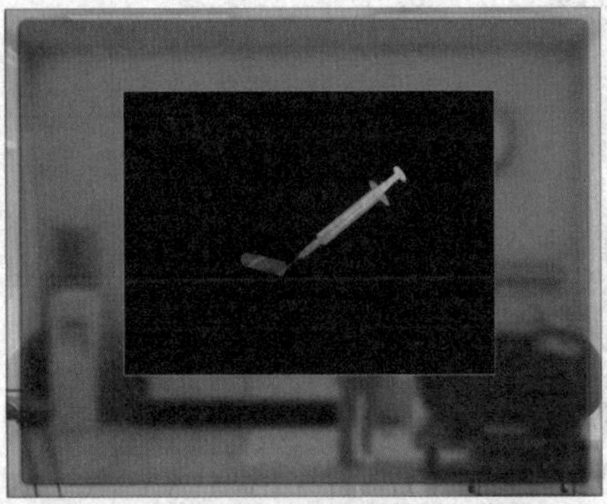	抽吸药液（一定要注意无菌，如果药液污染会造成局部感染）
7	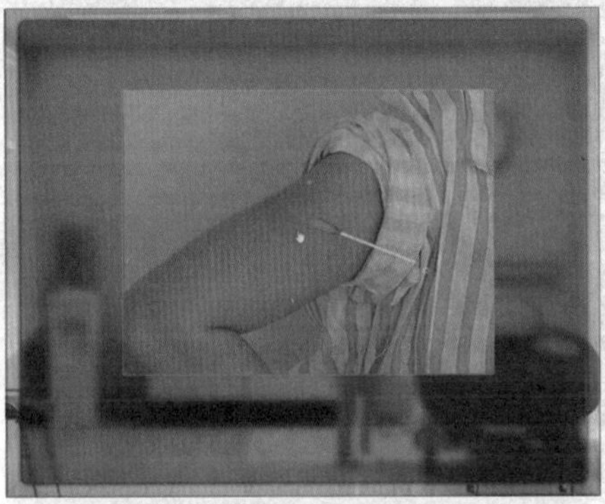 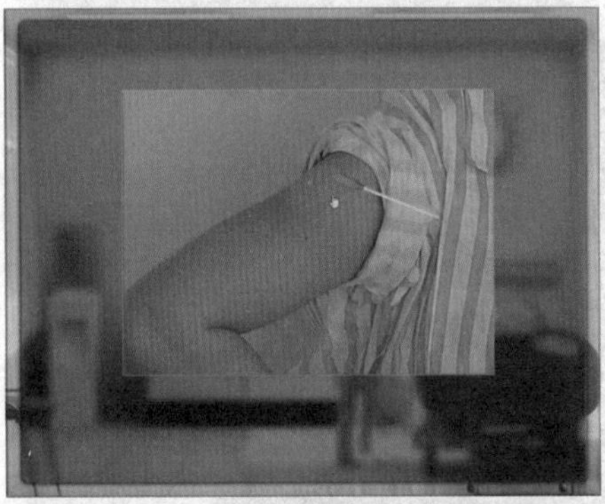	选择部位并消毒皮肤两次，消毒后不要污染
8	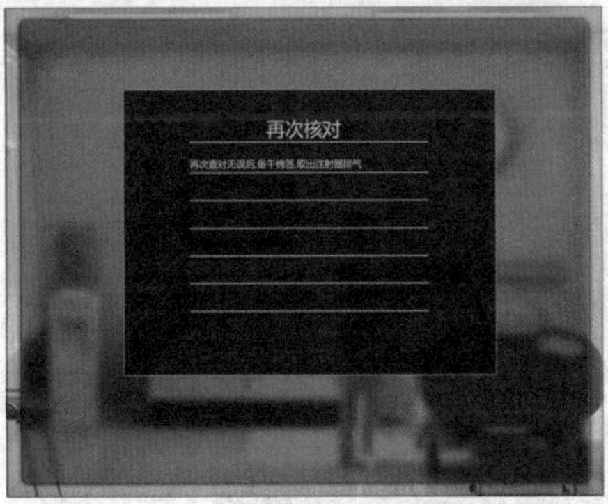	再次核对

续表

步骤	操作图示	文字说明
9	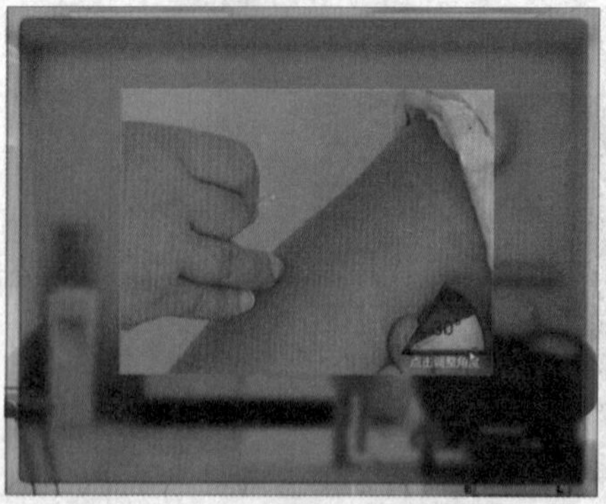	选择合适的进针角度 30°～ 40°，不能超过 45°
10	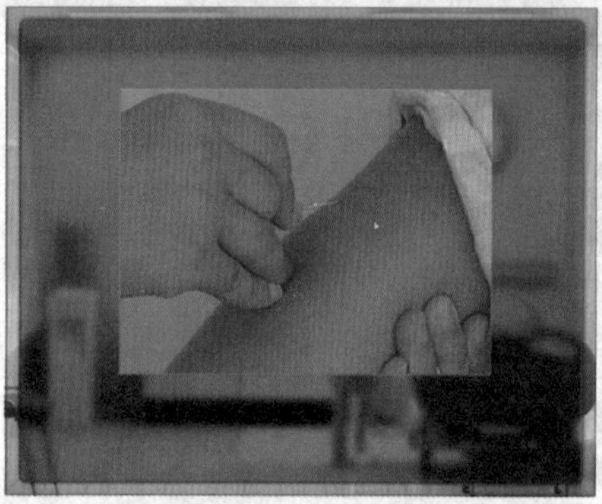	进针，深度为针梗的 1/2 或 2/3（转移患者注意力，进针速度要快，减轻患者疼痛）
11	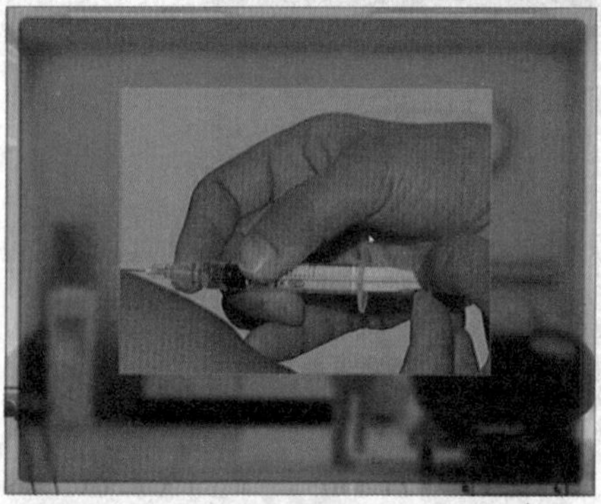	抽回血，要求没有回血
12	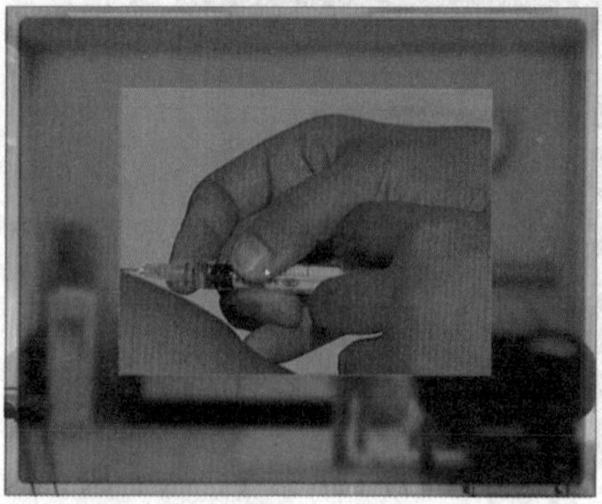	推药（推药速度缓慢且匀速，以减轻患者疼痛）

续表

步骤	操作图示	文字说明
13	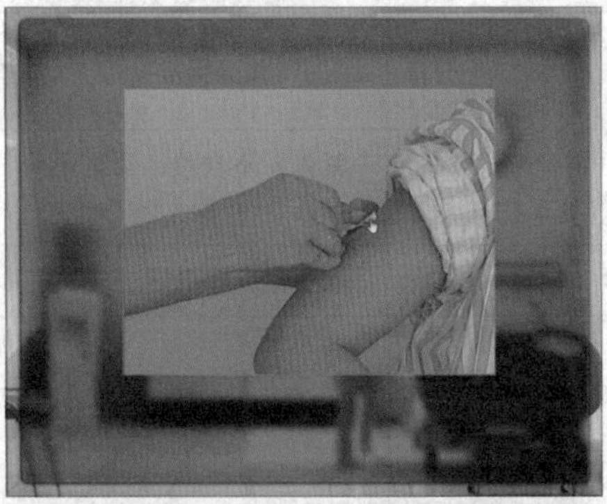 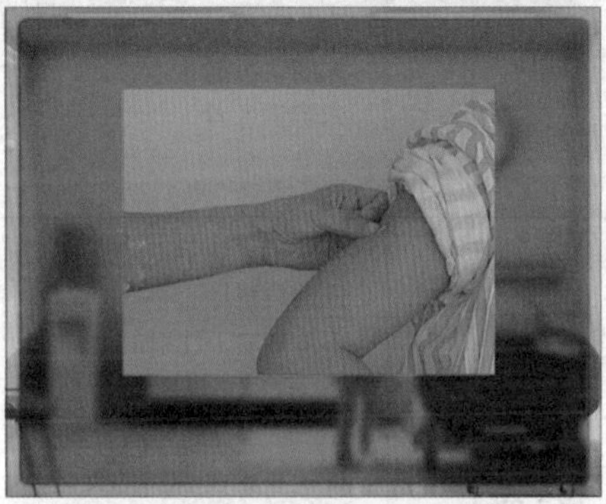	用无菌棉签按压，然后拔针
14	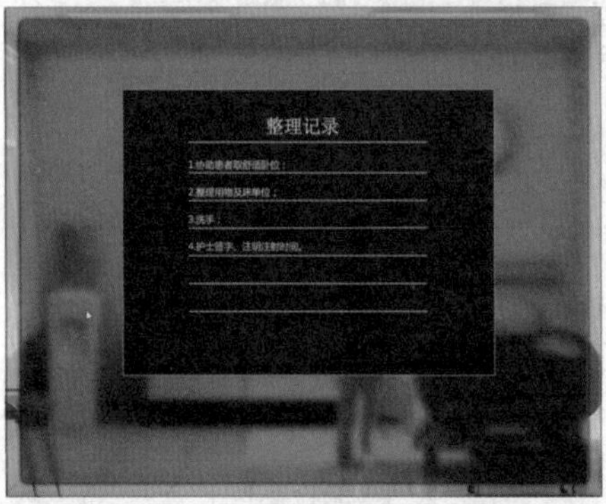	再次核对患者信息，整理用物后洗手记录
15	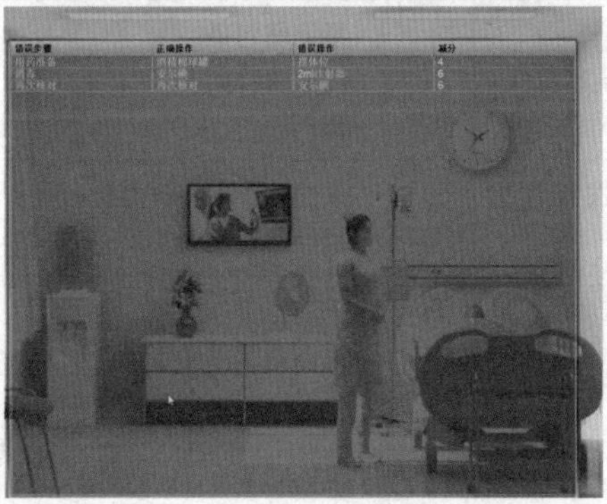	操作完成，显示结果

续表

考核标准

项目	操作标准	分值	扣分标准	扣分	自评	互评	教师评价
素质要求（2分）	（1）报告姓名、操作项目，语言流畅，仪表大方，体态轻盈矫健	1	紧张，不自然，语言不流畅	1			
	（2）衣帽整洁，着装符合要求	1	衣、帽、鞋不整洁	1			
评估要求（16分）	1. 环境评估 整洁、安静、宽敞、明亮、温湿度适宜，必要时用屏风或围帘遮挡	2	未评估	2			
	2. 患者评估 （1）确认医嘱 （2）辨识患者 （3）患者病情、合作程度、注射部位组织状况	2	未确认医嘱 未辨识患者	1 1			
	3. 护士评估 （1）七步洗手法洗手，戴口罩 （2）了解皮下注射的目的	3	未洗手或洗手不规范 未戴口罩 不清楚皮下注射的目的	1 1 1			
	4. 用物评估 （1）治疗车上层：治疗盘、0.5% 碘伏、无菌棉签罐、无菌纱布罐、2 mL 或 5 mL 无菌注射器、无菌持物钳及容器、弯盘、砂轮、医嘱用药、医嘱本、洗手消毒液、无菌方盘 （2）治疗车下层：生活垃圾桶、医用垃圾桶、锐器回收盒	9	未检查无菌容器的灭菌时间、灭菌效果 未检查注射器的有效期 物品准备不全，每缺一项（最多扣5分）	2 2 1			
实施步骤（74分）	（1）核对医嘱，检查药物（名称、剂量、浓度、时间、用法、质量）及无菌物品	4	未核对药物与注射卡 未检查药物	2 2			
	（2）携用物至患者床旁，核对患者床号、姓名，告知目的	2	未核对	2			
	（3）再次查对药物	2	未检查	2			
	（4）按照无菌要求抽取药液，排尽空气	6	活塞体污染 药液未吸尽 漏药	2 2 2			
	（5）协助患者取合适体位，选择注射部位	3	未协助患者正确卧位 指导沟通不到位	2 1			
	（6）洗手，常规消毒注射部位皮肤，面积大于 5 cm × 5 cm	10	未消毒手 消毒范围小于 5 cm 有空白区 皮肤消毒未干 未核对	2 2 2 2 2			

续表

项目	操作标准	分值	扣分标准	扣分	自评	互评	教师评价
实施步骤（74分）	（7）取一根干棉签放于左手，再次进行核对、解释、再次排气	12	未取棉签 未核对 排气方法不正确 未排尽空气 排气未固定针栓 浪费药液	2 2 2 2 2 2			
	（8）穿刺：右手持注射器，左手绷紧皮肤，以食指固定针栓，针头斜面向上，与皮肤呈 30°～40°，快速刺入皮下，一般刺入针头的 1/2 或 2/3	12	未固定针栓 进针角度不正确 深度不适宜 污染针头	2 5 2 4			
	（9）固定针头，放松左手，回抽活塞，如无回血，左手缓慢注入药液	10	未抽动活塞 未固定针头 注药速度快	4 3 3			
	（10）指导患者放松，观察其反应	2	未观察患者反应	2			
	（11）注射完毕后，用干棉签轻压进针处，快速拔针，按压片刻	3	未按压	3			
	（12）再次核对	2	未核对	2			
	（13）协助患者取舒适卧位，整理床单元	3	未整理	1			
	（14）清理用物洗手	1	未洗手	1			
	（15）交代注意事项，记录	2	未记录	2			
评价质量（8分）	（1）无菌观念强，操作熟练准确、做到无痛注射	3	失败一次 顺序颠倒	2 1			
	（2）沟通恰当，指导正确	2	沟通不恰当 指导不到位	1 1			
	（3）完成时间在 8 min 内（从核对注射卡开始至记录完毕）	3	每超过 1 min	1			
总分							

实训视频

皮下注射

实训反思

拓展思考

（1）胰岛素为什么要皮下注射？
（2）思考如何实现皮下注射与虚拟仿真相结合？

（唐婵）

实训项目七　肌内注射

表2–7　肌内注射

实训目标			
素养目标	知识目标	技能目标	思政目标
具有关爱意识、节约意识；树立以人为本的职业理念	熟悉肌内注射的操作流程和注意事项	掌握肌内注射的技能	能够体贴患者，减轻患者疼痛；能够节约药液避免浪费；能尊重患者保护患者隐私

实训情境

患者，女，53岁，因感冒、咳嗽3 d，加重1 d，门诊入院，查体：T39.2 ℃，P104次/分，R22次/分，BP126/76 mmHg，伴有手脚麻木等症状，诊断为肺炎。遵医嘱给予0.9%氯化钠250 mL+青霉素400万单位，静脉输入，每天两次；肌内注射维生素 B_{12}0.1 mg，一天一次，体温监测。

请思考：

（1）为该患者可以注射哪些部位？

（2）注射时对患者有什么体位要求？

知识强化

一、肌内注射法的概念

肌内注射法是指将一定量药液注入肌肉组织的方法。其基本特点是肌肉组织有丰富的血管分布，药物吸收快；深部肌肉神经分布少，所以常用于注射具有刺激性的药物。

二、注射部位的选择

（1）一般选择肌肉丰厚且距大血管及神经较远处。

（2）其中常用的部位包括臀大肌、臀中肌、臀小肌、股外侧肌及上臂三角肌，当需要反复注射时各部位需轮换使用。

三、注射部位定位法

1. 臀大肌注射定位法

臀大肌位于臀部，起自髂后上棘与尾骨尖之间，肌纤维平行向外下方止于股骨上部。坐骨神经起自骶丛神经，自梨状肌下孔出骨盆至臀部，在臀大肌深部，约在坐骨结节与大转子之间中点处下降至股部，其体表投影为自大转子尖至坐骨结节中点向下至腘窝。注射时注意避免损伤坐骨神经。臀大肌注射的定位方法有两种。

（1）十字法：从臀裂顶点向左侧或向右侧划一水平线，然后从髂嵴最高点作一垂线，将一侧臀部分为四个象限，其外上象限并避开内角区域（髂后上棘至股骨大转子连线），即为注射区。

（2）连线法：从髂前上棘至尾骨作一连线，其外上1/3处为注射部位。

2. 臀中肌、臀小肌注射定位法

在臀大肌的深部，其深部没有大的神经、血管走行，是成人和幼儿的主要注射部位。

（1）构角法：以食指尖和中指尖分别置于髂前上棘和髂嵴下缘处，在髂嵴、食指、中指之间构成一个三角形区域，其食指与中指构成的内角为注射区。

（2）三横指法：髂前上棘外侧三横指处（以患者的手指宽度为准）。

3. 股外侧肌注射定位法

居于大腿的前外侧，深部无大血管和神经走行，不覆盖关节。一般成人可取髋关节下10 cm至膝关节上10 cm的范围为注射部位。注射范围较广，可供多次注射，尤适用于2岁以下幼儿。

4. 上臂三角肌注射定位法

位于上臂外侧，肩峰下2～3横指处，深部沿着肱骨有尺神经、桡神经和肱动脉走行。此处肌肉较薄，只可作小剂量注射。

四、常用的注射体位

（1）臀部肌内注射：侧卧位时下腿弯曲、上腿伸直；俯卧位时两足尖相对；仰卧位用于危重或不能翻身的患者，仅用于臀中肌和臀小肌的注射。

（2）上臂三角肌的注射：单手叉腰使三角肌显露。

（3）股外侧肌注射：自然坐位即可。

续表

知识强化

五、注意事项

（1）严格执行查对制度和无菌操作原则。

（2）两种药液同时注射时，要注意配伍禁忌，应在不同部位注射。

（3）2岁以下的婴幼儿不宜选用臀大肌注射，因幼儿未能独立行走前，其臀部肌肉发育不完善，臀大肌注射有损伤坐骨神经的危险，可选用臀中肌、臀小肌注射。

（4）长期进行肌内注射的患者，注射部位应交替更换，以减少硬结的发生，如果局部出现硬结时，可以使用热敷法、理疗法进行处理。

（5）注射剂量较大或刺激性较强的药物，应选择长针头深注射，运用无痛技术减轻患者的疼痛。

（6）切勿把针梗全部刺入，以防针梗从根部衔接处折断。万一针头折断应保持局部与肢体不动，迅速用血管钳夹住断端拔出，如全部埋入肌肉，需请外科医生手术取出。

实训准备

（1）护士准备：着装整洁、剪指甲、洗手、戴口罩。

（2）用物准备：肌内注射虚拟仿真系统、注射盘（内备安尔碘、无菌棉签）、注射器、砂轮、弯盘、液体及药物、医嘱单、注射记录单、速干手消毒液、生活垃圾桶、医用垃圾桶、锐器盒、笔。

（3）环境准备：安静、整洁、宽敞、明亮、安全、舒适。

（4）患者准备：知晓肌内注射目的、方法和注意事项，能配合操作。

实训内容

（1）点击肌内注射虚拟系统。

（2）核对解释并检查皮肤情况，检查药液后，准备好药液。来到患者床旁核对解释后，选择合适的部位进行皮肤消毒。再次核对排气后进针，穿刺成功后推药，拔针按压。最后核对整理记录。

（3）评价肌内注射操作流程是否规范，沟通是否恰当。

实训流程

步骤	操作图示	文字说明
1		核对患者，说明给药的目的、方法和注意事项
2		评估患者，选择合适的部位进行注射，无瘢痕、红肿、硬结，皮肤完好（要尊重患者，同时注意保护患者隐私）

续表

步骤	操作图示	文字说明
3	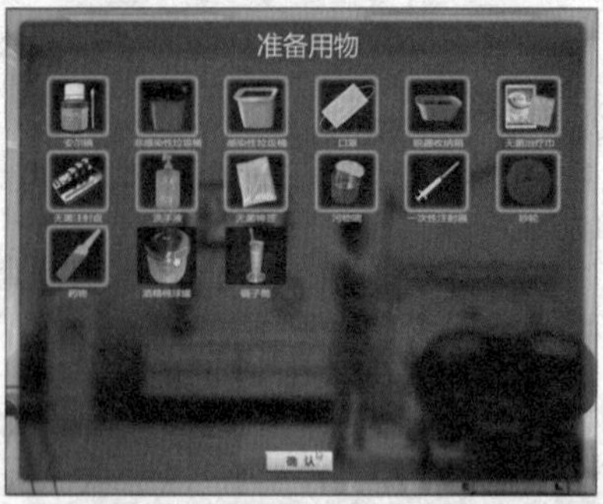	准备实训用物
4	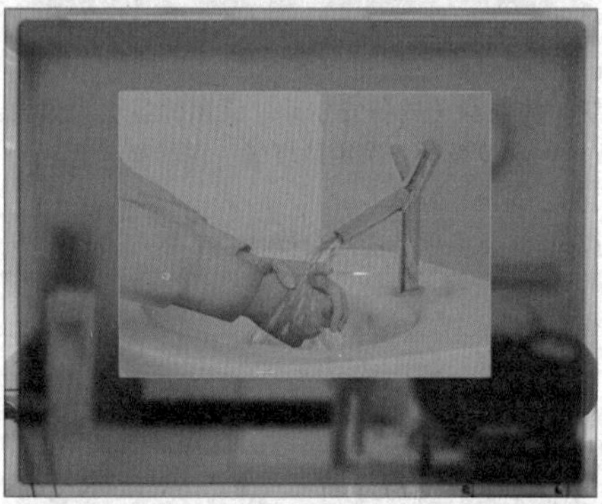 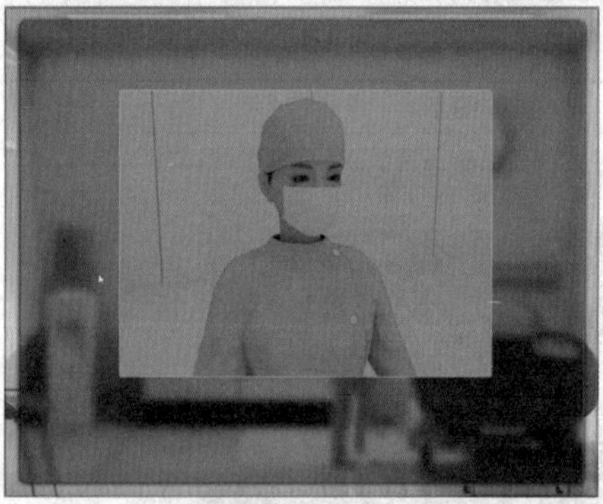	洗手，戴口罩
5	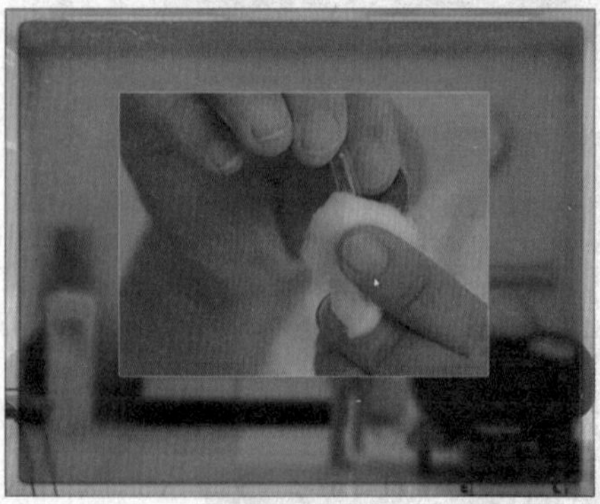	根据医嘱准备药液，仔细核对药名、浓度、剂量、有效期，砂轮画痕迹

续表

步骤	操作图示	文字说明
6	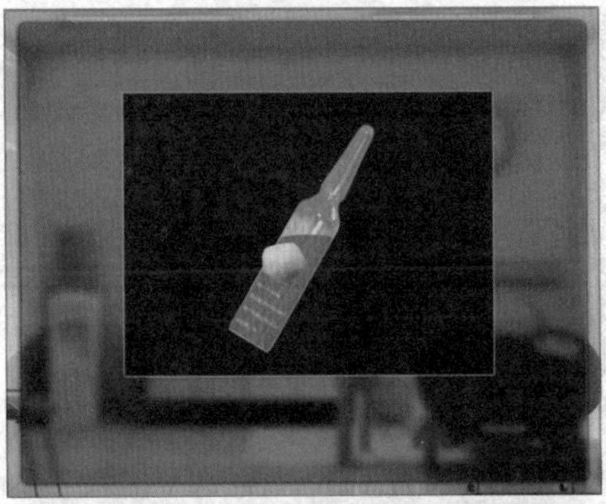 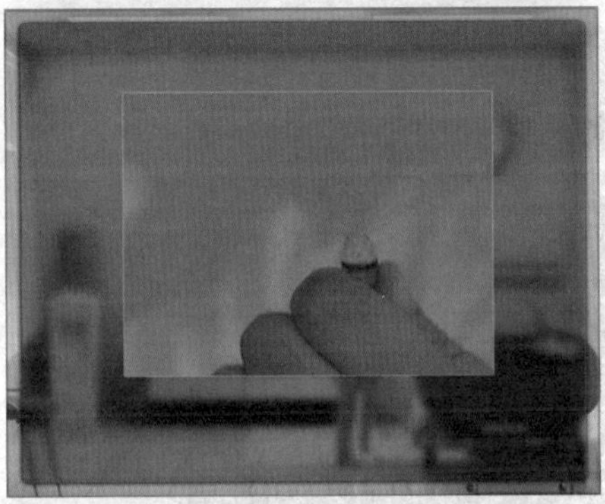	消毒瓶颈部，掰开安瓿
7	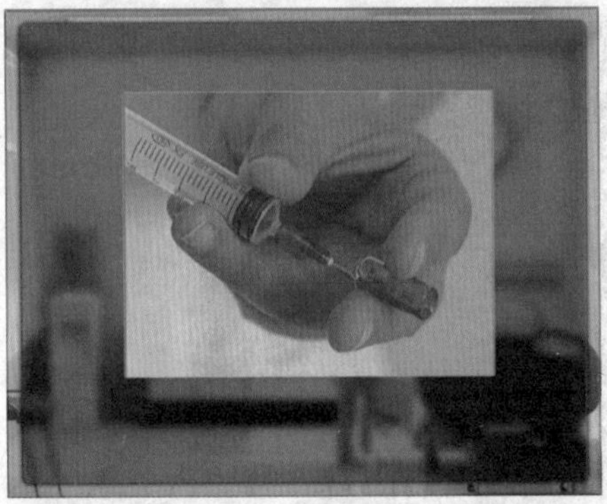	抽吸药液（要求抽吸干净，避免浪费）
8	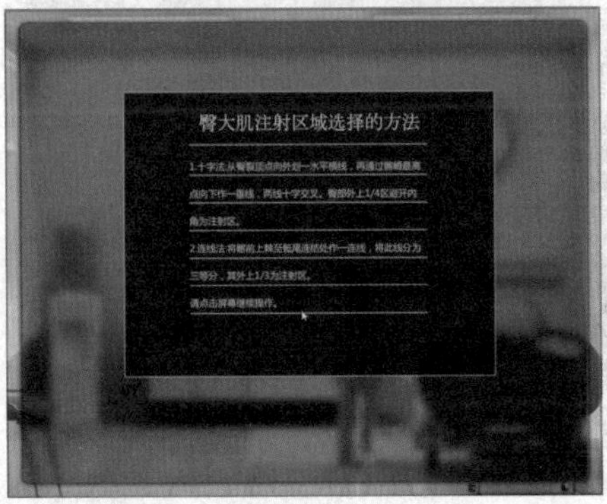	选择臀大肌进行注射，定位方法有十字法和连线法

续表

步骤	操作图示	文字说明
8（续）	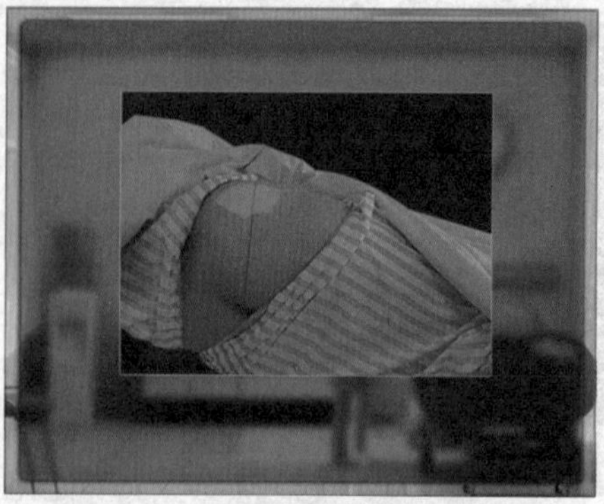	选择臀大肌进行注射，定位方法有十字法和连线法
9	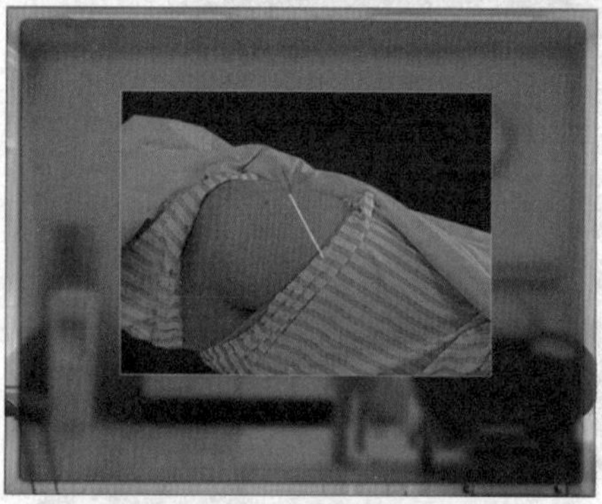 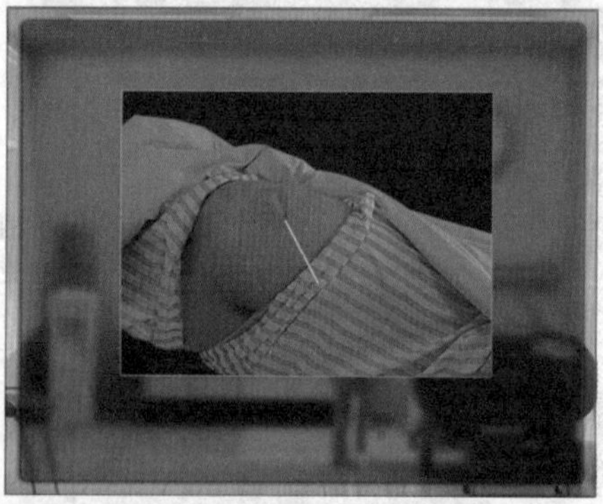	消毒皮肤两次，消毒后不要污染
10	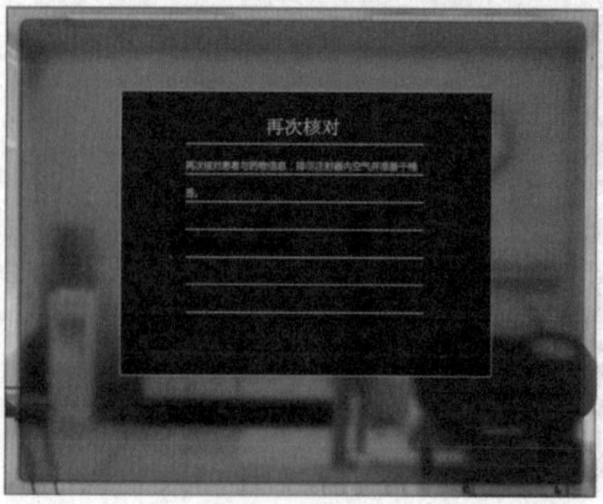	再次核对

续表

步骤	操作图示	文字说明
11	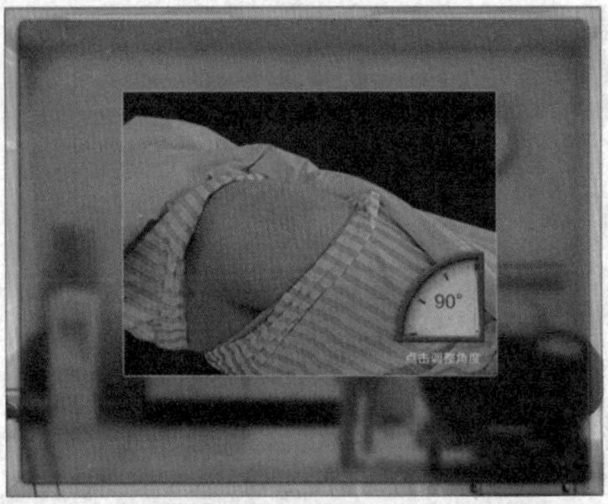	选择合适的进针角度 90°
12	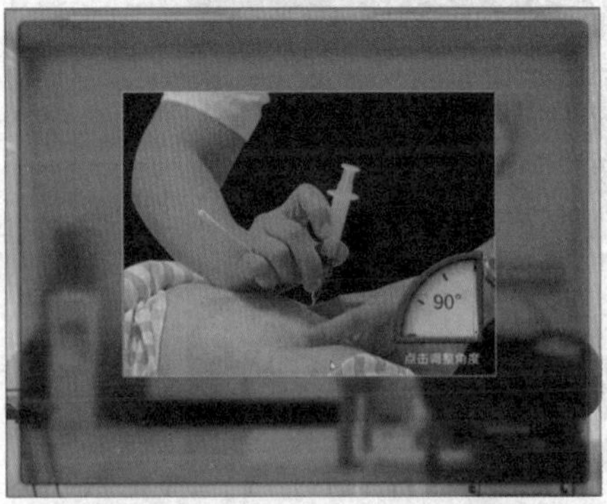	进针（不能在同一部位反复注射，避免肌肉出现硬结，减轻患者疼痛）
13	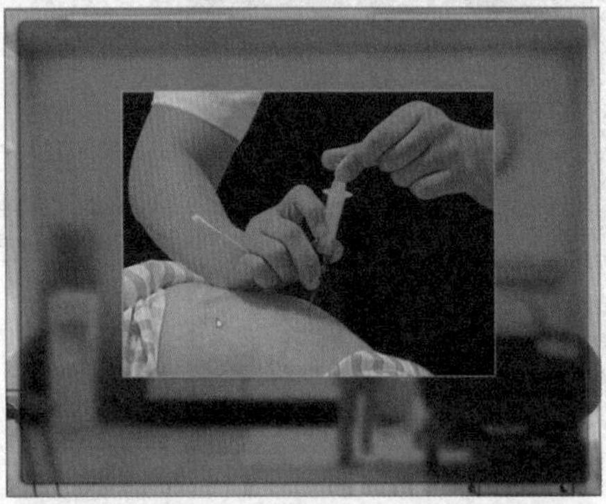	抽回血，不能见回血，如果有回血，则应拔出针头更换注射部位重新注射
14	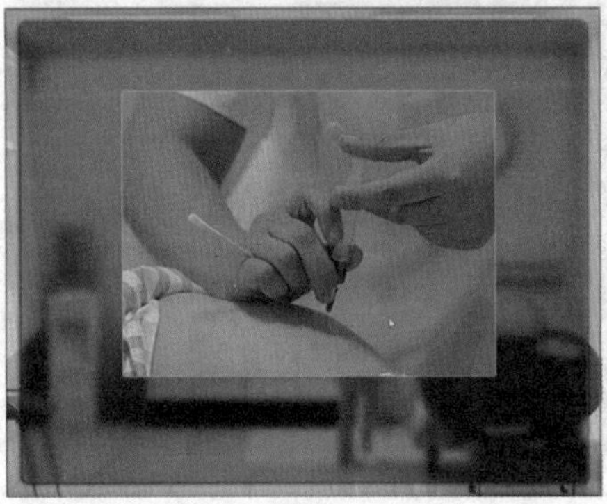	缓慢且匀速的推药（动作轻柔，缓慢推药减轻患者疼痛）

续表

步骤	操作图示	文字说明
15	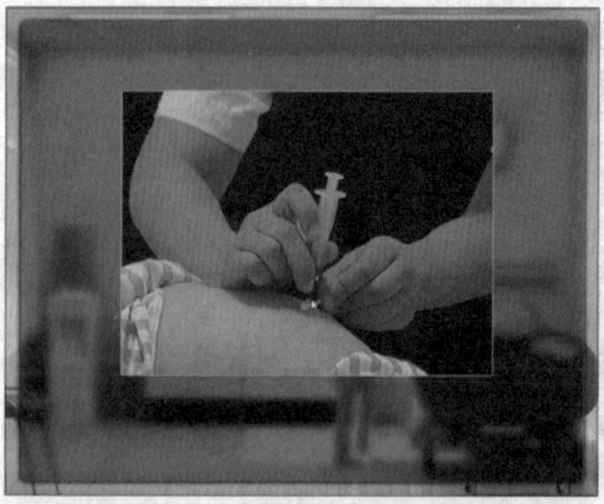 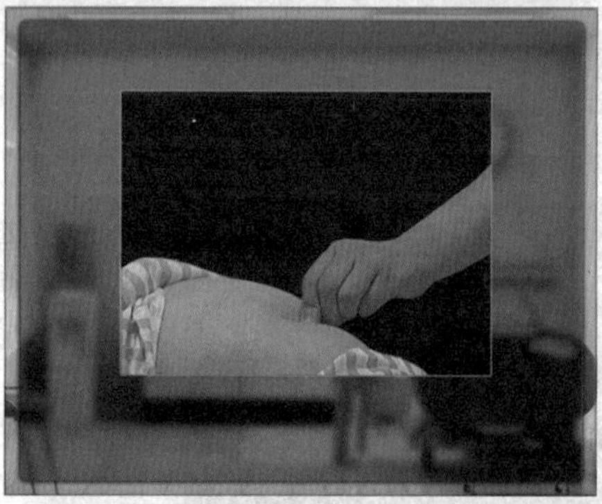	用无菌棉签按压，然后拔针
16	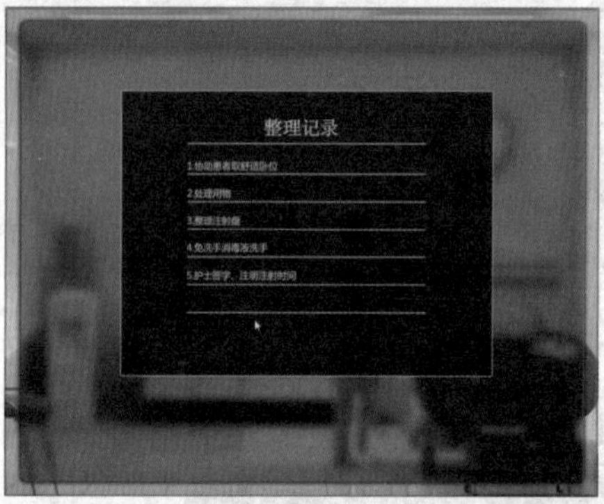	再次核对患者信息，整理用物后洗手记录
17	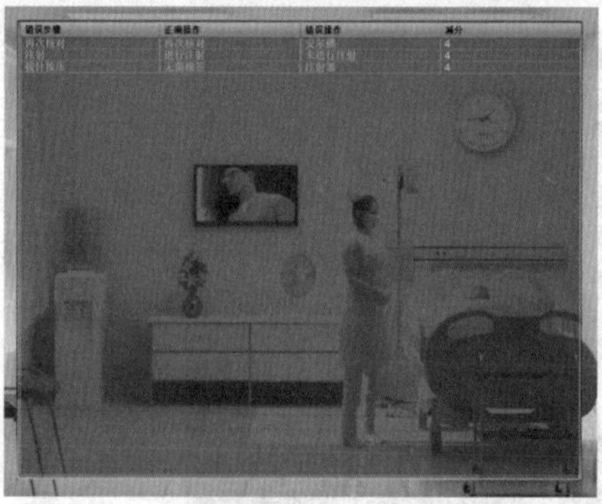	操作完成，显示结果

续表

考核标准							
项目	操作标准	分值	扣分标准	扣分	自评	互评	教师评价
素质要求（2分）	（1）报告姓名、操作项目，语言流畅，仪表大方，体态轻盈矫健	1	紧张、不自然，语言不流畅	1			
	（2）衣帽整洁，着装符合要求	1	衣、帽、鞋不整洁	1			
评估要求（16分）	1. 环境评估 整洁、安静、宽敞、明亮、温湿度适宜，必要时用屏风或围帘遮挡	2	未评估	2			
	2. 患者评估 （1）确认医嘱 （2）辨识患者 （3）患者病情、合作程度、注射部位组织状况	2	未确认医嘱 未辨识患者	1 1			
	3. 护士评估 （1）七步洗手法洗手，戴口罩 （2）了解肌内注射的目的	3	未洗手或洗手不规范 未戴口罩 不清楚肌内注射的目的	1 1 1			
	4. 用物评估 （1）治疗车上层：注射盘内备皮肤消毒液、无菌棉签、砂轮、弯盘。注射盘外备注射卡、手消毒液。无菌容器内置无菌治疗巾（无菌纱布垫） （2）治疗车下层：生活垃圾桶、医用垃圾桶、锐器回收盒	9	未检查无菌容器的灭菌时间、灭菌效果 未检查注射器的有效期 物品准备不全，每缺一件（最多扣5分）	2 2 1			
实施步骤（74分）	（1）核对注射卡和药物，检查药物	3	未核对药物与注射卡 未检查药物	2 1			
	（2）将安瓿尖端药液弹至体部，用消毒砂轮画痕迹（如为易折型消毒后直接折断）	2	未将安瓿尖端药液弹至体部 锯安瓿方法不正确	1 1			
	（3）用安尔碘棉签消毒安瓿颈部，擦去玻璃细屑，折断安瓿	2	未消毒安瓿颈部 未擦去玻璃细屑	1 1			
	（4）检查一次性注射器，用正确方法取注射器及针头，并要衔接紧密	6	未检查 针头污染 注射器、针头衔接不好	2 2 2			
	（5）用正确方法抽吸药液	8	针栓进入安瓿内 活塞体污染 药液未吸尽 漏药	2 2 2 2			
	（6）抽毕，排气，放入无菌容器内。两人核对无误	4	排气不固定针栓 针头污染 浪费药液 未核对	1 1 1 1			
	（7）将用物携至患者床旁，辨识患者并解释，取得合作	2	未核对	2			
	（8）协助患者取侧卧位（上腿伸直，下腿稍弯曲），咽患者肌肉放松。也可取俯卧位，足尖相对、足跟分开（口述）	3	未协助患者正确卧位 指导沟通不到位 未口述俯卧位	2 1 1			

续表

项目	操作标准	分值	扣分标准	扣分	自评	互评	教师评价
实施步骤（74分）	（9）取合适注射部位，避开硬结等。口述臀大肌注射两种定位法：连线法及十字法。（边口述边指点）	5	口述不正确 未检查有无硬结等 各线标志点错一处 定位不准确	1 2 1 1			
	（10）卫生手消毒，安尔碘消毒皮肤两遍待干，核对	6	未消毒手 消毒范围小于 5 cm 未核对	2 2 2			
	（11）取无菌干棉签，夹于左手小指与无名指间，排尽注射器内的空气	5	未夹干棉签 未排尽空气 排气未固定针栓 浪费药液	1 2 1 1			
	（12）左手拇指与食指绷紧皮肤	4	左手拇指与食指污染消毒皮肤 未绷紧皮肤	2 2			
	（13）右手持注射器，以中指固定针栓，迅速垂直刺入肌肉内，进针 2.5 ～ 3 cm。与患者交流，掌握无痛注射	6	未固定针栓 进针角度不正确 深度不适宜 污染针头	2 2 1 1			
	（14）松开左手，抽动活塞	1	未抽动活塞	1			
	（15）未见回血，固定针头，缓慢注入药物	3	未固定针头 注药速度快	2 1			
	（16）注射毕，以干棉签按压针眼处，迅速拔针核对（安瓿和注射卡），观察患者反应	5	拔针慢 未用干棉签按压 未核对注射卡 未观察患者反应	1 1 2 1			
	（17）协助患者取舒适卧位，整理床单位，分类整理用物。洗手后放回保留物品并做好记录	9	未协助患者取舒适卧位 注射器、针头未分类放置 未整理床单位 未分类清理用物 未放回保留物品 未洗手 未记录	2 1 1 1 1 1 2			
评价质量（8分）	（1）无菌观念强，操作熟练准确、做到无痛注射	3	失败一次 顺序颠倒	2 1			
	（2）沟通恰当，指导正确	2	沟通不恰当 指导不到位	1 1			
	（3）完成时间 8 min（从核对注射卡开始至记录完毕）	3	每超过 1 min	1			
总分							

续表

实训视频
 肌内注射
实训反思
拓展思考
（1）在肌内注射中不小心扎到患者神经，该如何处理？ （2）在肌内注射中不小心扎到患者血管抽到回血，该如何处理？

（唐婵）

实训项目八　静脉注射

表2-8　静脉注射

实训目标			
素养目标	知识目标	技能目标	思政目标
具有大爱精神、严谨慎独、责任意识，提升职业认同感及人文关怀素养	熟悉静脉注射的操作流程和注意事项	掌握静脉注射的技能	能够耐心解释并交代注意事项；操作时动作轻柔、细致、严谨慎独
实训情境			
患者，21 岁，因意外致左侧手臂开放伤来院诊治，来院后出现皮肤瘙痒症状，经询问病史，得知入院前食用大量海鲜，患者对海鲜过敏，且皮肤瘙痒症状越发严重，表面已有明显的疱疹样改变。经查验，医生诊断为皮肤过敏，左侧手臂开放伤。遵医嘱给予 10% 葡萄糖酸钙 10 mL 静脉注射，立即执行。 请思考： （1）结合案例，该患者有哪些适宜的注射部位? （2）注射时有哪些操作注意事项? （3）在推注该药物时，有何操作要点?			
知识强化			
一、静脉注射法的概念 静脉注射法是自静脉注入药液的方法。			

续表

知识强化		
二、常用的静脉 （1）四肢浅静脉：上肢常用肘部浅静脉（贵要静脉、肘正中静脉、头静脉）、腕部及手背静脉；下肢常用大隐静脉、小隐静脉及足背静脉。 （2）头皮静脉：小儿头皮静脉极为丰富，分支甚多，互相沟通交错成网且静脉表浅易见，易于固定，方便患儿肢体活动，故患儿静脉注射多采用头皮静脉。 （3）股静脉：股静脉位于股三角区，在股神经和股动脉的内侧。 三、目的 （1）注入药物，用于药物不宜口服、皮下注射、肌内注射或需迅速发挥药效时。 （2）药物因浓度高、刺激性大、量多而不宜采取其他注射方法。 （3）注入药物做某些诊断性检查。 （4）静脉营养治疗。 四、注意事项 （1）严格执行查对制度和无菌操作制度。 （2）长期静脉注射者要保护血管，应有计划地由远心端向近心端选择静脉。 （3）注射对组织有强烈刺激性的药物，一定要在确认针头在静脉内后方可推注药液，以免药液外溢导致组织坏死。 （4）股静脉注射时如误入股动脉，应立即拔出针头，用无菌纱布紧压穿刺处 5 ～ 10 分钟，直至无出血为止。 （5）根据病情及药物性质，掌握推药速度，若需要长时间、微量、均匀、精确地注射药物，有条件的医院可选用微量注射泵更为安全可靠。		
实训准备		
（1）护士准备：着装整洁、剪指甲、洗手、戴口罩。 （2）用物准备：静脉注射虚拟仿真系统、注射盘（内备安尔碘、无菌棉签）、注射器、砂轮、弯盘、液体及药物、医嘱单、注射记录单、速干手消毒液、生活垃圾桶、医用垃圾桶、锐器盒、笔。 （3）环境准备：安静、整洁、宽敞、明亮、安全、舒适。 （4）患者准备：知晓静脉注射目的、方法和注意事项，能配合操作。		
实训内容		
（1）点击静脉注射虚拟系统。 （2）核对解释并检查皮肤情况，检查药液后，准备好药液。来到患者床旁核对解释后，选择合适的部位，扎压脉带进行皮肤消毒；再次核对排气后进针，穿刺成功后，松压脉带、松拳、推药，拔针按压。最后核对整理记录。 （3）评价静脉注射操作流程是否规范，沟通是否恰当。		
实训流程		
步骤	**操作图示**	**文字说明**
1	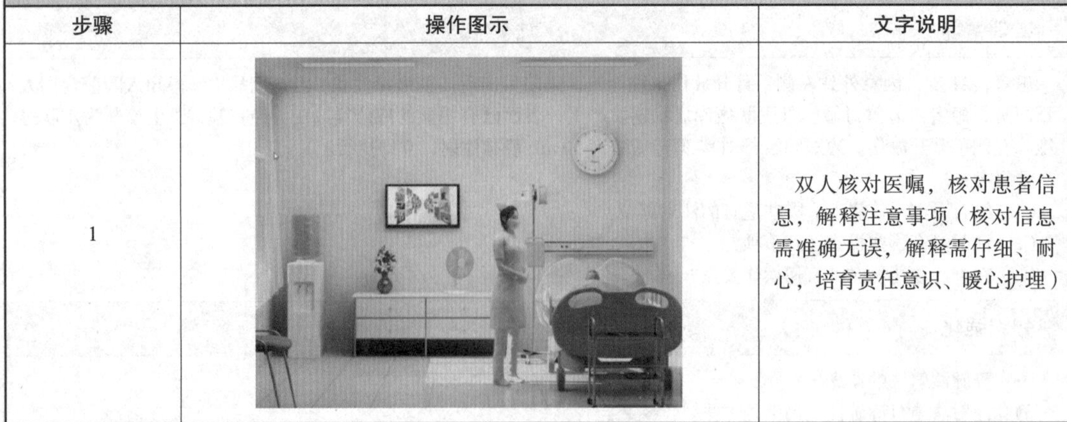	双人核对医嘱，核对患者信息，解释注意事项（核对信息需准确无误，解释需仔细、耐心，培育责任意识、暖心护理）

续表

步骤	操作图示	文字说明
1（续）	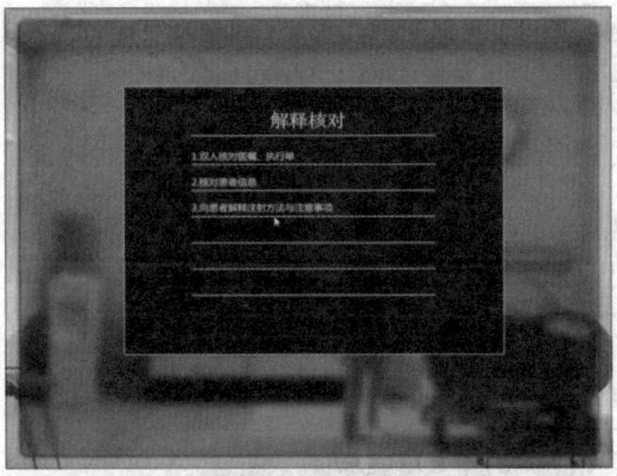 解释核对	双人核对医嘱，核对患者信息，解释注意事项（核对信息需准确无误，解释需仔细、耐心，培育责任意识、暖心护理）
2	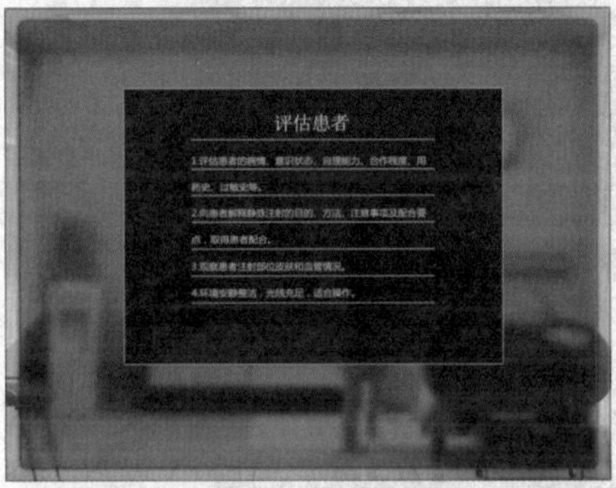 评估患者	评估患者病情、意识状态、血管情况、环境
3	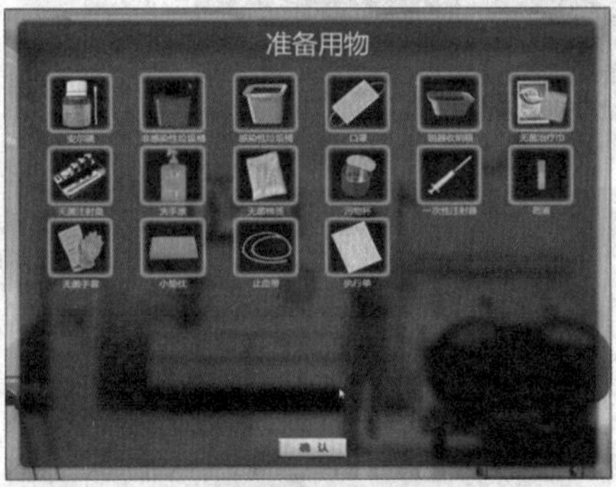 准备用物	准备实训用物
4	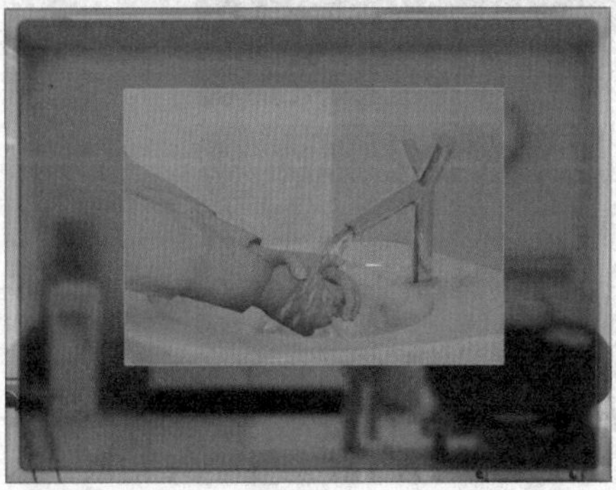	洗手，戴口罩

续表

步骤	操作图示	文字说明
4（续）	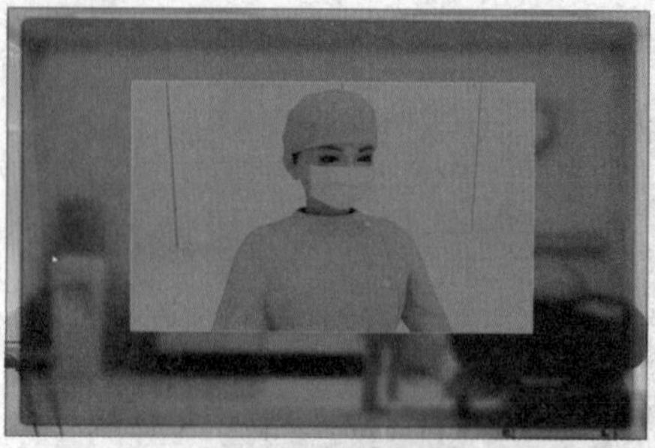	洗手，戴口罩
5	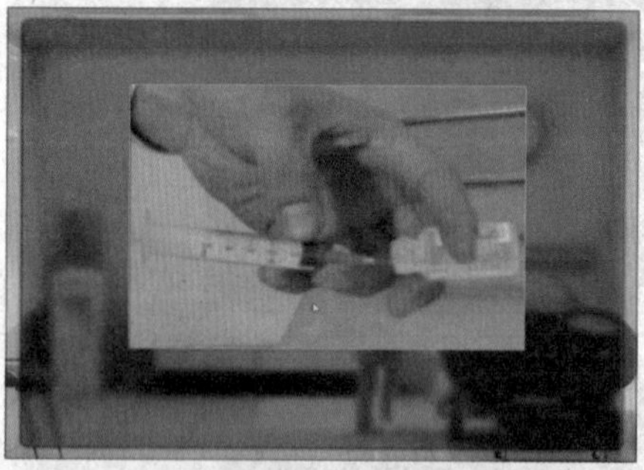 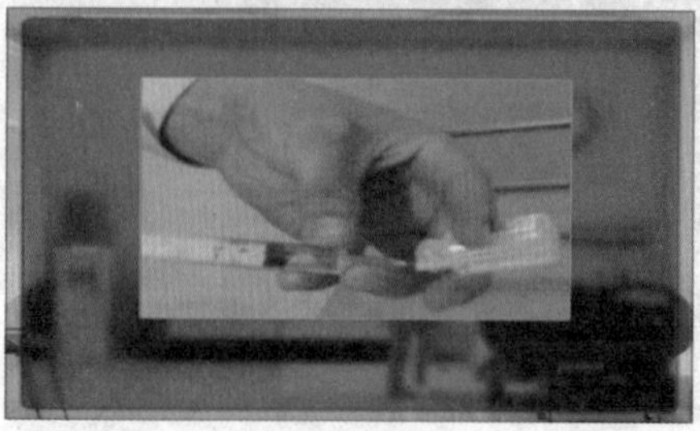 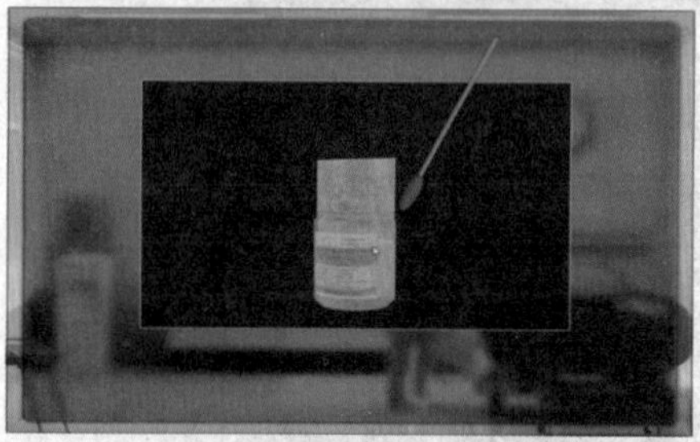 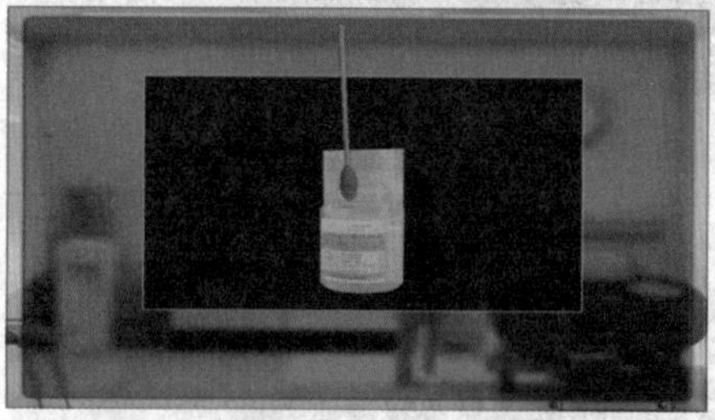	用棉签螺旋消毒瓶塞二次，开启药液，并规范抽吸，排气后备用

续表

步骤	操作图示	文字说明
6	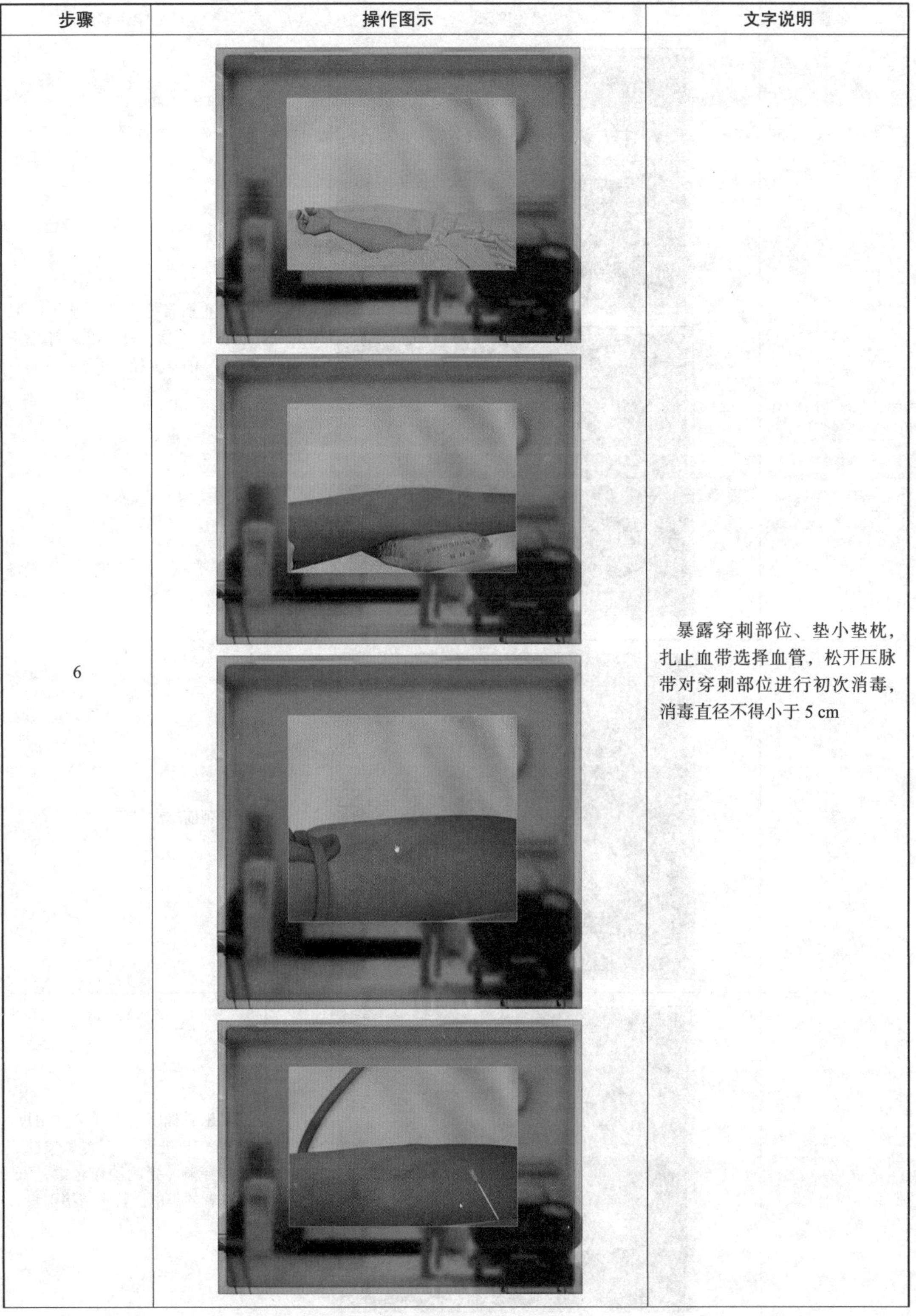	暴露穿刺部位、垫小垫枕，扎止血带选择血管，松开压脉带对穿刺部位进行初次消毒，消毒直径不得小于 5 cm

续表

步骤	操作图示	文字说明
7	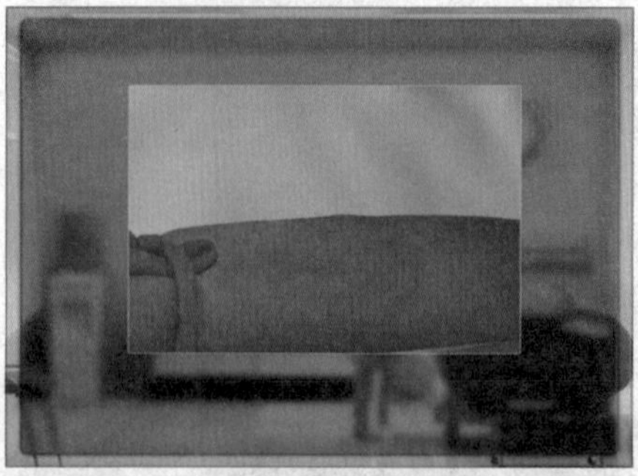 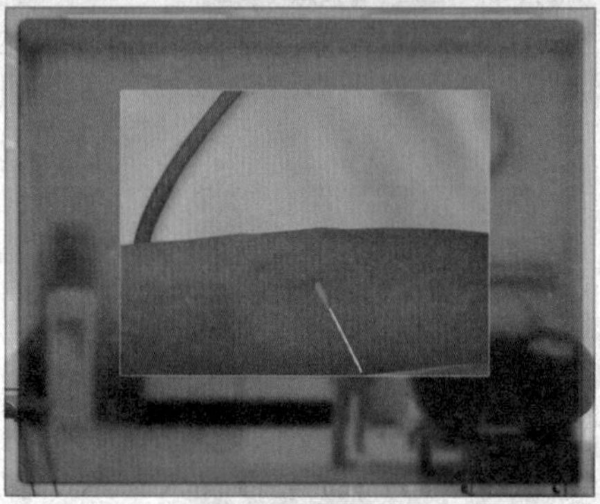	扎止血带（扎于穿刺点上方 5 cm），二次消毒（以穿刺点为中心，消毒直径大于 5 cm）
8	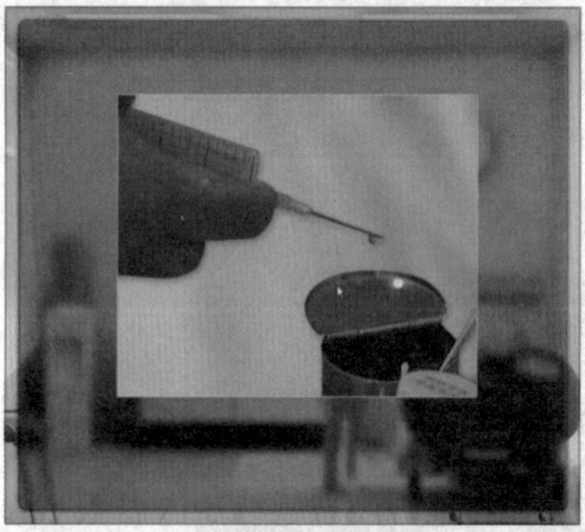	穿刺前二次排气
9	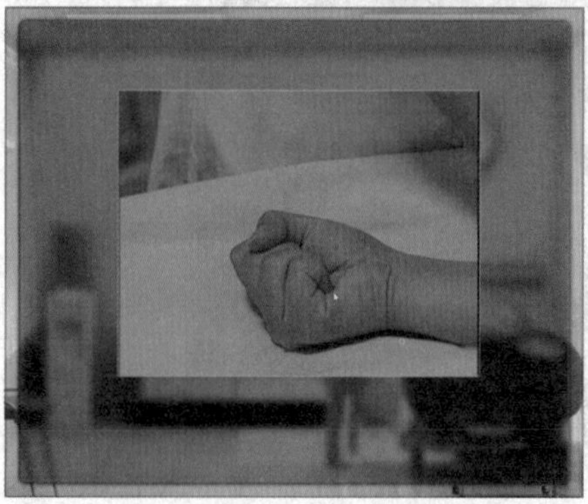	嘱患者握拳，选择进针角度（15°～ 30°进针），并绷紧皮肤，准备穿刺（穿刺动作轻柔、安抚患者的焦虑、紧张情绪）

续表

步骤	操作图示	文字说明
9（续）	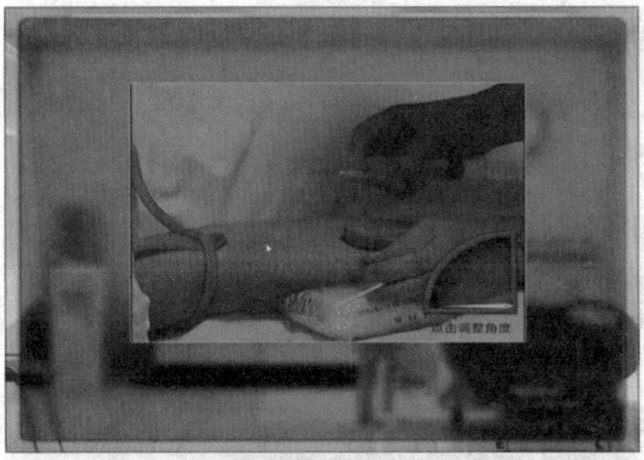 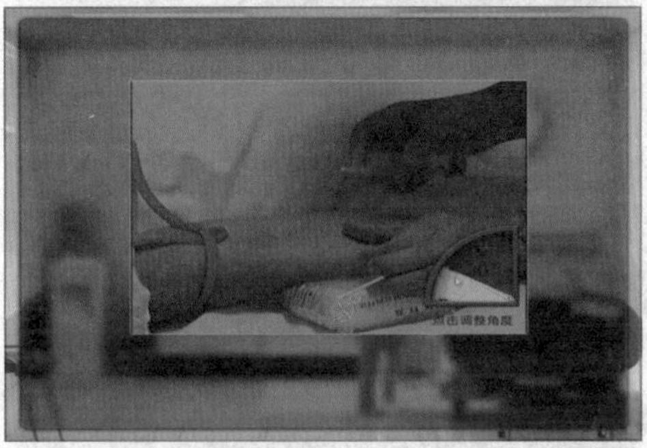 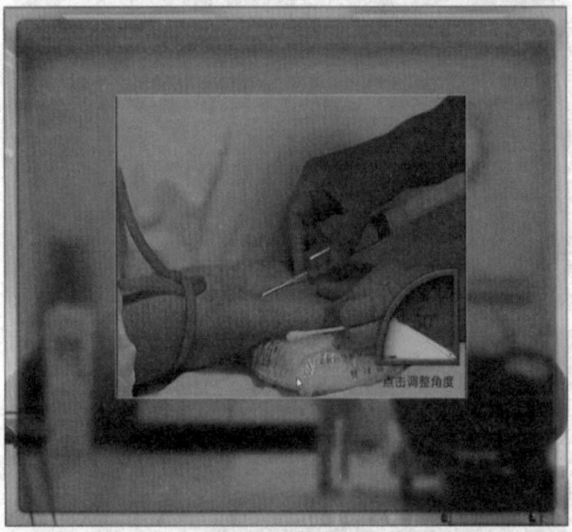	嘱患者握拳，选择进针角度（15°～30°进针），并绷紧皮肤，准备穿刺（穿刺动作轻柔、安抚患者的焦虑、紧张情绪）
10	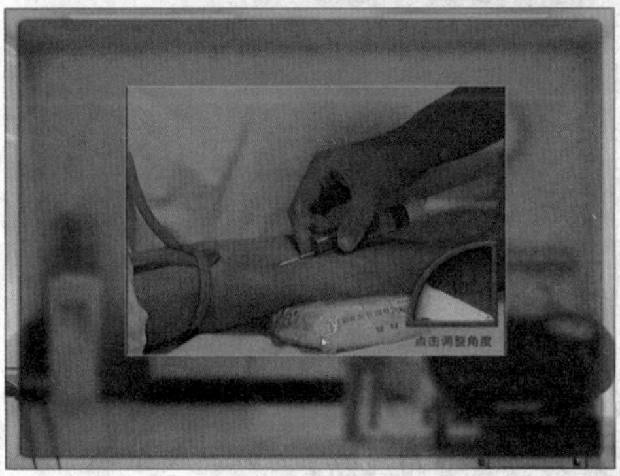	穿刺，见回血后，再进针少许，松止血带，嘱患者松拳

续表

步骤	操作图示	文字说明
10（续）	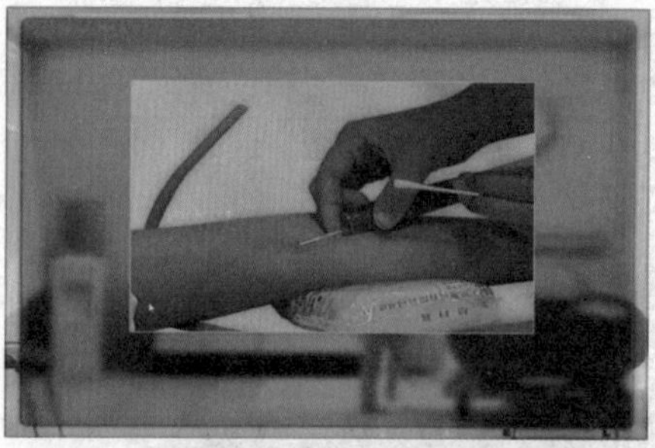 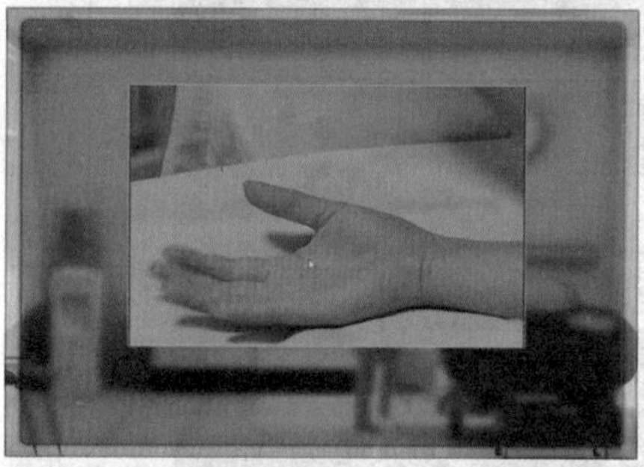	穿刺，见回血后，再进针少许，松止血带，嘱患者松拳
11	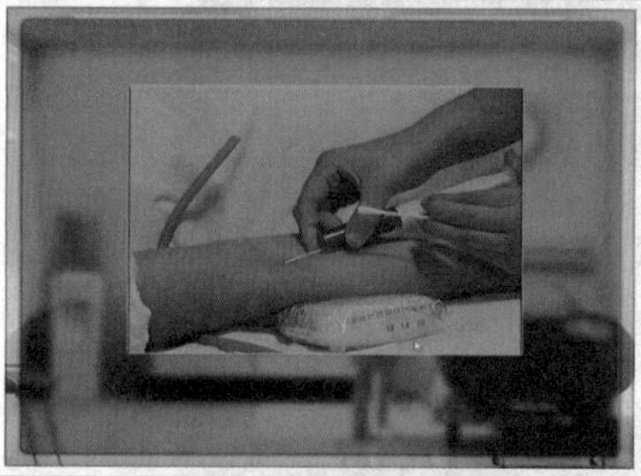	遵医嘱缓慢推注药物、密切观察患者情况
12	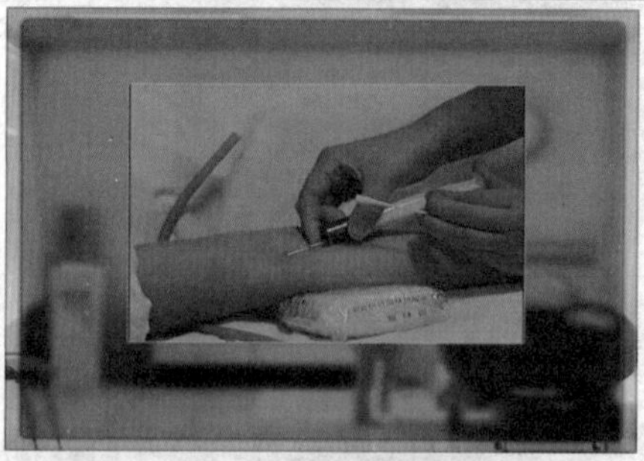 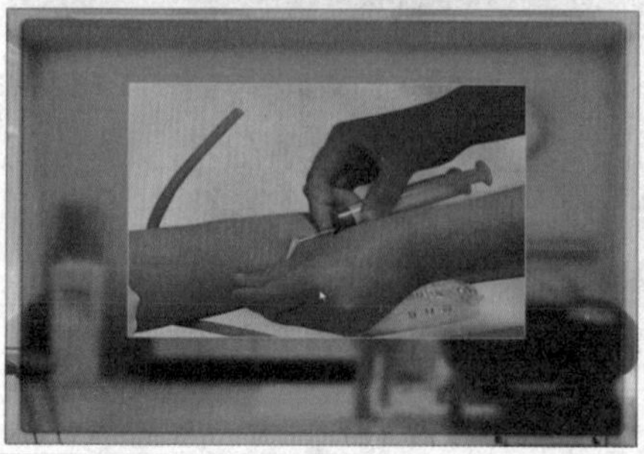	棉签置于穿刺点上方，快速拔针并按压

续表

步骤	操作图示	文字说明
12（续）		棉签置于穿刺点上方，快速拔针并按压
13		整理并记录
14		操作完成，显示结果

考核标准

项目	操作标准	分值	扣分标准	扣分	自评	互评	教师评价
素质要求（2分）	（1）报告姓名、操作项目，语言流畅，仪表大方，体态轻盈矫健	1	紧张、不自然，语言不流畅	1			
	（2）衣帽整洁，着装符合要求	1	衣、帽、鞋不整洁	1			
评估要求（18分）	1. 环境评估 病室安静、安全、光线适中，符合无菌技术操作要求	2	未评估	2			
	2. 评估患者与准备 核对患者床号、姓名、腕带，评估患者病情、年龄、意识、合作程度、用药史、穿刺部位的皮肤及血管情况；解释操作目的、方法、注意事项、配合要点	4	未评估 未解释	3 1			

续表

项目	操作标准	分值	扣分标准	扣分	自评	互评	教师评价
评估要求（18分）	3. 护士评估 （1）七步洗手法洗手，戴口罩 （2）了解静脉注射的目的	3	未洗手或洗手不规范 未戴口罩 不清楚操作项目及目的	1 1 1			
	4. 用物评估 （1）治疗车上层：注射盘内备皮肤消毒液、无菌棉签、砂轮、弯盘。注射盘外备注射卡、手消毒液、小垫枕、治疗巾、止血带。无菌容器内置无菌治疗巾（无菌纱布垫） （2）治疗车下层：生活垃圾桶、医用垃圾桶、锐器回收盒	9	未检查无菌容器的灭菌时间、灭菌效果 未检查注射器的有效期 物品准备不全，每缺一件（最多扣5分）	2 2 1			
实施步骤（72分）	（1）按执行单查对药物质量、浓度、剂量、方法和时间	4	未核对注射卡 未检查药物	2 2			
	（2）取出一次性治疗巾，铺出简易无菌区	2	未铺巾 铺巾跨越无菌区	1 1			
	（3）按要求消毒（生理盐水、碘伏消毒2次）	2	未清毒 消毒不规范	2 1			
	（4）检查并取出注射器，抽吸药液	4	未检查注射器 污染注射器 抽吸药液污染	1 1 2			
	（5）食指固定针栓拔出针头，初次排气后置于无菌区内备用	4	未固定针栓 未排气 排气造成药液浪费	1 2 1			
	（6）使用液体后注明开启时间	4	未注明开瓶时间	4			
	（7）携用物至床旁，放置符合要求，便于操作；核对患者床号、姓名、腕带（操作前查对），再次进行操作前的沟通与解释	4	未核对 解释不合理	2 2			
	（8）选择合适静脉：协助患者取舒适卧位，穿刺下方放置一次性垫巾包裹的小棉垫，在穿刺上方（近心端）约6 cm处扎止血带	6	消毒面积过小 未核对 未排气 未取干棉签	1 2 2 1			
	（9）碘伏消毒皮肤两次，范围大于5 cm，待干	4	未绷紧皮肤 角度不正确 穿刺不成功	1 1 2			
	（10）核对、排气：再次核对药液与患者（操作中查对），取下护针帽，排尽空气	5	未抽回血 推药速度不合适	3 2			
	（11）备干棉签	2	未用干棉签按压	2			
	（12）嘱患者握拳，左手拇指绷紧皮肤，右手持注射器，食指固定针栓，针尖斜面向上，与皮肤呈15°～30°进针，见回血后再将针头沿血管方向潜行少许	9	未绷皮肤 绷皮肤手法不正确 进针角度不对 穿刺失败	2 1 2 4			
	（13）穿刺成功，松止血带，嘱患者松拳，固定针栓。	3	未两松一固定	3			

续表

项目	操作标准	分值	扣分标准	扣分	自评	互评	教师评价
实施步骤（72分）	（14）缓慢匀速推药，观察患者反应	3	推注药液过快 未观察患者反应	1 1			
	（15）注射完毕，用干棉签置于针刺处，快速拔针，局部按压	4	未备干棉签 按压位置不正确	2 2			
	（16）与执行单各项内容查对（操作后查对）	2	未核查	2			
	（17）向患者讲解药物注射后可能出现的反应，如有不适立即告知医护人员	2	未告知	2			
	（18）嘱患者注射后休息片刻，穿刺部位如有红肿、硬结等及时告知医护人员	2	未告知	2			
	（19）协助患者取舒适卧位，整理床单位	3	未取体位 未整理床单	2 1			
	（20）按垃圾分类处理用物	1	垃圾未分类放置	1			
	（21）洗手、脱口罩，记录	2	未洗手、记录	2			
评价质量（8分）	（1）严格执行无菌技术操作原则和注射原则	2	污染一次	2			
	（2）程序正确，动作规范，操作熟练	2	程序错误	2			
	（3）与患者沟通有效，操作中体现人文关怀	2	无沟通 无人文关怀	1 1			
	（4）操作在 8 min 内完成	2	每超 1 min	1			
总分							

实训视频

静脉注射

实训反思

（1）护士是否违反操作流程？
（2）护士在执行操作过程中，是否严格执行无菌原则？

拓展思考

（1）特殊患者的静脉穿刺要点有哪些？
（2）静脉注射失败的常见原因有哪些？

（冯玉）

实训项目九　微量注射泵使用

表2-9　微量注射泵使用

<table>
<tr><td colspan="4">实训目标</td></tr>
<tr><td>素养目标</td><td>知识目标</td><td>技能目标</td><td>思政目标</td></tr>
<tr><td>能够树立以患者为中心的理念，关心尊重患者，密切观察患者病情</td><td>掌握微量注射泵的操作流程和注意事项</td><td>掌握使用微量注射泵的技能</td><td>能加强职业修养，树立关爱生命、全心全意为护理对象的健康服务的职业情感</td></tr>
<tr><td colspan="4">实训情境</td></tr>
<tr><td colspan="4">患者，女，40 岁，主诉：胸闷气喘一月余，患者既往多年支气管哮喘，1 h 前因意识丧失，呼之不应入院，胸部 X 线检查提示“肺部感染”，急诊收入我科后留置气管插管接呼吸机辅助呼吸，丙泊酚予以镇静。查体：T 35 ℃、P 55 次 / 分、R 24 次 / 分、BP 80/55 mmHg、SpO_2 82%，痛苦面容、面色苍白、四肢湿冷。患者血压偏低，遵医嘱给予 0.9% 氯化钠注射液 25 mL 和去甲肾上腺素 5 mL 1 h 输完。辅助检查：血气分析二氧化碳分压 78.5 mmHg，氧分压 55 mmHg。初步诊断为 2 型呼吸衰竭。
请思考：如何为患者正确实施微量注射泵操作？</td></tr>
<tr><td colspan="4">知识强化</td></tr>
<tr><td colspan="4">一、微量注射泵的概念
微量注射泵是指机械推动液体进入血液系统的一种电子控制装置，它通过作用于注射器的活塞将药物精确、微量、均匀、持续地泵入静脉，以控制给药的浓度和速度。
二、操作目的
精确控制静脉给药速度，使药物匀速、剂量准确地注入患者体内。
三、注意事项
（1）严格执行查对制度和无菌操作原则。
（2）先设置好注射速度，再开始注射，保证药量准确无误。
（3）同时进行多种药物泵入要注意配伍禁忌，两种药物间应至少用 0.9% 氯化钠注射液 5 mL 冲管。
（4）注射泵使用完毕，可用乙醇擦拭表面，放在清洁干燥处备用，并定期检查性能，如有故障应及时报告、维修。
四、健康教育
（1）向患者说明注射泵使用的目的和注意事项。
（2）告知患者不要自行调节注射泵参数，不要随意搬动注射泵，注射泵有故障报警时应呼叫医务人员处理。</td></tr>
<tr><td colspan="4">实训准备</td></tr>
<tr><td colspan="4">（1）护士准备：着装整洁、剪指甲、洗手、戴口罩。
（2）用物准备：治疗车上层：除按静脉注射的用物准备外，需另备微量注射泵及其延长管、抽吸 0.9% 氯化钠注射液、30 ～ 50 mL 的注射器；治疗车下层：锐器盒、医疗垃圾桶、生活垃圾桶。
（3）环境准备：安静、整洁、宽敞、明亮、安全，必要时用屏风遮挡患者。
（4）患者准备：患者及家属知晓微量注射泵使用的目的、注意事项及配合要点，药物的作用及副作用；取舒适体位，暴露注射部位。</td></tr>
</table>

续表

实训内容		
（1）点击微量注射泵虚拟系统。 （2）核对医嘱，配制药液。来到患者床旁核对解释后，安置体位，固定注射泵，再次查对、排气。安装注射器，打开注射泵开关，遵医嘱设定各参数，消毒静脉通路，连接注射泵延长管，推药，三次核对，整理用物，洗手，记录，告知患者及家属注意事项。药物推注完毕，停止泵入，拔针，关闭注射泵，取下注射器，切断电源，用物分类处置后，洗手、记录。 （3）评价操作流程是否规范，沟通是否恰当。		
实训流程		
步骤	**操作图示**	**文字说明**
1	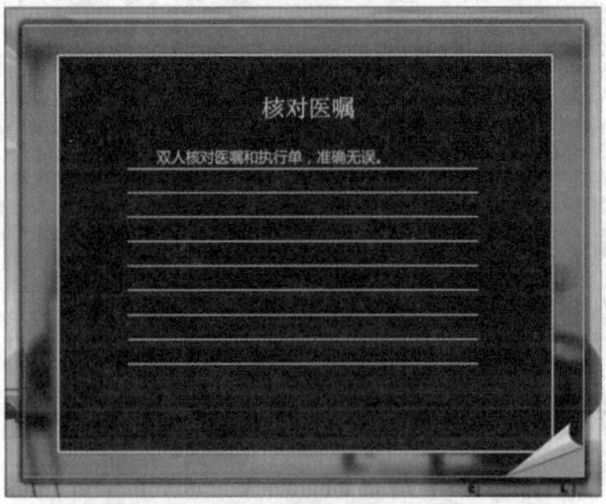	核对医嘱
2	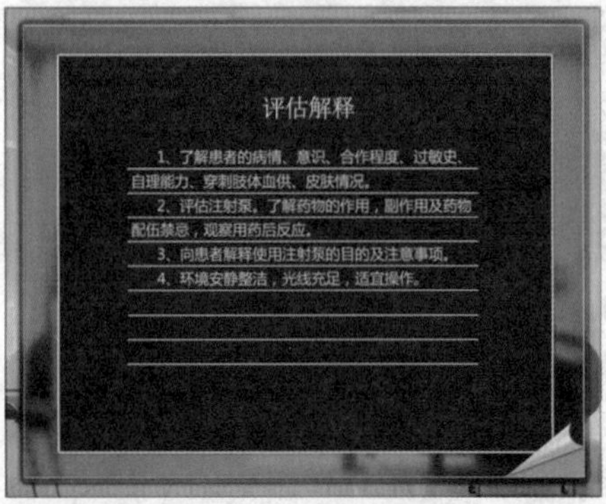	评估解释用药目的及注意事项
3	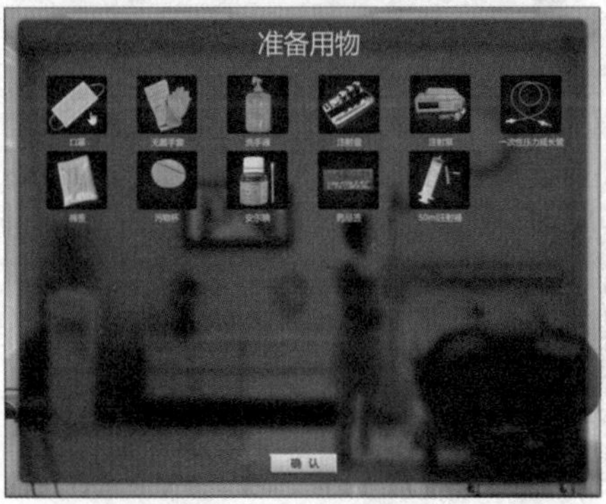	准备实训用物

续表

步骤	操作图示	文字说明
4	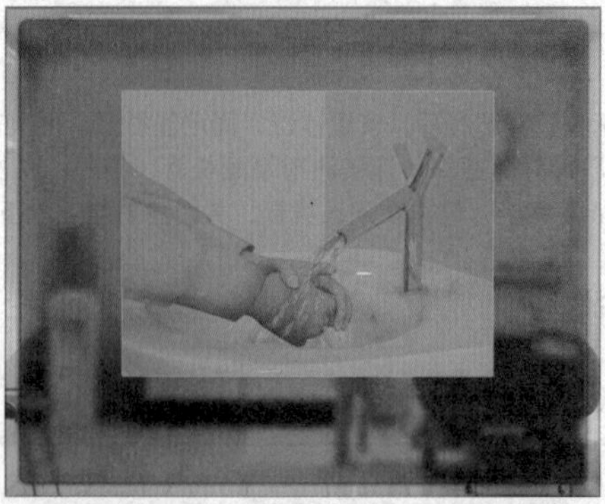 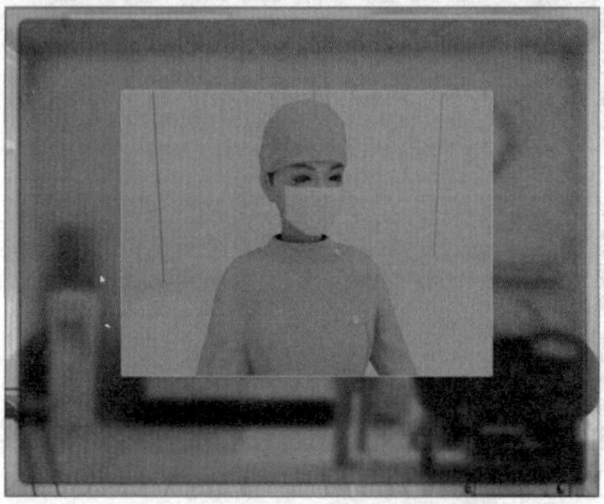	洗手，戴口罩
5	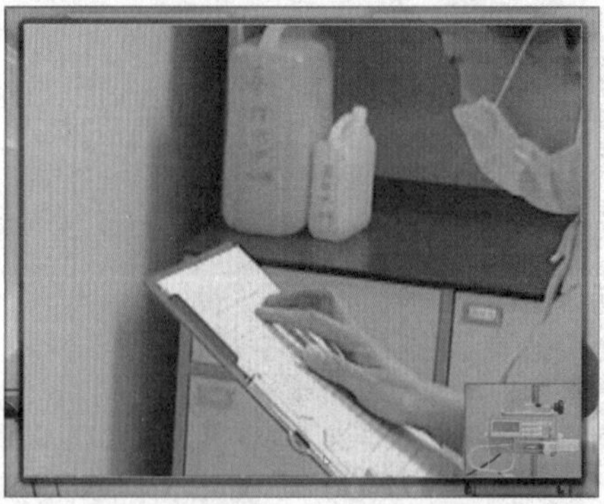	核对医嘱及药物
6	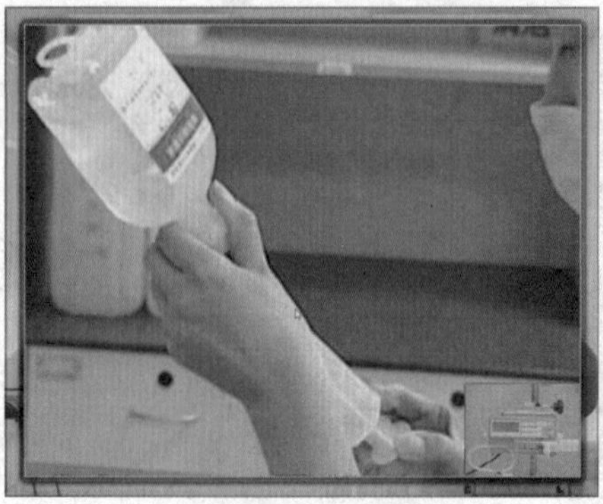	配液

续表

步骤	操作图示	文字说明
7	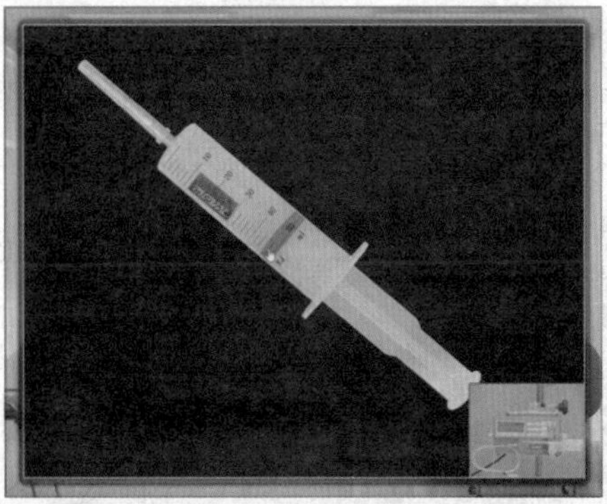	粘贴标签
8	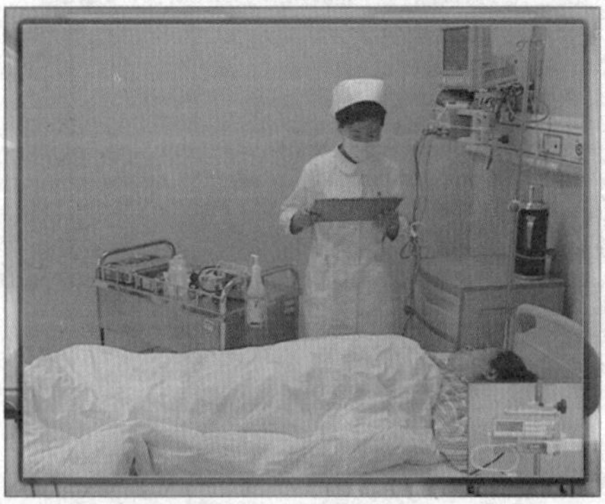	核对，安置体位
9	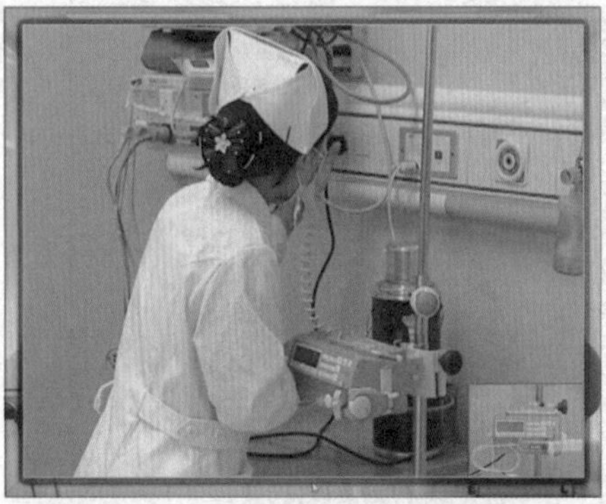	固定注射泵，连接电源
10	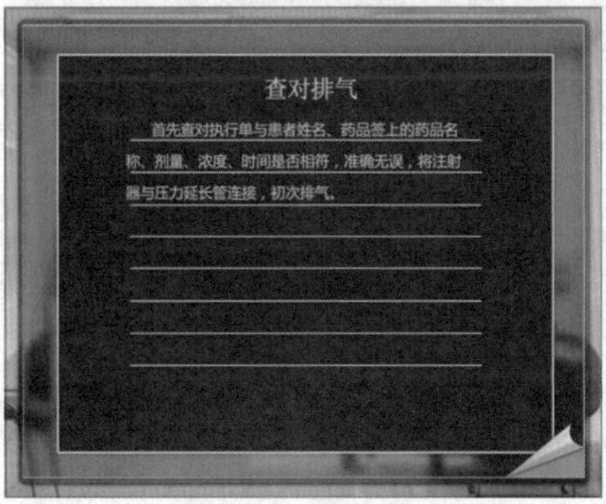	查对，排气

续表

步骤	操作图示	文字说明
11	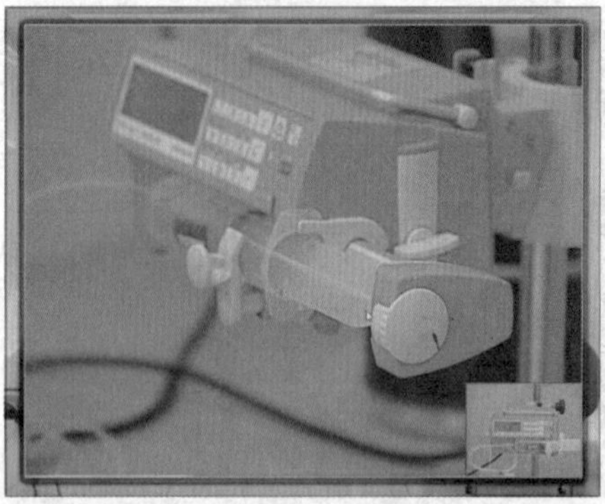	安装注射器
12	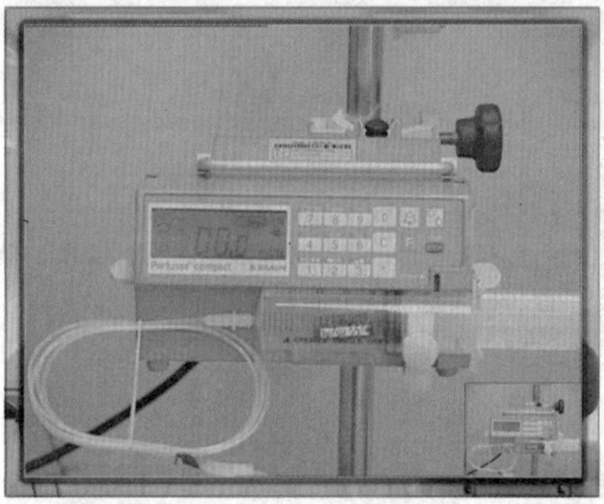	打开注射泵开关，遵医嘱设定各参数
13	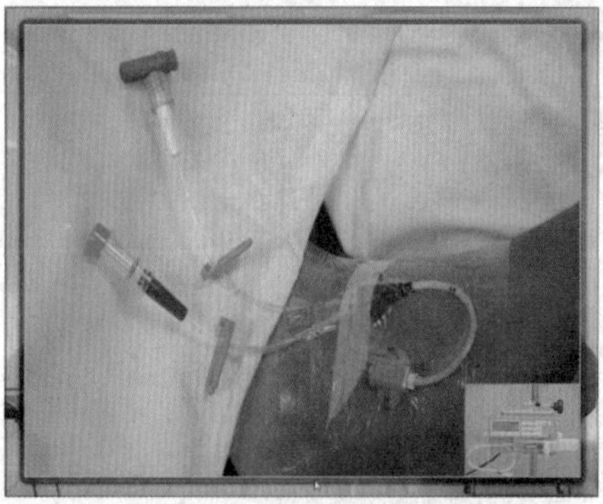	消毒静脉通路
14	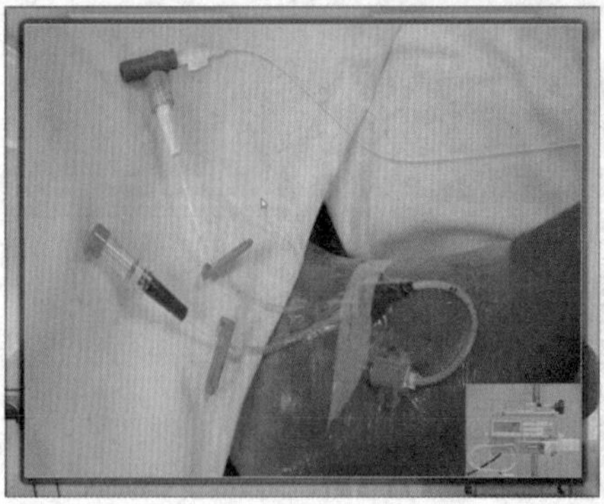	连接注射泵延长管

续表

步骤	操作图示	文字说明
15	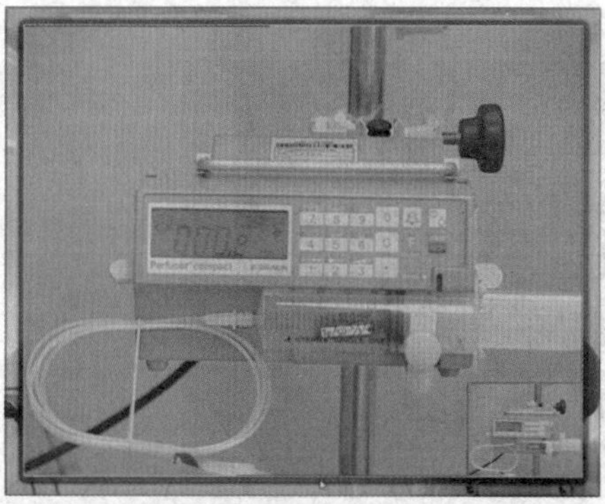	推药
16	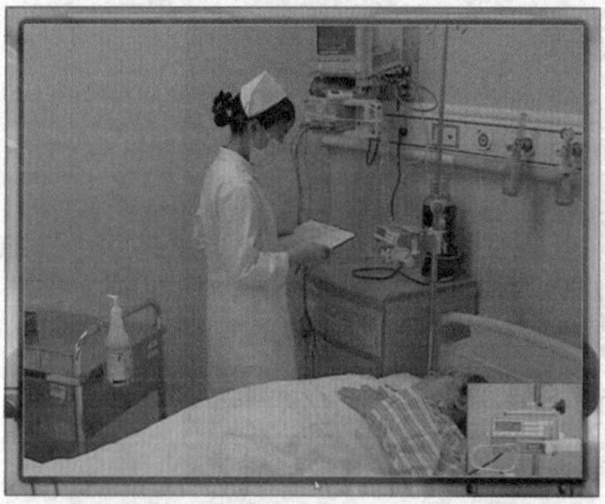	第三次核对
17	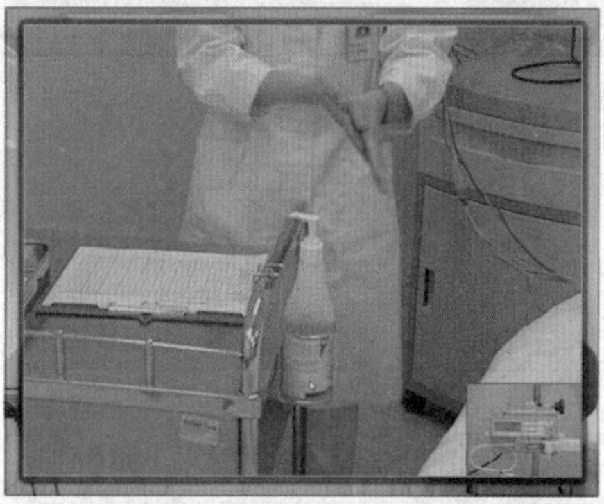	洗手
18	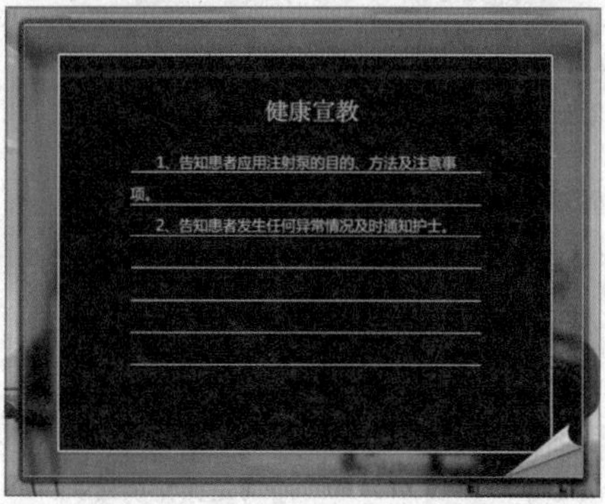	健康宣教

续表

步骤	操作图示	文字说明
19	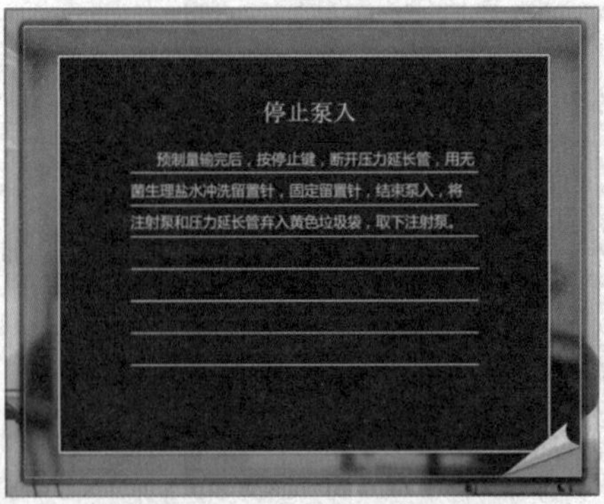	停止泵入
20	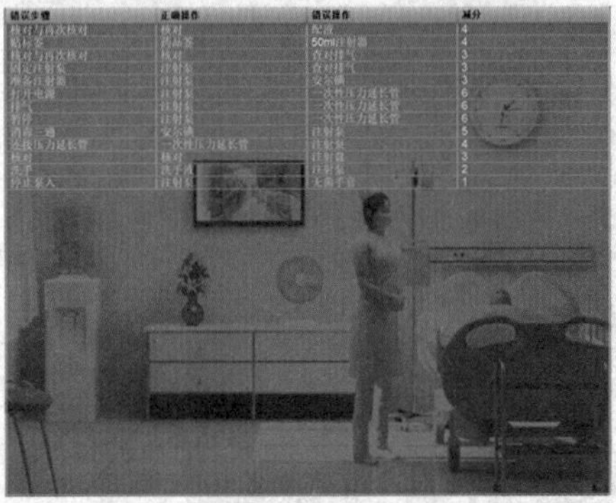	操作完成，显示结果

考核标准

项目	操作标准	分值	扣分标准	扣分	自评	互评	教师评价
素质要求（2分）	（1）报告姓名、操作项目，语言流畅，仪表大方，体态轻盈矫健	1	紧张、不自然，语言不流畅	1			
	（2）衣帽整洁，着装符合要求	1	衣、帽、鞋不整洁	1			
评估要求（16分）	1. 环境评估 病室安静、安全、光线适中，符合无菌技术操作要求	2	未评估	2			
	2. 患者评估 （1）患者了解操作目的，愿意配合 （2）患者的病情、治疗情况、意识状态、肢体活动情况 （3）注射部位皮肤情况或已留置静脉通路是否通畅 （4）心肺肾功能无异常情况 （5）必要时协助患者排便	5	未评估	5			
	3. 护士评估 （1）七步洗手法洗手，戴口罩 （2）了解操作项目、目的及应做准备	3	未洗手或洗手不规范 未戴口罩 不清楚操作项目及目的	1 1 1			

续表

项目	操作标准	分值	扣分标准	扣分	自评	互评	教师评价
评估要求（16分）	4. 用物评估 （1）治疗车上层：除按静脉注射的用物准备外，需另备微量注射泵及其延长管、抽吸0.9%氯化钠注射液、需配制的药品、30～50 mL的注射器 （2）治疗车下层：锐器盒、医疗垃圾桶、生活垃圾桶	6	物品每缺一件（最多扣5分） 无菌物品和非无菌物品未分开放置	1 1			
实施步骤（74分）	（1）核对医嘱，抽吸配制药液，将注射器与头皮针相连；将注射器贴好标签后与延长管连接好，排尽空气，放在注射盘内备用	13	未核对 未检查药物质量 抽吸药液方法不准确 未连头皮针 未贴标签 未连接延长管 未排空气 抽吸药液后的注射器未放置在注射盘内	2 1 2 1 1 2 2 2			
	（2）检查注射泵，性能完好，配件齐全	2	未检查	2			
	（3）携用物至患者床旁，核对患者信息，向患者做好解释，取得患者配合	4	未核对 未做解释及告知	2 2			
	（4）固定注射泵，连接电源	4	固定注射泵至输液架上 未连接电源	2 2			
	（5）再次查对与排气，安装注射器，打开注射泵开关，遵医嘱设定各参数	14	未核对 未排气 未打开注射泵开关 未设定参数 设定参数不准确	2 2 2 3 5			
	（6）穿刺静脉，成功后固定头皮针或消毒已有静脉通路，连接注射泵延长管	6	未穿刺成功 违反无菌操作原则 未消毒已有静脉通路 未连接延长管	2 2 1 1			
	（7）按“开始”键启动注射泵，开始推注药物	3	未启动注射泵	3			
	（8）加强巡视，及时处理注射泵故障报警，观察穿刺皮肤情况，防止发生液体外渗，出现时，及时处理	4	未巡视观察 未及时处理液体外渗	2 2			
	（9）三次核对，洗手、记录，告知患者注意事项	7	未核对 未洗手 未记录 未告知患者	2 1 2 2			
	（10）药物推注完毕，按“停止”键，拔针	4	未按“停止”键 未拔针	2 2			

续表

项目	操作标准	分值	扣分标准	扣分	自评	互评	教师评价
实施步骤（74分）	（11）关闭注射泵，取下注射器，切断电源	6	未关闭注射泵 未取下注射器 未切断电源	2 2 2			
	（12）操作后处理，协助患者取舒适卧位，整理床单位，洗手后记录	7	垃圾分类错误 未取舒适卧位 未整理床单位 未洗手 未记录	1 2 1 1 2			
评价质量（8分）	（1）程序正确，动作规范，操作熟练	2	程序错误，动作不规范	2			
	（2）完成时间在 8 min 内（从洗手开始至洗手后记录结束）	3	每超时 1 min	1			
	（3）沟通恰当，指导正确，观察反应，满足需要	3	指导不正确 指导不到位 未及时观察反应	1 1 1			
总分							

实训视频

微量注射泵

实训反思

拓展思考

微量注射泵能够精确地控制注射药液的流速和流量，减轻护士工作量，提高工作效率，准确、有效地配合医生抢救，因而广泛应用于临床。但在持续泵入药物期间，微量注射泵由于种种原因能产生一些泵速的变化，使病情稳定的患者突然产生血流动力学改变，而报警设置又不能及时为医护人员提供准确、有效的信息，这将直接影响患者用药的安全性和有效性。请思考有哪些改进措施或管理方式提高微量注射泵的安全性？

（王艳）

实训项目十　静脉输液

表2–10　静脉输液

实训目标			
素养目标	知识目标	技能目标	思政目标
树立以人为本的职业理念；具有无菌意识、安全意识、节约意识、精益求精的职业精神	熟悉静脉输液的操作流程和注意事项	掌握静脉输液的技能	能尊重患者，与患者有效沟通；能节约药液，对患者能够耐心、细心、责任心；穿刺时，动作轻柔、操作准确，具有专业性

续表

实训情境
患者，男，78 岁，因“反复咳痰喘 10 年加重 2 d”来院就诊，拟“COPD 急性发作”收住入院，平车入病房，既往有 COPD 病史，无过敏史，入院时：神志清，精神萎，气急明显，口唇发绀，无法平卧，两肺闻及广泛湿啰音，BP 130/80 mmHg，P 90 次 / 分，T 38.5 ℃，R 25 次 / 分，血气分析：$PaCO_2$ 50 mmHg，PO_2 60 mmHg，遵医嘱给予“抗炎平喘对症治疗，生理盐水 100 mL 和甲强龙 40 mg”静滴。 请思考： （1）该患者为什么要输液? （2）如何为患者正确实施静脉输液?
知识强化
一、输液的目的 （1）补充水分及电解质以调节或维持人体内水、电解质和酸碱平衡。常用于各种原因造成的脱水、酸碱平衡失调，如剧烈呕吐、腹泻等患者。 （2）补充营养，供给能量，促进组织修复常用于慢性消耗性疾病、胃肠道吸收障碍、大手术后、禁食或不能进食者，如昏迷、口腔疾患等患者。 （3）输入药物，治疗疾病常用于各种感染、中毒、组织水肿等患者。 （4）增加循环血量，改善微循环，维持血压常用于大面积烧伤、大出血、休克等患者。 二、常用溶液及作用 （一）晶体溶液 晶体溶液的分子小，在血管内存留时间短，对维持细胞内外水分的相对平衡起重要作用，可有效纠正体内的水、电解质失调。 （1）葡萄糖溶液：用于补充水分和热能，临床上还常用作静脉给药的媒介或稀释剂。常用的有 5%葡萄糖溶液、10%葡萄糖溶液。 （2）等渗电解质溶液：用于补充水分和电解质。常用的有 0.9% 氯化钠溶液、5% 葡萄糖氯化钠溶液、复方氯化钠溶液等。 （3）碱性溶液：用于纠正酸中毒，调节酸碱平衡。常用的有 5% 碳酸氢钠溶液、11.2% 乳酸钠溶液等。 （4）高渗溶液：用于利尿脱水，消除水肿。常用的有 20% 甘露醇、25% 山梨醇、50% 葡萄糖溶液等。 （二）胶体溶液 胶体溶液的分子大，在血管内存留时间长，对维持血浆胶体渗透压，增加血容量，改善微循环，提升血压效果显著。 （1）右旋糖酐：常用的溶液有中分子右旋糖酐和低分子右旋糖酐。中分子右旋糖酐能提高血浆胶体渗透压，扩充血容量；低分子右旋糖酐可降低血液黏稠度，改善微循环和抗血栓形成。 （2）代血浆：常用溶液有羟乙基淀粉（706 代血浆）、聚维酮、氧化聚明胶等。输入后可增加循环血量和心排血量，急性大出血时可与全血共用。 （3）蛋白类制品：常用的有 5%白蛋白和血浆蛋白等。输入后可补充蛋白质和抗体，提高胶体渗透压，增加循环血量，有助于组织修复和增强机体免疫力。 （三）静脉高营养液 静脉高营养液能供给患者热能，维持正氮平衡，补充各种维生素和矿物质。临床常用的有复方氨基酸、脂肪乳剂等。 三、输液速度调节的原则 （1）一般成人的输液速度为 40 ～ 60 滴 / 分，小儿 20 ～ 40 滴 / 分。滴速应根据年龄、病情、药物性质进行调节。 （2）年老、体弱、婴幼儿及心、肺、肾疾病患者输液速度宜慢，严重脱水、心肺功能良好者输液速度可适当加快。 （3）一般药液、脱水利尿药输液速度可稍快，输入刺激性较强的药物、高渗、含钾、升压药时速度宜慢。 四、输液速度的计算 每毫升溶液的滴数称为该输液器的点滴系数。目前，临床上所用静脉输液器的点滴系数有 10、15、20、50 四种型号。当计算输液速度与时间时，可参考输液器外包装标定的点滴系数。 输液滴注速度与时间可按下列公式计算： （1）已知输入液体总量与计划所用输液时间，计算每分钟滴数 每分钟滴数 = 液体总量（mL）× 点滴系数 / 输液时间（min） 例如，某患者需输液体 1 500 mL，计划 10 h 输完，所用输液器点滴系数为 20，求每分钟滴数? 每分钟滴数 =1 500 × 20/（10 × 60）（min）=50（滴）

续表

知识强化
（2）已知每分钟滴数与输液总量，计算输液所需用的时间 输液所需时间（h）= 液体总量（mL）× 点滴系数 /［每分钟滴数 ×60（min）］ 例如，某患者需输液体 1 000 mL，每分钟滴数为 50 滴，所用输液器点滴系数为 15，需用多长时间输完？ 输液所需时间（h）=1 000 × 15/（50 × 60）（min）=5 h 五、输液故障及排除法 （一）液体不滴 （1）针头滑出血管外，液体滴入皮下组织，局部肿胀、疼痛。应更换针头，另选静脉重新穿刺。 （2）针头阻塞穿刺局部无反应，轻轻挤压靠近针头的输液管，感觉有阻力，松手后又无回血。应更换针头，另选静脉重新穿刺。 （3）针头斜面紧贴血管壁，液体滴入不畅，穿刺局部无反应。应调整针头方向或适当变换肢体位置，直到滴入通畅为止。 （4）压力过低，由患者周围循环不良、输液瓶位置过低或通气管不畅所致，局部无疼痛、无肿胀，可有回血。应适当抬高输液瓶位置或降低肢体位置。 （5）静脉痉挛，由穿刺肢体在寒冷环境中暴露时间过长或输入液体温度过低所致。可在穿刺部位上方实施局部热敷。 （6）输液管扭曲受压可由患者活动所致。排除扭曲受压因素，使输液管恢复通畅。 （二）茂菲氏滴管内液面过高 取下输液瓶，倾斜瓶身，使瓶内针头露出液面，待溶液缓缓流下，直至滴管露出液面，再将输液瓶挂上即可。 （三）茂菲氏滴管内液面过低 反折茂菲氏滴管下端输液管，用手挤压滴管，直至液面升至滴管约 1/2 处即可。 （四）茂菲氏滴管内液面自行下降 检查滴管，如有漏气或裂缝，则需更换输液管。 六、输液反应及护理 （一）发热反应 （1）原因：由输入致热物质引起。多由于药液、输液器和注射器质量不合格，灭菌保存不良，操作过程中未能严格执行无菌技术操作等因素引起。 （2）症状：多出现于输液后数分钟至 1 h。患者表现为发冷、寒战，继而发热。轻者体温常在 38 ℃左右，重者体温可高达 40 ℃以上，并有恶心、呕吐、头痛、脉速等全身症状。 （3）护理措施 ①轻者减慢输液滴速，重者立即停止输液，并及时通知医生。 ②遵医嘱给予抗过敏药物或激素治疗。 ③密切观察体温变化，患者寒冷时给予保暖，高热时进行物理降温。 ④保留剩余药液和输液器进行检测，查找发热反应的原因。 （4）预防：输液前认真检查药液的质量、输液器、注射器的包装及灭菌日期，严格执行无菌技术操作。 （二）急性肺水肿 1. 原因 （1）由于输液速度过快，在短时间内输入大量液体，使循环血容量急剧增加，心脏负荷过重。 （2）患者原有心肺功能不良，如急性左心功能不全的患者。 2. 症状 输液过程中患者突然出现胸闷、气促、呼吸困难、咳嗽、咯粉红色泡沫样痰，严重时痰液可从口、鼻涌出，听诊肺部布满湿啰音，心率快且节律不齐。 3. 护理 （1）立即停止输液，通知医生，进行紧急处理。 （2）病情许可时，协助患者取端坐位，两腿下垂，以减少静脉血液回流，减轻心脏负担。 （3）清除呼吸道分泌物，保持呼吸道通畅，指导患者进行有效呼吸。 （4）给予高流量吸氧，一般氧流量为 6 ～ 8 L/min，以提高肺泡内氧分压，增加氧的弥散，改善低氧血症。同时在湿化瓶内置 20% ～ 30% 乙醇湿化氧气，因为乙醇能降低肺泡内泡沫表面张力，使泡沫破裂消散，从而改善肺部气体交换，缓解缺氧症状。

续表

知识强化

（5）遵医嘱给予镇静剂、强心剂、利尿剂和扩血管药物。

（6）必要时进行四肢轮扎，用橡胶止血带或血压计袖带适当加压四肢，以阻断静脉血流，但动脉血仍可通过。每 5～10 min 轮流放松一个肢体上的止血带，可有效地减少静脉回心血量。待症状缓解后，逐渐解除止血带。

（7）安慰患者，解除患者的紧张情绪。

4. 预防

（1）在输液过程中，要加强巡视病房。

（2）严格控制输液滴速和量，对心肺功能不良患者、老年人、儿童输液时更应谨慎。

（三）静脉炎

1. 原因

（1）长期输入浓度较高、刺激性较强的药物。

（2）静脉内留置刺激性较强的输液导管时间过长。

（3）输液时未严格执行无菌技术操作。

2. 症状

患者输液部位沿静脉走向出现条索状红线，局部组织发红、肿胀、灼热、疼痛，有时伴有畏寒、发热等全身症状。

3. 护理

（1）停止在此静脉处继续输液，抬高患肢并制动。

（2）局部用50%硫酸镁或95%乙醇湿热敷每日二次；也可用中药如意金黄散加醋调成糊状，局部外敷，每日二次。

（3）超短波理疗，每日一次。

（4）合并感染者，遵医嘱用抗生素治疗。

4. 预防

严格无菌操作；对刺激性强、浓度高的药物充分稀释后再输入；静脉内置管时间不宜过长；有计划地更换静脉穿刺部位。

（四）空气栓塞

1. 原因

与输液时输液管内空气未排尽；加压输液时无人守护；液体输完未及时更换药液有关。

由于气体进入静脉后，随血液循环经右心房到达右心室。如空气量少，则被右心室压入肺动脉，并分散到肺小动脉内，最后经毛细血管吸收，因而损害较小；如果空气量大，则在右心室内阻塞肺动脉的入口，使血液不能进入肺内，引起机体严重缺氧而危及生命。

2. 症状

患者感胸部异常不适，随即发生呼吸困难，严重发绀，伴濒死感，听诊心前区，可闻及响亮的、持续的“水泡音”。

3. 护理

（1）立即安置患者取左侧头低足高位，使阻塞肺动脉入口的气泡向上飘移，气泡随心脏舒缩混成泡沫，分次少量地进入肺动脉内，弥散至肺泡逐渐被吸收。

（2）给予高流量氧气吸入，可提高患者的血氧浓度，改善缺氧症状。

（3）有条件者可通过中心静脉导管抽出空气。

（4）严密观察病情变化，做好病情动态记录。

4. 预防

输液前认真检查输液器的质量，排尽输液管内的空气；输液过程中加强巡视，及时更换输液瓶或及时添加药液；加压输液时要有专人守护。

实训准备

（1）护士准备：着装整洁、剪指甲、洗手、戴口罩。

（2）用物准备：静脉输液虚拟仿真系统、注射盘（内备安尔碘、无菌棉签）、输液器、输液贴或胶布、输液瓶贴、止血带、一次性治疗巾、小垫枕、瓶套、启瓶器、砂轮、弯盘、液体及药物、医嘱单、输液记录单、速干手消毒液、生活垃圾桶、医用垃圾桶、锐器盒、笔。

（3）环境准备：安静、整洁、宽敞、明亮、安全、舒适。

（4）患者准备：知晓输液目的、方法和注意事项，能配合操作。输液前排尿排便，体位舒适。

续表

实训内容		
（1）点击静脉输液虚拟系统。 （2）核对解释并检查血管情况，检查药液后，插入输液器。来到患者床旁核对解释后，挂输液瓶进行排气。选择合适的血管进行皮肤的消毒与扎止血带。再次核对，排气后进针，穿刺成功后三松与固定，调节合适的滴数。最后核对整理记录。输液完毕拔针按压，用物分类处置后整理记录。 （3）评价输液操作流程是否规范，沟通是否恰当。		
实训流程		
步骤	操作图示	文字说明
1	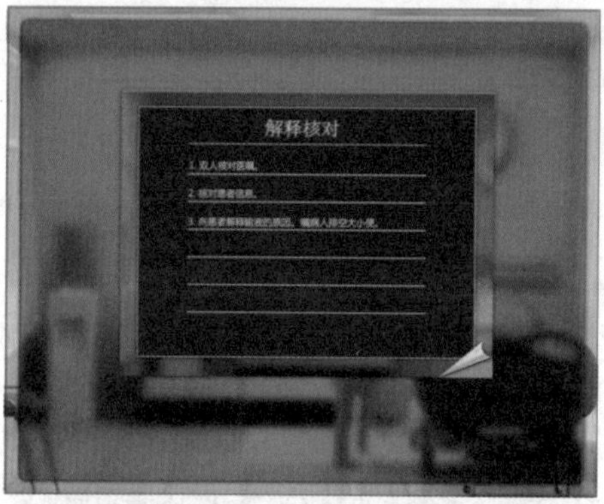	核对患者，说明输液的目的、方法和注意事项
2	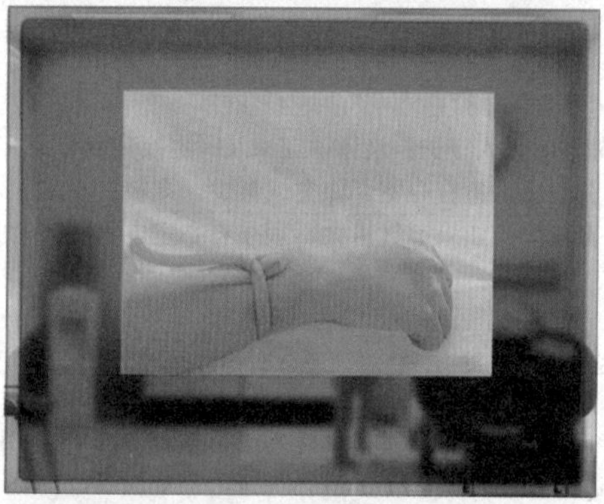	评估患者皮肤和血管情况（尊重患者意愿选择输液肢体）
3	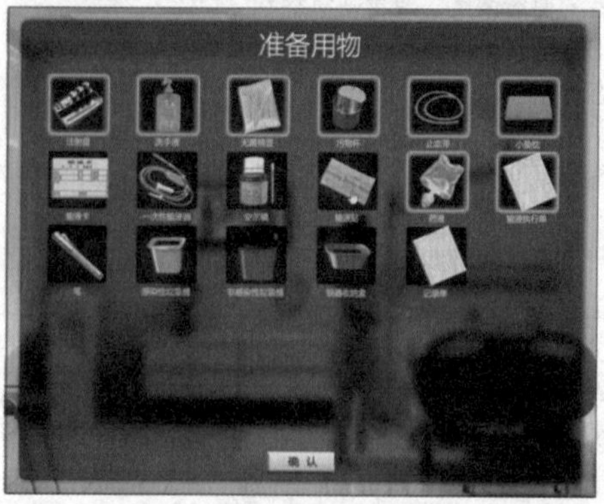	准备实训用物

续表

步骤	操作图示	文字说明
4	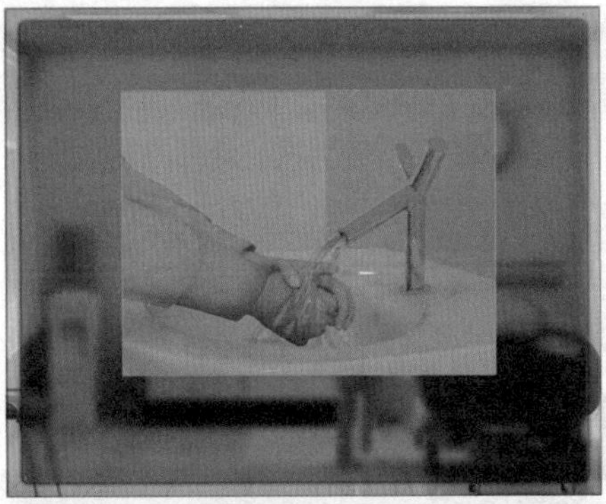 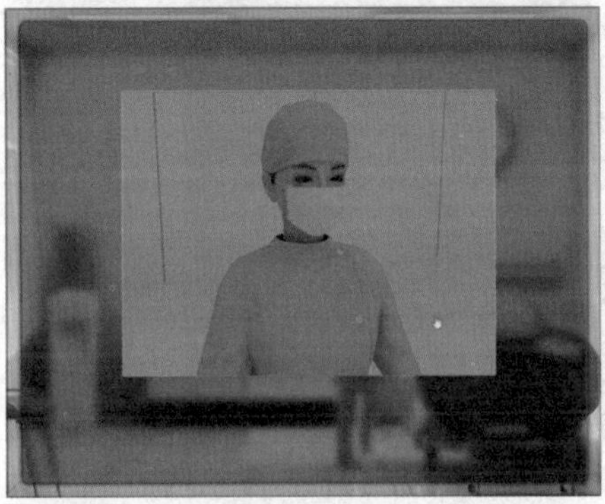	洗手，戴口罩
5	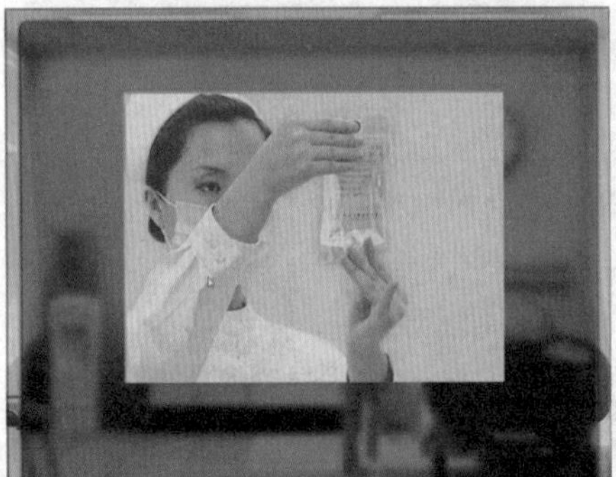 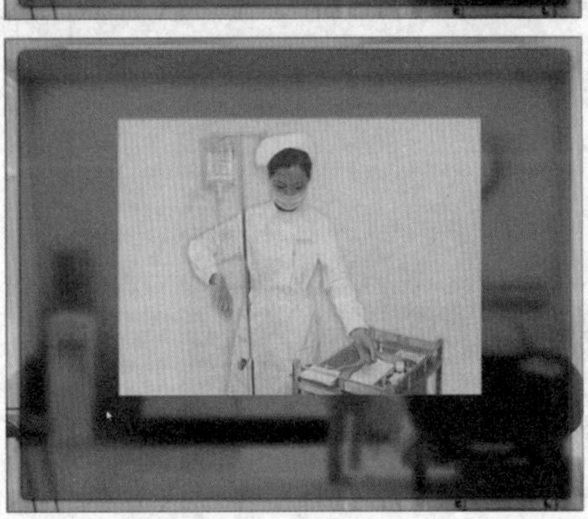	根据医嘱准备药液，检查药液质量，插入输液器，挂在输液架上进行第一次排气（第一次排气不能排出药液，避免浪费）

续表

步骤	操作图示	文字说明
6	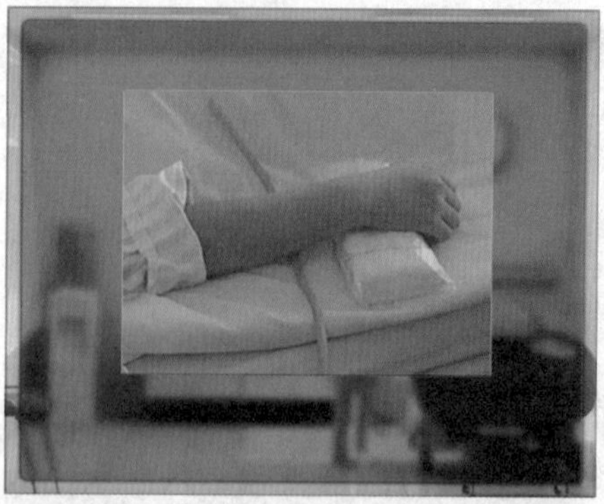 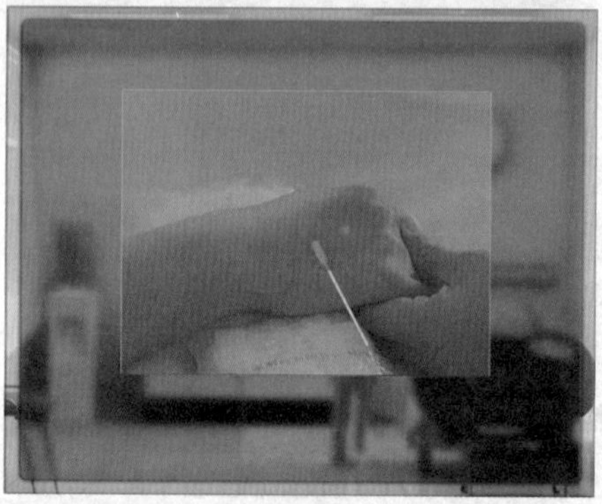	选择输液肢体，垫小垫枕，初次消毒皮肤范围大于 5 cm
7	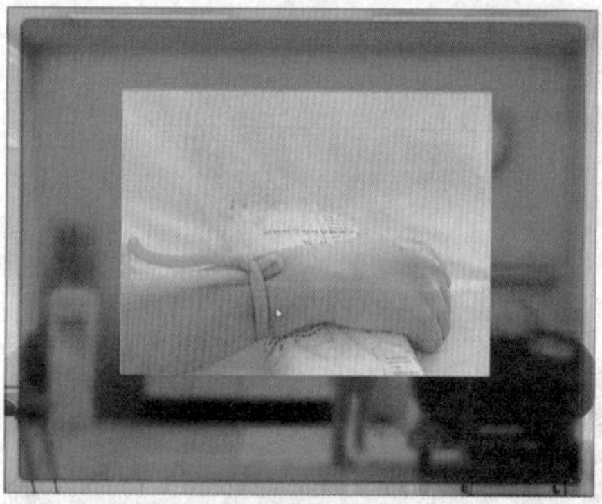 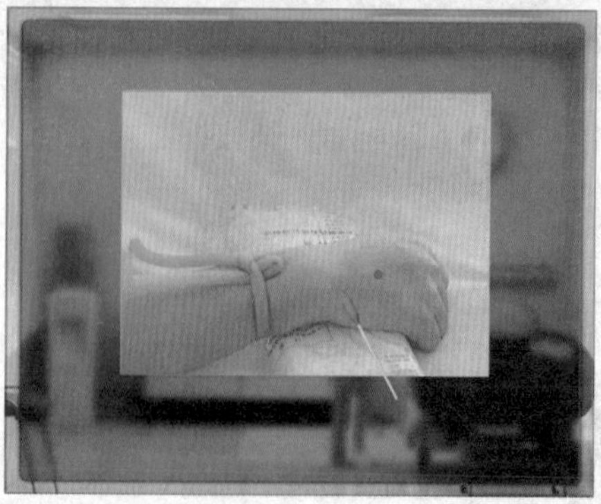	扎止血带，二次消毒皮肤，消毒范围大于 5 cm（二次消毒后手不要再动，避免污染）

续表

步骤	操作图示	文字说明
8	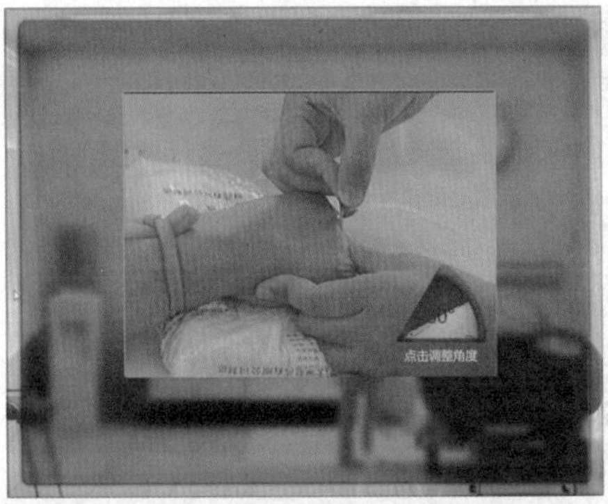 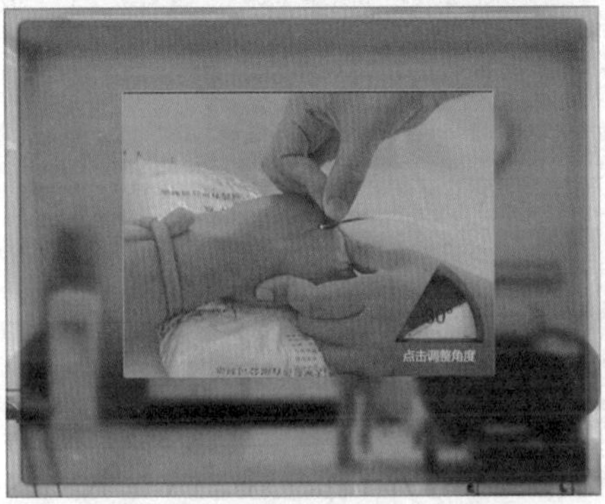	选择合适的角度（15°～ 30°）进针，见回血后，再平行进少许（动作轻柔、准确，减轻患者痛苦）
9	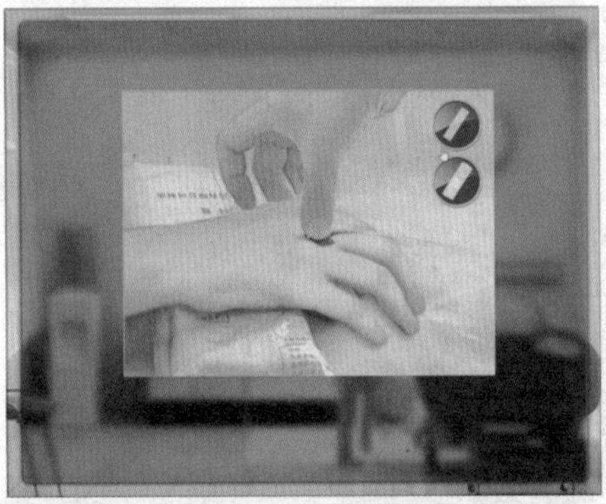 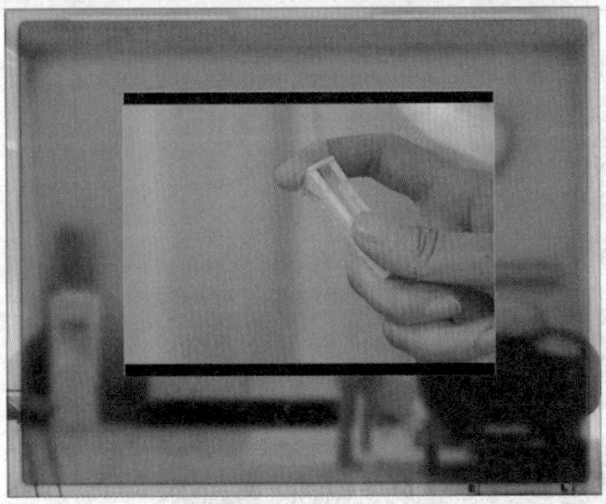	松止血带、松调节器、松拳

续表

步骤	操作图示	文字说明
10	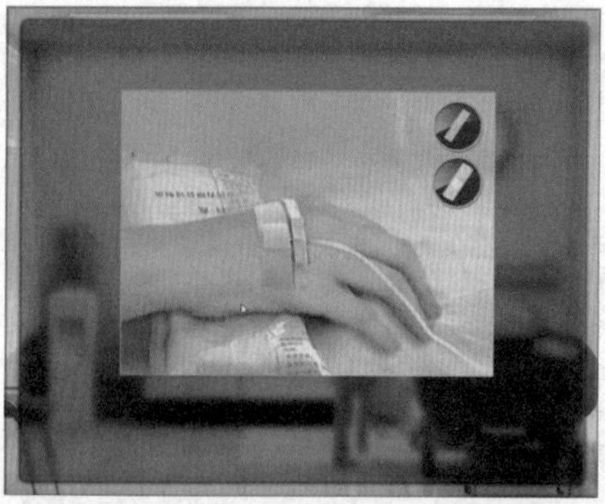 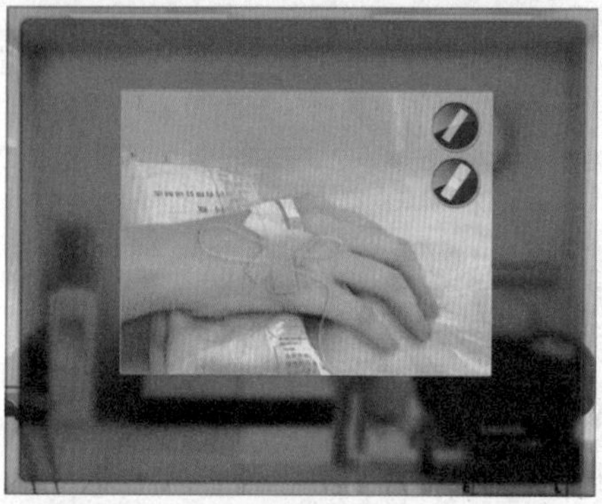	胶带固定，防止针头滑出
11	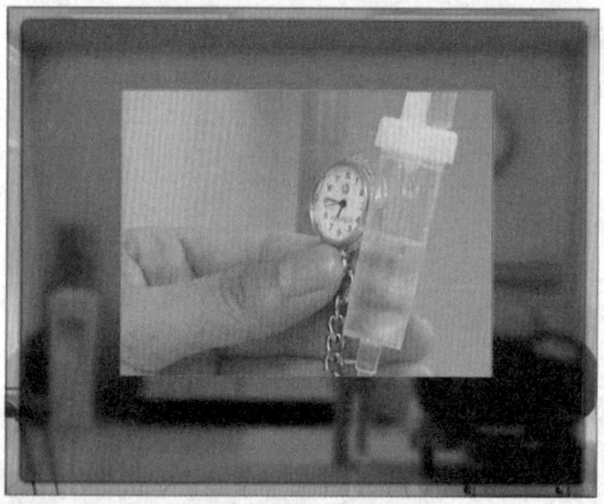	遵医嘱根据患者年龄、病情、药质调节滴数，一般为40～60滴/分（滴数准确，保证患者安全）
12	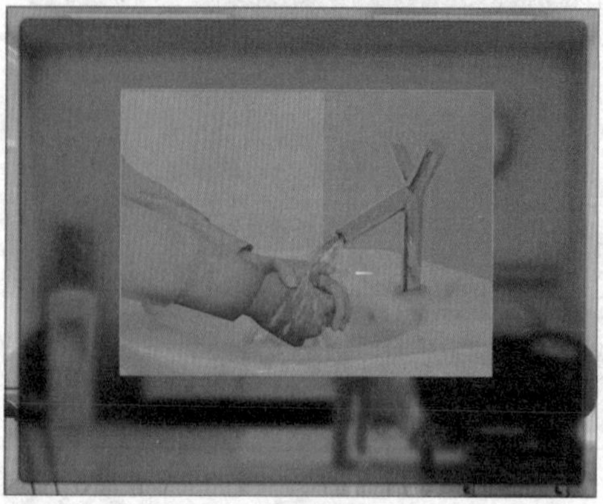	洗手

续表

步骤	操作图示	文字说明
13	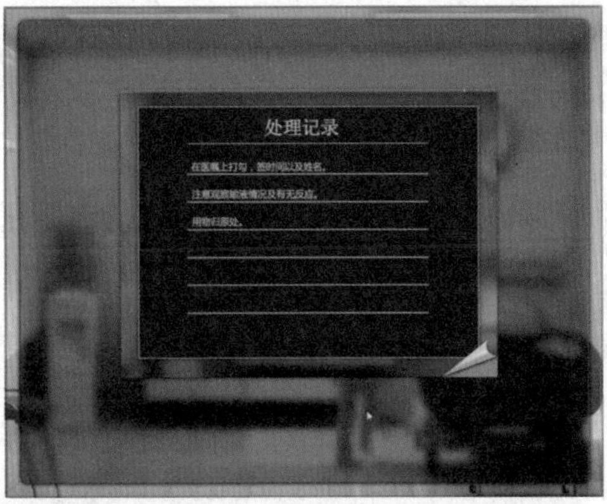	整理并记录
14	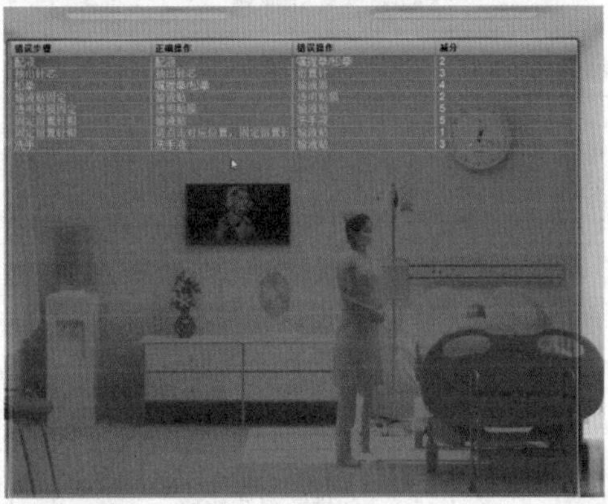	操作完成，显示结果

考核标准

项目	操作标准	分值	扣分标准	扣分	自评	互评	教师评价
素质要求（2分）	（1）报告姓名、操作项目，语言流畅，仪表大方，体态轻盈矫健	1	紧张、不自然，语言不流畅	1			
	（2）衣帽整洁，着装符合要求	1	衣、帽、鞋不整洁	1			
评估要求（15分）	1. 环境评估 病室安静、安全、光线适中，符合无菌技术操作要求	2	未评估	2			
	2. 患者评估 （1）患者了解操作目的，愿意配合 （2）患者的病情、治疗情况、意识状态、肢体活动情况 （3）注射部位皮肤及心、肺、肾功能无异常情况 （4）必要时协助患者排便	4	未评估	4			
	3. 护士评估 （1）七步洗手法洗手，戴口罩 （2）了解操作项目、目的及应做准备	3	未洗手或洗手不规范 未戴口罩 不清楚操作项目及目的	1 1 1			

续表

项目	操作标准	分值	扣分标准	扣分	自评	互评	教师评价
评估要求（15分）	4. 用物评估 （1）治疗车上层：注射盘内备皮肤常规消毒液、无菌棉签输液器、输液贴或胶布、输液瓶贴、止血带、一次性治疗巾、小垫枕、瓶套、启瓶器、砂轮、弯盘、液体及药物（遵医嘱备用）、医嘱单、输液记录单、速干手消毒液 （2）治疗车下层：生活垃圾桶、医用垃圾桶、锐器盒	6	物品每缺一件（最多扣5分） 用物摆放不规范，无菌物品和非无菌物品未分开放置	1 1			
实施步骤（75分）	（1）核对输液执行单、输液卡、输液瓶贴，检查药液质量，将瓶贴倒贴于输液瓶（袋）	4	未核对 未检查药物质量 未贴瓶贴	2 1 1			
	（2）启瓶盖，消毒瓶塞及瓶颈	2	未消毒	2			
	（3）检查输液器质量，打开输液器包装，插入输液管针头，塞好通气管末端	4	未检查输液器 针头未插入根部 输液器污染	1 1 2			
	（4）携用物至患者床旁，认真辨识患者并做好解释及告知	3	未辨识患者 未做解释及告知	2 1			
	（5）挂输液瓶，排气	8	未旋紧头皮针连接处 未关闭调节器 一次排气不成功 排气浪费药液 滴管高度不合适	2 2 2 1 1			
	（6）初选血管，常规消毒皮肤，待干，扎止血带，备输液贴（胶布）	5	扎止血带高度不合适 扎止血带末端向下 消毒面积过小 违反无菌操作原则 未备输液贴	1 1 1 1 1			
	（7）再次核对与排气，关闭调节器，取下护针套	7	未核对 排气浪费 输液管有气泡 未检查输液管	2 2 2 1			
	（8）绷紧皮肤，一手持针柄，穿刺角度15°～30°，见回血后，降低进针角度，使针头沿血管方向潜行送入少许	12	未绷紧皮肤 角度不正确 穿刺不成功	2 5 5			
	（9）固定针柄，松止血带、嘱患者松拳松调节器，观察滴入顺畅后，输液贴固定，根据年龄、病情、药物、调节滴速	4	输液贴固定不正确 滴速调节不准确	2 2			

续表

<table>
<tr><th>项目</th><th>操作标准</th><th>分值</th><th>扣分标准</th><th>扣分</th><th>自评</th><th>互评</th><th>教师评价</th></tr>
<tr><td rowspan="4">实施步骤（75分）</td><td>（10）核对后整理用物，协助患者取舒适卧位，整理床单位，呼叫器放于患者易取处，洗手记录，挂输液卡</td><td>11</td><td>未核对
未整理用物
未取舒适卧位
未整理床单位
未放置呼叫器
未洗手
未记录
未挂输液卡</td><td>2
1
2
1
1
1
2
1</td><td></td><td></td><td></td></tr>
<tr><td>（11）巡视观察输液速度，滴管内液面高度，穿刺部位有无肿胀、疼痛，及时用生理盐水冲管更换药液</td><td>4</td><td>未巡视观察
未及时用生理盐水冲管
未及时更换药液</td><td>1
2
1</td><td></td><td></td><td></td></tr>
<tr><td>（12）确认药液输入完毕，轻揭输液贴（胶布），关闭调节器，拔出针头后，纵向按压穿刺点及以上的部位</td><td>4</td><td>拔针方法不正确
按压方法不正确</td><td>2
2</td><td></td><td></td><td></td></tr>
<tr><td>（13）按医用垃圾分类处理用物，为患者采取舒适卧位，整理床单位，洗手后记录</td><td>7</td><td>垃圾分类错误
未取舒适卧位
未整理床单
未洗手
未记录</td><td>1
2
1
1
2</td><td></td><td></td><td></td></tr>
<tr><td rowspan="3">评价质量（8分）</td><td>（1）程序正确，动作规范，操作熟练</td><td>2</td><td>程序错误，动作不规范</td><td>2</td><td></td><td></td><td></td></tr>
<tr><td>（2）完成时间在 10 min 内（从洗手开始至洗手后记录结束）</td><td>3</td><td>每超时 1 min</td><td>1</td><td></td><td></td><td></td></tr>
<tr><td>（3）沟通恰当，指导正确，观察反应，满足需要</td><td>3</td><td>指导不正确
指导不到位
未及时观察反应</td><td>1
1
1</td><td></td><td></td><td></td></tr>
<tr><td>总分</td><td></td><td></td><td></td><td></td><td></td><td></td><td></td></tr>
</table>

实训视频

静脉输液

实训反思

拓展思考

（1）特殊患者的静脉输液要点有哪些？静脉输液失败常见的原因有哪些？

（2）思考静脉输液如何实现虚拟仿真与模型结合？

（唐婵）

实训项目十一　静脉留置针输液

表2–11　静脉留置针输液

实训目标			
素养目标	知识目标	技能目标	思政目标
具有无菌意识、节约意识，精益求精的职业精神	熟悉静脉留置针输液的操作流程和注意事项	掌握静脉留置针输液的技能	能尊重患者并与患者有效沟通；能节约药液，保证患者安全

实训情境

患者，男，35岁，因“发热三天”拟“左下肺炎”收住入院，步入病房，既往体健，无过敏史，查体：神志清，精神略萎，T 39.0℃，P 88次/分，R 20次/分，BP 124/76 mmHg，X胸片示“左下肺炎”，遵医嘱给予“生理盐水250 mL和青霉素400万单位静滴”，每天二次，青霉素皮试（－）。

请思考：

（1）能否选择静脉留置针输液技术为该患者进行输液操作？

（2）如何为患者正确实施静脉留置针输液技术？

知识强化

一、概述

1. 静脉留置针的概念

静脉留置针是由不锈钢的芯、软的外套管及塑料针座组成。穿刺时将外套管和针芯一起刺入血管中，当套管送入血管后，抽出针芯，仅将柔软的外套管留在血管中进行输液的一种输液工具。

2. 静脉留置针的临床应用

（1）用于临床输液、输血、动脉及静脉取血。特别是危重患者，静脉留置针能随时保持静脉的通道，更方便用药及抢救。

（2）用于间歇性、连续性或每日静脉输液治疗。用于输液治疗，既可保护血管，减轻患者反复穿刺的痛苦，又可减轻护理人员的工作负担。

3. 使用静脉留置针的禁忌证

（1）连续使用发泡剂治疗。

（2）肠外营养。

（3）pH低于5或高于9的灌注液。

（4）渗透压高于600 mOsm/L的灌注液。

4. 选择原则

（1）满足治疗需要的情况下尽量选择最细、最短的导管。

（2）所选择的静脉必须能够容纳导管的长度并至少是导管粗细的2倍以上，以保障充分的血流，并满足静脉输液治疗。

（3）应考虑患者的年龄、静脉局部条件、输液的目的和种类、治疗时间和活动的需要。

二、常规护理

1. 封管与护理

（1）目的：将残留的刺激性药液冲入血流，避免刺激局部血管，保持静脉通路；避免下次连接输液时软管头端血液凝固，造成堵塞。

（2）正压封管方法：边推注药液边退针的方法拔出注射针头。

（3）封管液体：一般为等渗盐水，用量5～10 mL，6～8 h冲管一次。血液高凝状态患者用稀释肝素溶液，每毫升生理盐水含肝素10～100单位，用量为2～5 mL，抗凝作用持续12 h以上。术后早期或有出血倾向患者不建议用肝素钠溶液。

续表

知识强化
2. 冲管与护理 （1）目的：用生理盐水将导管内残留的药液冲入血管，避免因刺激局部血管而造成的化学性静脉炎，减少药物之间的配伍禁忌。应用于两种药物输注之间，或封管前。 （2）每一次输液前，作为评估导管功能的一个步骤，应该冲洗导管。每一次输液后，应该冲洗导管，以便将输入的药物从导管腔内清除，防止不相容药物之间的接触。若所输药品与 0.9% 氯化钠有配伍禁忌，必须先采用 5% 葡萄糖冲洗，再用 0.9% 氯化钠或肝素钠溶液冲洗。 （3）脉冲式冲管方法：注射器推注，采用推一下停一下的脉冲式冲洗方法，使生理盐水在导管内形成小漩涡，有利于把导管内的残留药物冲洗干净。 （4）冲洗液的最少量应为导管和附加装置容量的 2 倍。 3. 留置时间 外周静脉留置针应 72 ～ 96 h 更换一次。 三、常见并发症 1. 渗出 / 坏死 （1）症状体征：触痛、肿胀，皮肤紧绷、发亮。穿刺部位或末梢温度偏低，无回血或浅粉色回血，穿刺点渗液。 （2）预防：采用柔软材料的留置导管；稳定固定；正确选择穿刺部位并避开关节部位穿刺；正确的穿刺技术；严密观察，及早判断；掌握进针速度与角度，避免损伤静脉内膜；理解并掌握封管技术。 2. 静脉炎 （1）定义：静脉壁内膜的炎症。 （2）分类：分为机械性静脉炎、化学性静脉炎、细菌性静脉炎、血栓性静脉炎和拔针后静脉炎。 （3）INS（国际静脉组织）分级： 0 级：没有症状 1 级：输液部位发红伴有或不伴有疼痛 2 级：输液部位疼痛伴有发红或红肿 3 级：包括 2 级、条索状物形成、可触摸到条索状的静脉 4 级：包括 3 级、可触及的条索状静脉长度大于 2.54 cm、有脓液流出 （4）预防：选择柔软材质的留置导管，避开关节部位穿刺，稳定固定导管和输液管，减少移动；熟练穿刺技术；充分的血液稀释，减慢输液速度；严格执行无菌操作，定期观察穿刺部位情况。 3. 导管堵塞 （1）定义：血液或药物在静脉导管内形成栓子造成的堵塞。 （2）预防：间断输液或正压冲管；掌握药物配伍禁忌，两种药物之间应冲生理盐水；定期观察液体输注；避免导管打折，正确选择穿刺点以及固定护理是基本要素。 4. 全身并发症 （1）导管栓塞：导管破损并脱落进入循环系统，可移至胸腔，位于肺动脉或右心室。 预防：不可将针芯再次刺入导管内，避免在导管附近使用剪刀或其他利器。 （2）空气栓塞：在输液过程中，以及人为因素下造成的空气进入机体内静脉直至心脏，引起血液循环障碍的现象。 预防：输液前要排尽空气，输液过程中，值班护士要及时巡视密切观察，即使更换液体，以免空气进入静脉形成栓塞。使用螺旋连接口，加压输液需有人看守，拔出较粗的、近胸腔的深静脉导管后，必须立即严密封闭穿刺点。 四、注意事项 （1）使用静脉留置针时，必须严格执行无菌技术操作规程。 （2）密切观察患者生命体征的变化及局部情况。每次输液前后，均应检查穿刺部位及静脉走行方向有无红肿，并询问患者有无疼痛与不适。如有异常情况，应及时拔除导管并作相应处理。对仍需输液者应更换肢体另行穿刺。 （3）对使用静脉留置针的肢体应妥善固定，尽量减少肢体的活动，避免被水沾湿。如需要洗脸或洗澡时应用塑料纸将局部包裹好。能下地活动的患者，静脉留置针避免保留于下肢，以免由于重力作用造成回血，堵塞导管。 （4）每次输液前先抽回血，再用无菌的生理盐水冲洗导管。如无回血，冲洗有阻力时，应考虑留置针导管堵管，此时应拔出静脉留置针，切记不能用注射器使劲推注，以免将凝固的血栓推进血管，造成栓塞。

续表

知识强化

（5）每日接补液时观察留置针处皮肤有无红肿、条索状；通管不畅时，观察有无小血栓阻塞，或有无脱管、折叠；观察固定的胶带、3 M 贴膜有无浮起、卷边、松脱，夹板四周皮肤有无破损或压疮，如有异常及时处置；视透明敷贴的污染情况（内有渗液、渗血、出汗、空气等情况），随时更换。

实训准备

（1）护士准备：着装整洁、剪指甲、洗手、戴口罩。

（2）用物准备：静脉留置针输液虚拟仿真系统、注射盘（内备安尔碘、无菌棉签）、输液器、留置针、无菌敷贴、胶布、输液瓶贴、止血带、一次性治疗巾、小垫枕、瓶套、启瓶器、砂轮、弯盘、液体及药物、医嘱单、输液记录单、速干手消毒液、生活垃圾桶、医用垃圾桶、锐器盒、笔。

（3）环境准备：安静、整洁、宽敞、明亮、安全、舒适。

（4）患者准备：知晓留置针输液目的、方法和注意事项，能配合操作。输液前排尿排便，体位舒适。

实训内容

（1）点击静脉留置针输液虚拟系统。

（2）核对解释并检查血管情况，检查药液后，插入输液器。来到患者床旁核对解释后，挂输液瓶进行排气。选择合适的血管进行皮肤的消毒与扎止血带。再次核对排气后进针，穿刺成功后三松与固定，调节合适的滴数。最后核对整理记录。输液完毕封管，用物分类处置后整理记录。

（3）评价输液操作流程是否规范，沟通是否恰当。

实训流程

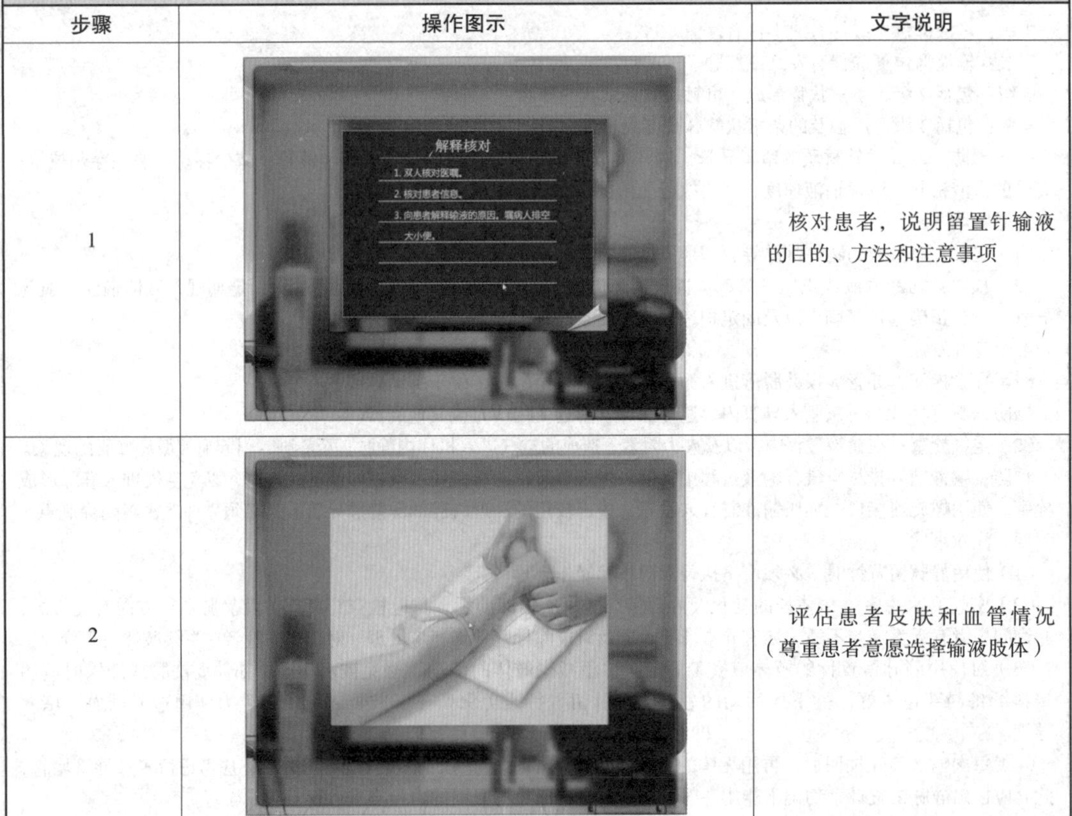

步骤	操作图示	文字说明
1		核对患者，说明留置针输液的目的、方法和注意事项
2		评估患者皮肤和血管情况（尊重患者意愿选择输液肢体）

续表

步骤	操作图示	文字说明
3	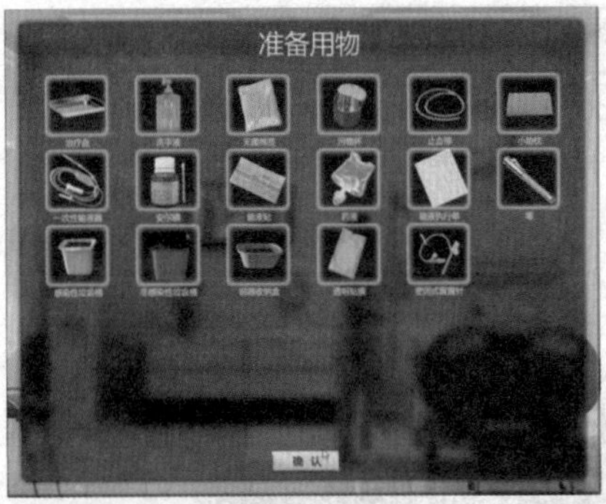	准备实训用物
4	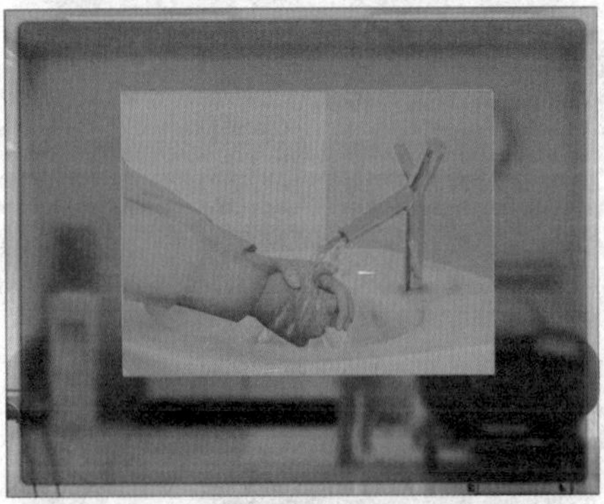 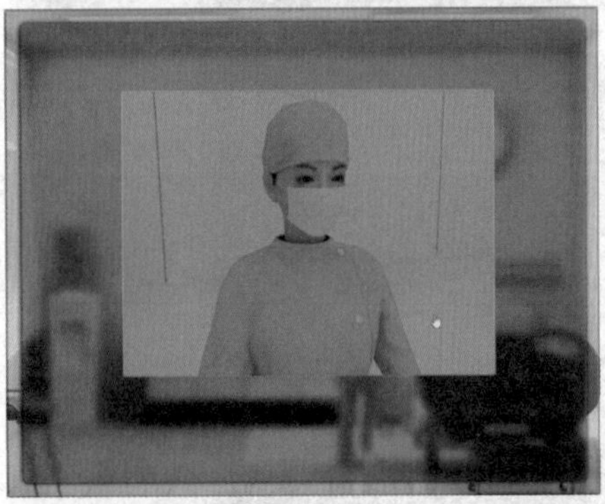	洗手，戴口罩
5	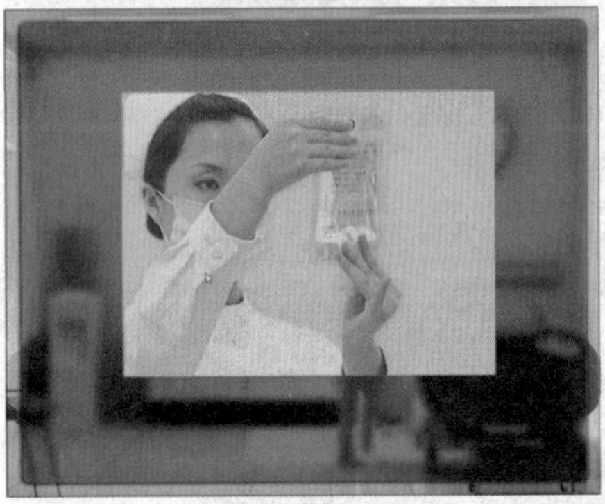	根据医嘱准备药液，检查药液质量，插入输液器，挂在输液架上进行（第一次排气不能排出药液，避免浪费）

续表

步骤	操作图示	文字说明
5（续）	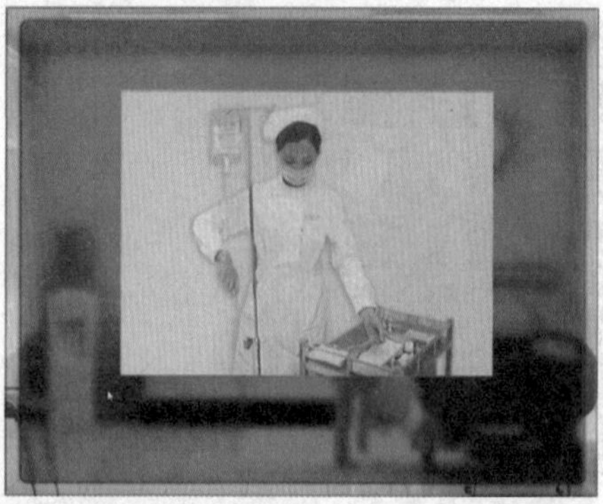	根据医嘱准备药液，检查药液质量，插入输液器，挂在输液架上进行（第一次排气不能排出药液，避免浪费）
6	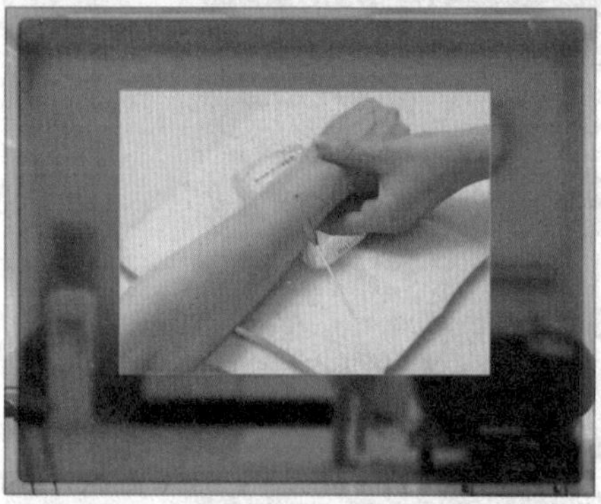	选择输液肢体，垫小垫枕，初次消毒皮肤范围大于 8 cm
7	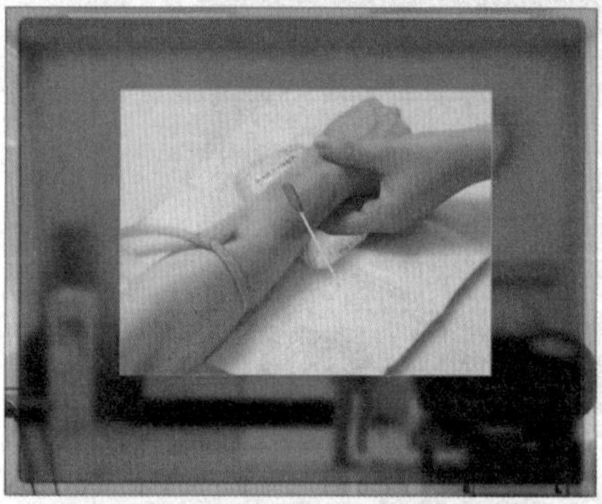	扎止血带，二次消毒皮肤，消毒范围大于 8 cm（二次消毒后手不要再动，避免污染）
8	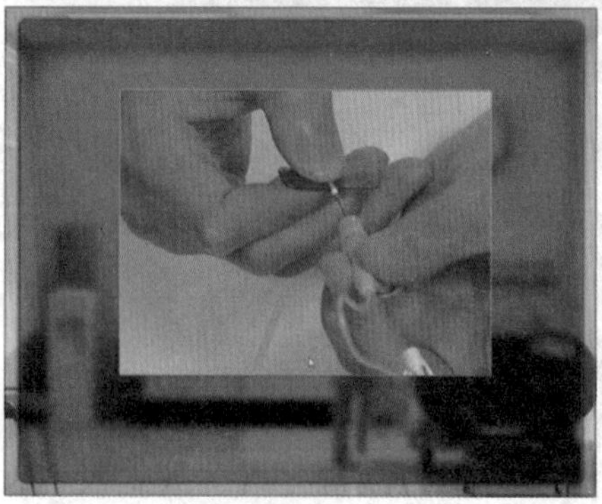	检查留置针、连接输液器针头并排气

续表

步骤	操作图示	文字说明
8（续）	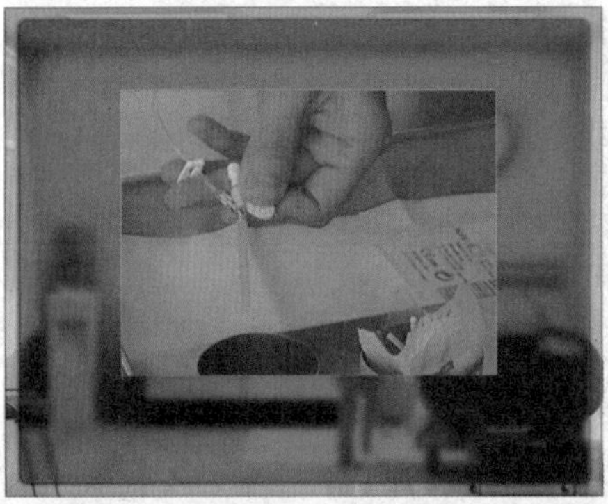	检查留置针、连接输液器针头并排气
9	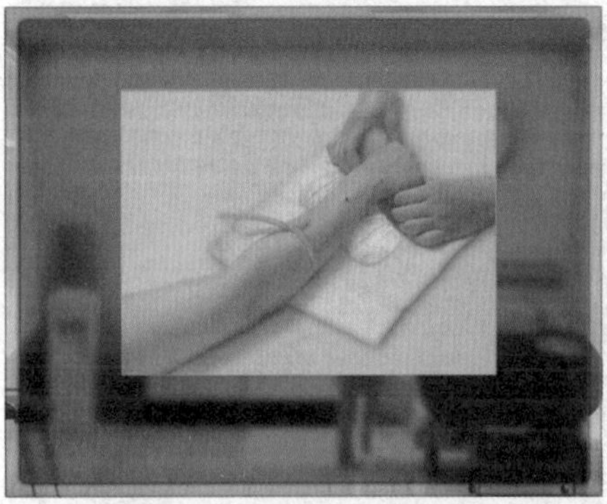	嘱患者握拳，使血管充盈
10	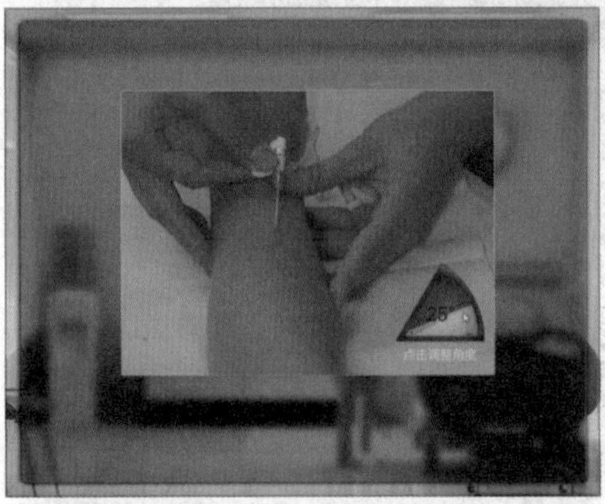 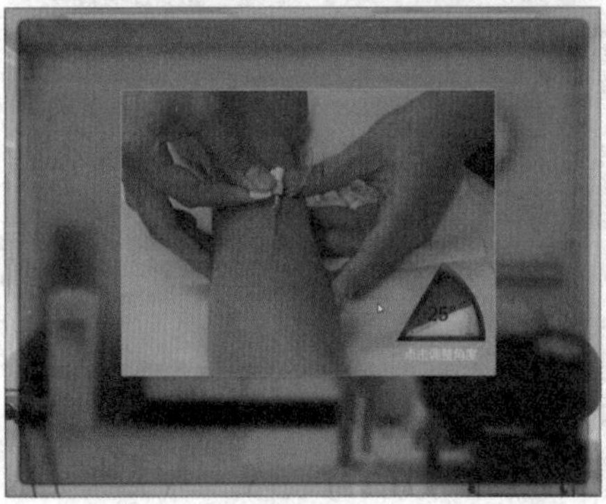	选择合适的角度（15°～30°）进针，见回血后，再平行进少许

续表

步骤	操作图示	文字说明
11	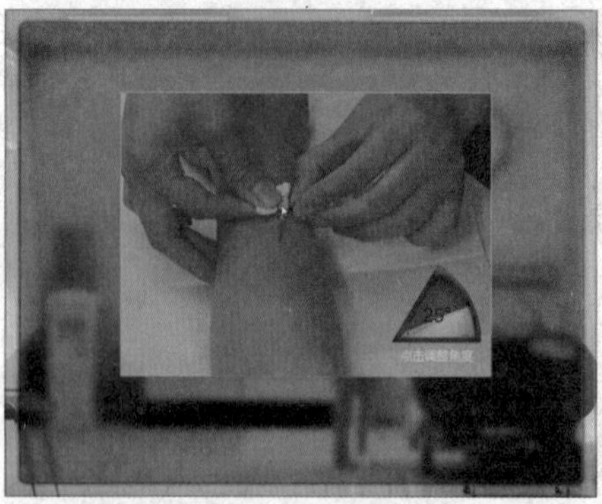	一手往前送软管，一手退去针芯
12	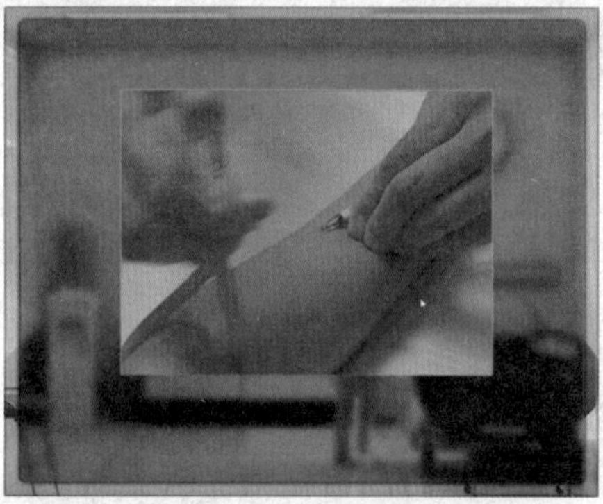 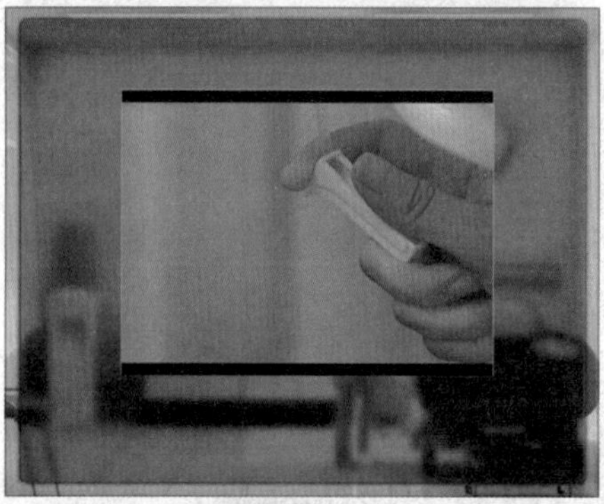	松止血带、松调节器、松拳
13	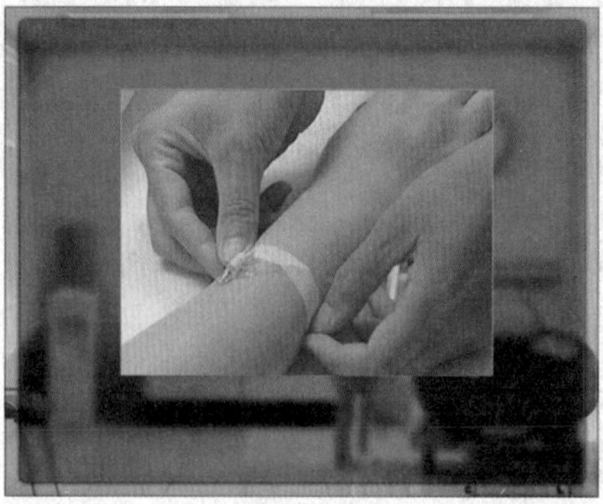	先用胶带固定留置针导管，防止针头滑出，再用无菌敷贴固定穿刺部位，然后用高举平台法固定留置针肝素帽，最后固定头皮针针头，防止针头滑出

续表

步骤	操作图示	文字说明
13（续）	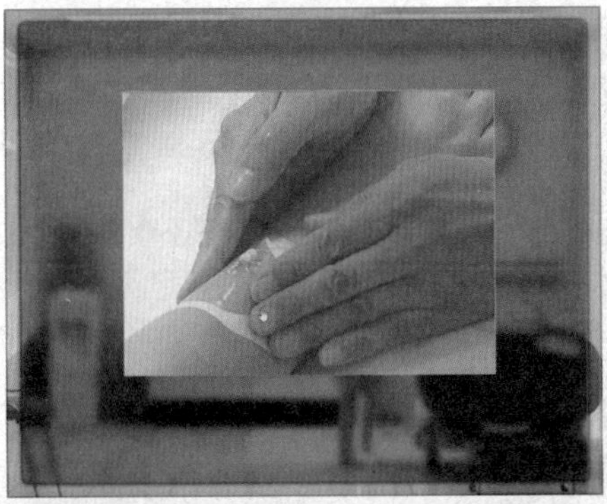 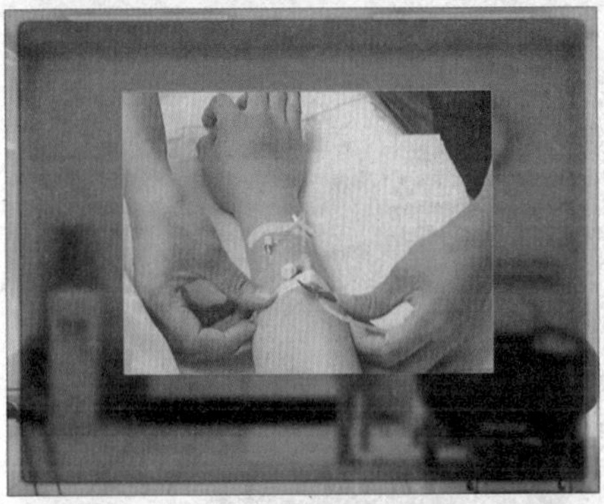 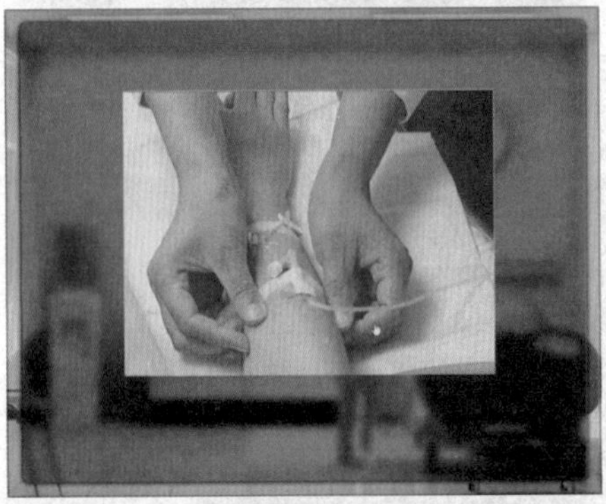	先用胶带固定留置针导管，防止针头滑出，再用无菌敷贴固定穿刺部位，然后用高举平台法固定留置针肝素帽，最后固定头皮针针头，防止针头滑出
14	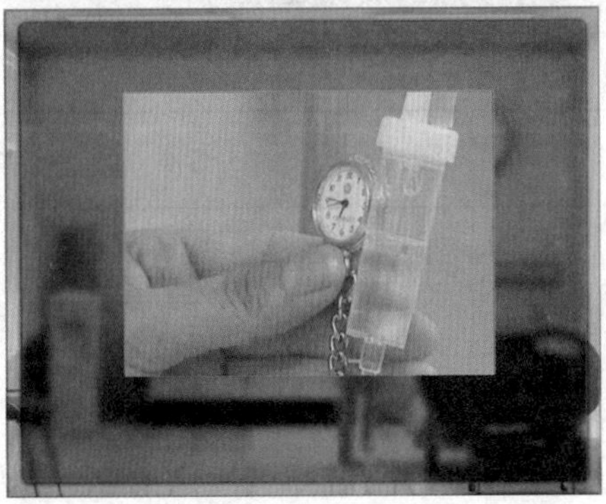	遵医嘱根据患者年龄、病情、药物性质调节滴数，一般为40～60滴/分（滴数准确，保证患者安全）

续表

步骤	操作图示	文字说明
15	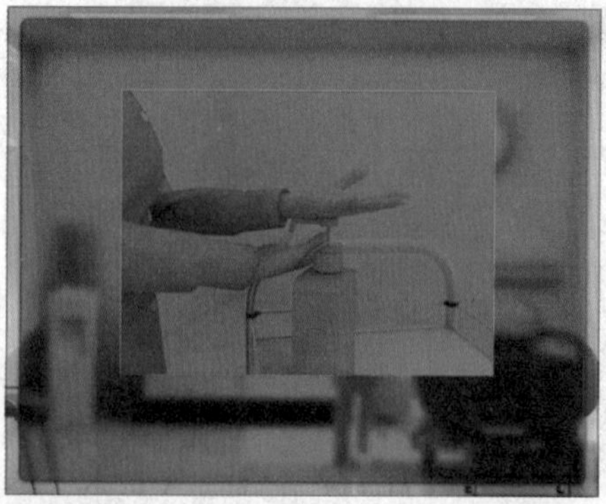	洗手
16	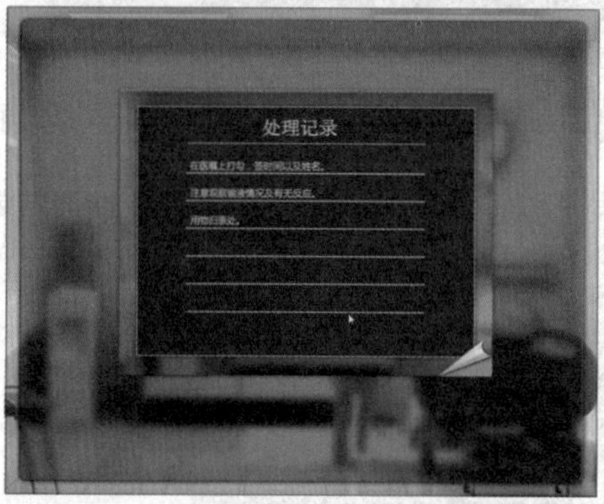	整理并记录
17	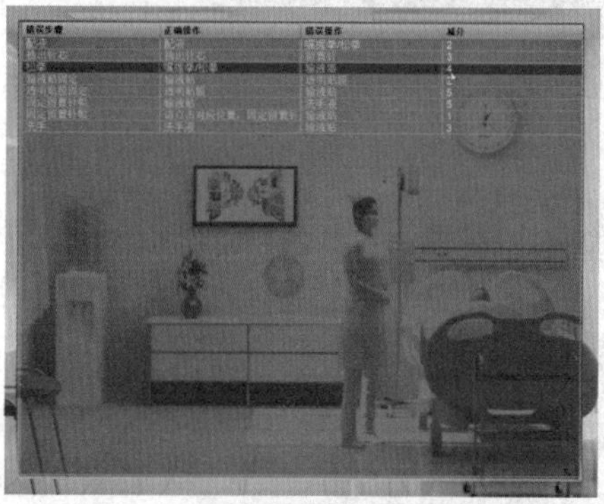	操作完成，显示结果

考核标准

项目	操作标准	分值	扣分标准	扣分	自评	互评	教师评价
素质要求（2分）	（1）报告姓名、操作项目，语言流畅，仪表大方，体态轻盈矫健	1	紧张、不自然，语言不流畅	1			
	（2）衣帽整洁，着装符合要求	1	衣、帽、鞋不整洁	1			
评估要求（15分）	1. 环境评估 病室安静、安全、光线适中，符合无菌技术操作要求	2	未评估	2			

续表

项目	操作标准	分值	扣分标准	扣分	自评	互评	教师评价
评估要求（15分）	2. 患者评估 （1）患者了解操作目的，愿意配合 （2）患者的病情、治疗情况、意识状态肢体活动情况 （3）注射部位皮肤及心、肺、肾功能无异常情况 （4）必要时协助患者排便	4	未评估	4			
	3. 护士评估 （1）七步洗手法洗手，戴口罩 （2）了解操作项目、目的及应做准备	3	未洗手或洗手不规范 未戴口罩 不清楚操作项目及目的	1 1 1			
	4. 用物评估 （1）治疗车上层：注射盘内备皮肤常规消毒液、无菌棉签、一次性输液器、留置针、敷贴、胶布、封管液、输液瓶贴、止血带、一次性治疗巾、小垫枕、瓶套、启瓶器、砂轮、弯盘、液体及药物（遵医嘱备用）、病历夹及输液执行单、输液卡、速干手消毒液 （2）治疗车下层：生活垃圾桶、医用垃圾桶、锐器回收盒	6	物品每缺一件（最多扣5分） 用物摆放不规范，无菌物品和非无菌物品未分开放置	1 1			
实施步骤（75分）	（1）核对输液执行单、输液卡、输液瓶贴，检查药液质量，将瓶贴倒贴于输液瓶（袋）	4	未核对 未检查药物质量 未贴瓶贴	2 1 1			
	（2）套瓶套，启瓶盖，消毒瓶塞及瓶颈	3	未套瓶套 未消毒	1 2			
	（3）检查输液器质量，打开输液器包装，插入输液管针头，塞好通气管末端	4	未检查输液器 针头未插入根部 输液器污染	1 1 2			
	（4）携用物至患者床旁，认真辨识患者并做好解释及告知	3	未辨识患者 未做解释及告知	2 1			
	（5）检查并打开留置针包装，连接输液器，排气，挂输液瓶	8	未旋紧头皮针连接处 未关闭调节器 一次排气不成功 排气浪费药液 滴管高度不合适	2 2 2 1 1			
	（6）取舒适体位，垫小垫枕与治疗巾，选血管，常规消毒皮肤，待干、扎止血带，备敷贴	5	扎止血带高度不合适 扎止血带末端向下 消毒面积过小 违反无菌操作原则 未备敷贴	1 1 1 1 1			

续表

项目	操作标准	分值	扣分标准	扣分	自评	互评	教师评价
实施步骤（75分）	（7）再次核对与排气，关闭调节器，取下护针帽，旋转针芯，调整针尖斜面朝上	7	未核对 排气浪费 输液管有气泡 未检查输液管	2 2 2 1			
	（8）绷紧皮肤，一手持针柄，穿刺角度15°～30°，见回血后，降低角度，使针头沿血管进入0.2 cm，边推进边抽出针芯	12	未绷紧皮肤 角度不正确 穿刺不成功	2 5 5			
	（9）固定针柄，松止血带、嘱患者松拳、松调节器，观察滴入顺畅后，敷贴固定，管道上注明置管日期、时间、签名。根据年龄、病情、药物调节滴速	4	敷贴固定不正确 滴速调节不准确	2 2			
	（10）核对后整理用物，协助患者取舒适卧位，整理床单位，呼叫器放于患者易取处，洗手记录，挂输液卡	11	未核对 未整理用物 未取舒适卧位 未整理床单位 未放置呼叫器 未洗手 未记录 未挂输液卡	2 1 2 1 1 1 2 1			
	（11）巡视观察输液速度，滴管内液面高度，穿刺部位有无肿胀、疼痛，及时用生理盐水冲管更换药液	3	未巡视观察 未及时用生理盐水冲管 未及时更换药液	1 1 1			
	（12）确认药液输入完毕，关闭调节器，迅速拔出头皮针，常规消毒静脉帽，用抽有封管液的注射器刺入静脉帽内，进行封管	4	拔针方法不正确 封管不正确	2 2			
	（13）按医用垃圾分类处理用物，为患者采取舒适卧位，整理床单位，洗手后记录	7	垃圾分类错误 未取舒适卧位 未整理床单位 未洗手 未记录	1 2 1 1 2			
评价质量（8分）	（1）程序正确，动作规范，操作熟练	2	程序错误，动作不规范	2			
	（2）完成时间在12 min内（从洗手开始至洗手后记录结束）	3	每超时1 min	1			
	（3）沟通恰当，指导正确，观察反应，满足需要	3	指导不正确 指导不到位 未及时观察反应	1 1 1			
总分							

续表

实训视频
 静脉留置针输液
实训反思
拓展思考
（1）静脉留置针输液中如何延长留置针的使用时间？ （2）当患者害怕使用留置针时，如何安慰患者？

（唐婵）

实训项目十二　静脉输液泵使用

表2-12　静脉输液泵使用

实训目标			
素养目标	知识目标	技能目标	思政目标
具有无菌意识、安全意识、节约意识、精益求精的职业精神	熟悉静脉输液泵使用的操作流程和注意事项	掌握静脉输液泵的使用	能尊重患者并与患者有效沟通；能精准保证患者安全
实训情境			
患者，女，72 岁，因急性心绞痛合并高血压入院治疗。查体：T 36.6 ℃，P 88 次 / 分，R 18 次 / 分，BP 154/92 mmHg。遵医嘱给予：① 0.5% 葡萄糖溶液 250 mL+ 丹参注射液 10 mL，静脉滴注，每天一次；② 5% 葡萄糖溶液 50 mL+ 硝普钠 50 mg，静脉滴注泵入 0.6 mL/h。 请思考： （1）该患者为什么使用静脉输液泵？ （2）如何为患者正确使用静脉输液泵？			
知识强化			
一、使用输液泵的目的 输液泵是一种能够准确控制输液滴数或输液流速，保证药物能够速度均匀，药量准确并且安全地进入患者体内发挥作用的一种仪器，同时是一种智能化的输液装置，输液速度不受人体和操作者影响，输注准确可靠，有助于降低临床护理工作强度，提高输注的准确性、安全性以及护理质量。 输液泵通常是机械或电子的控制装置，它通过作用于输液导管达到控制输液速度的目的。常用于需要严格控制输液量和药量的情况，如使用升压药物、抗心律失常药物、婴幼儿静脉输液或静脉麻醉等。			

续表

知识强化
二、输液泵的维护保养方法 1. 使用前要确保指示的输液器与使用的输液器是同一型号。若型号不符，按住“输液器选择”键，选择相同的型号。若该输液器的型号不在表中，就按照《SA2 系列输液泵使用手册》对其进行标定，并将各挡位对应型号填入背面表中。 2. 应选择弹性较好的优质普通输液器用于 SA2 系列输液泵，弹性差的输液器会造成输液精度下降。 3. 使用后及时擦拭，保持输液泵的洁净，尤其气泡探头附着污物后，会使灵敏度下降或造成气泡误报警。 4. 由于药液黏度不同和输液器“滴数 / mL”参数的偏差等因素的影响，实际输液中“滴数 / 分”有偏差是正常的。 5. 输液泵长期使用时，应每隔 3 个月将输液泵插上电源线充电 5 h，以免电池因自动放电而报废。 6. 发生报警时，应该按“消音”键，并按“停止”键停机，排除故障源后再次按“启动”键。 7. 充电指示灯表示正在快速充电。 三、使用输液泵的注意事项 1. 详细记录输液泵使用的起始时间、输液总量、输液速度以及输入液体种类、药物名称及剂量。使用过程中要经常巡视，注意实际速度与设定速度是否一致等，及时发现问题并及时解决。 2. 输液泵一旦发生报警情况，应及时查找原因进行处理。 3. 持续维持输注的药液所使用的输液器每 24 h 更换一次，防止感染。 4. 使用中注意观察静脉注射局部皮肤有无红肿，防止刺激性的药液外渗引起的组织损害。 5. 观察患者有无寒战、发绀、发热等全身反应，如有上述反应应立即停止输液，并及时报告医生给予处理。 6. 告警状态处理 当发生报警时，请观察告警灯上的文字处理，然后按停止键，此时告警灯灭，报警声停止，然后按告警灯上的文字提示的内容做相应处理。如果发出声音报警，同时流水灯闪烁，故障为速度变快，请按停止键，排除故障后重新启动。 （1）气泡告警：打开泵门取下输液器，用手弹法将气泡弹回滴壶中，重新装好输液器，关好门启动，继续输液。机器使用久了，气泡探头表面脏了以后会出现气泡灯亮并长时报警，请用乙醇擦拭干净，故障清除。 （2）阻塞告警：检查输液器是否打折，针头、滤网是否阻塞，针头是否滑出血管，输液器上的阀门是否打开了，输液器在止液夹位置安装是否正确等。 （3）输完报警：当输液累计量达到预输液量时，输液泵用声光报警，并进入 KVO（保持静脉开放）状态，此时按“启动 / 停止”键，停止输液泵运行。 （4）开门报警：输液泵在运行中，泵门意外被打开，输液泵用声光报警，关门后自动消警。 （5）欠压报警：机内电池电量即将耗尽，输液泵用声光报警，应立即采用交流电源。
实训准备
（1）护士准备：着装整洁、剪指甲、洗手、戴口罩。 （2）用物准备：静脉输液泵使用虚拟仿真系统、注射盘（内备安尔碘、无菌棉签）、输液泵、电源、保留的留置针、弯盘、液体及药物、医嘱单、输液记录单、速干手消毒液、生活垃圾桶、医用垃圾桶、锐器盒、笔。 （3）环境准备：安静、整洁、宽敞、明亮、安全、舒适。 （4）患者准备：知晓输液目的、方法和注意事项，能配合操作。输液前排尿排便，体位舒适。
实训内容
（1）点击静脉输液泵使用虚拟系统。 （2）核对解释并检查留置针保留情况，检查药液后，插入输液泵专用输液器。来到患者床旁核对解释后，挂输液瓶进行排气。固定输液泵在合适的高度，输液泵开机，将输液导管卡入卡槽，按快排加速排气后，连接留置针。最后核对整理记录。输液泵入完毕关闭输液泵，取下导管，处理留置针，用物分类处置后整理记录。 （3）评价输液泵使用操作流程是否规范，沟通是否恰当。

续表

实训流程		
步骤	操作图示	文字说明
1	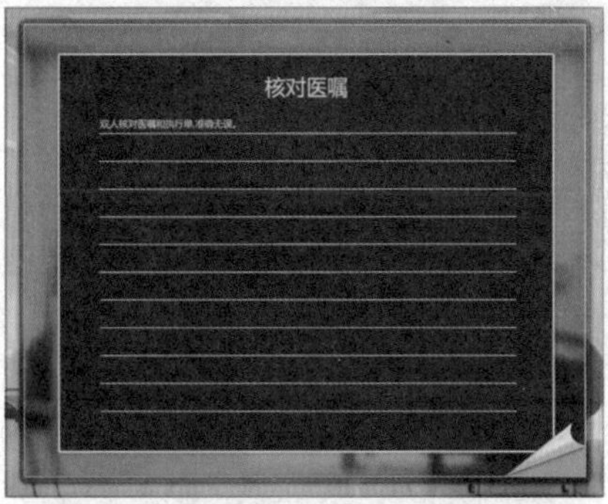	双人核对医嘱和执行单
2	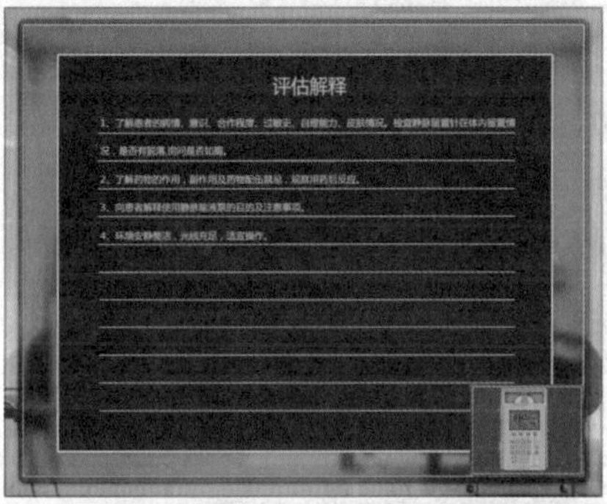	评估解释，评估患者体内留置针使用情况，解释使用静脉输液泵的目的、方法和注意事项（要有耐心与患者沟通）
3	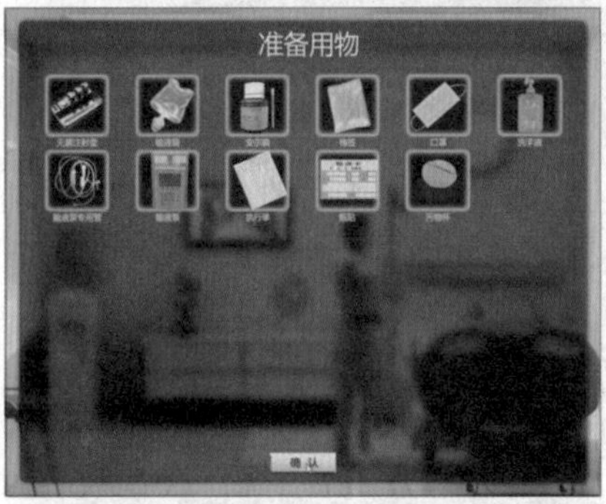	准备实训用物
4	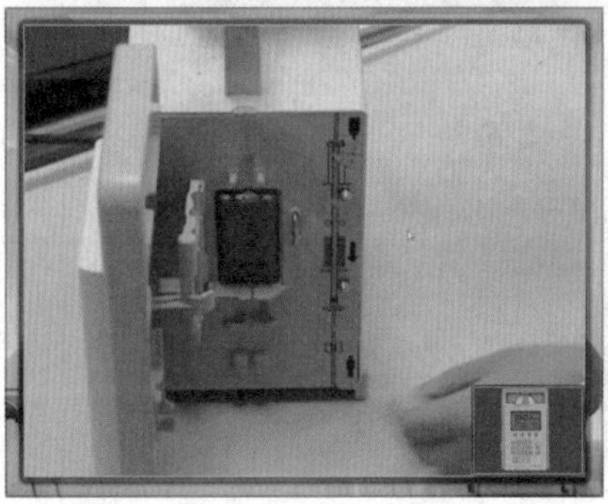	打开输液泵检查是否完好，闭合输液泵并开机

续表

步骤	操作图示	文字说明
4（续）	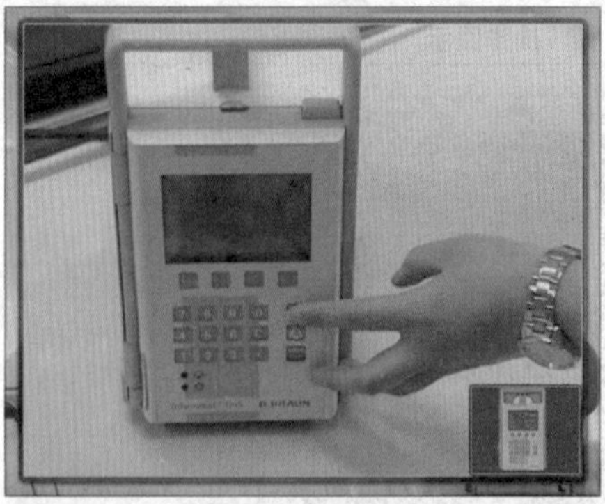 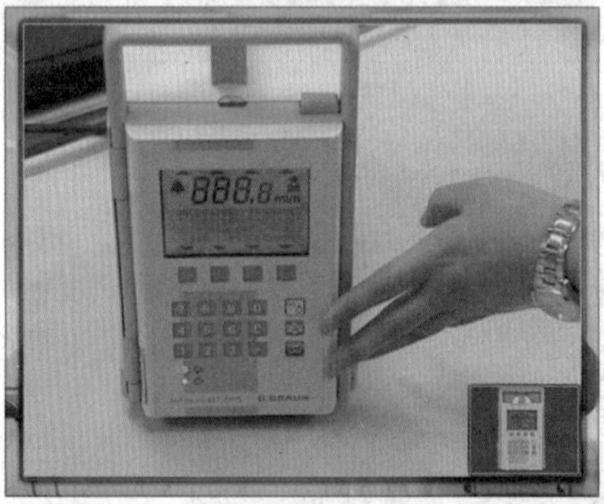	打开输液泵检查是否完好，闭合输液泵并开机
5	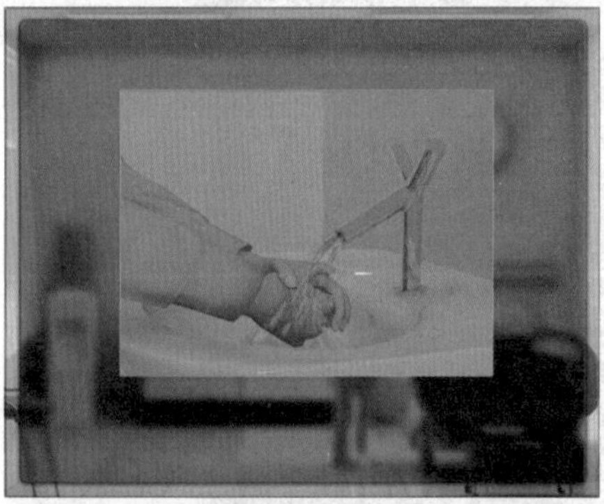 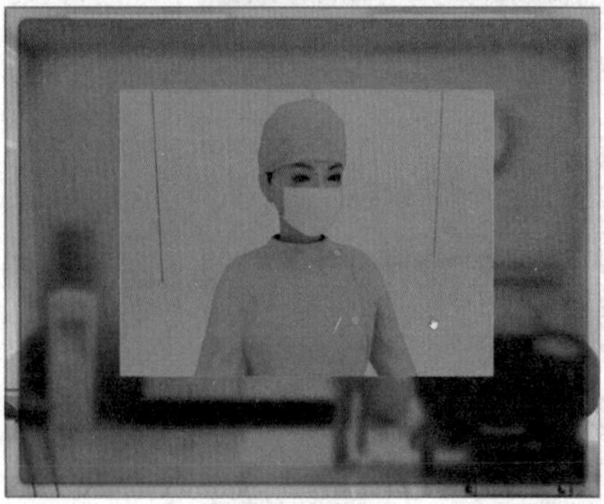	洗手，戴口罩

续表

步骤	操作图示	文字说明
6	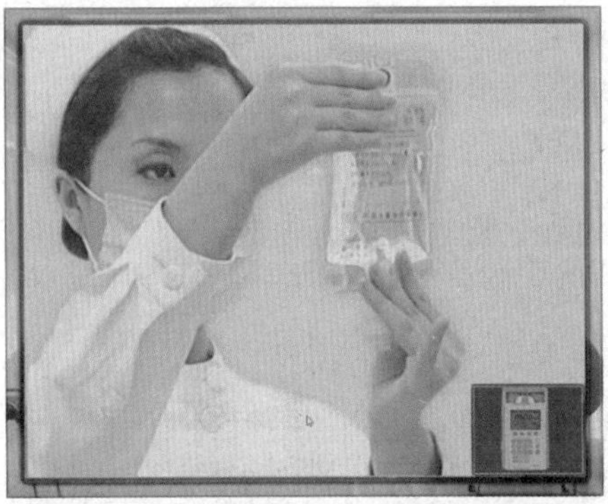	根据医嘱准备药液，检查药液质量
7	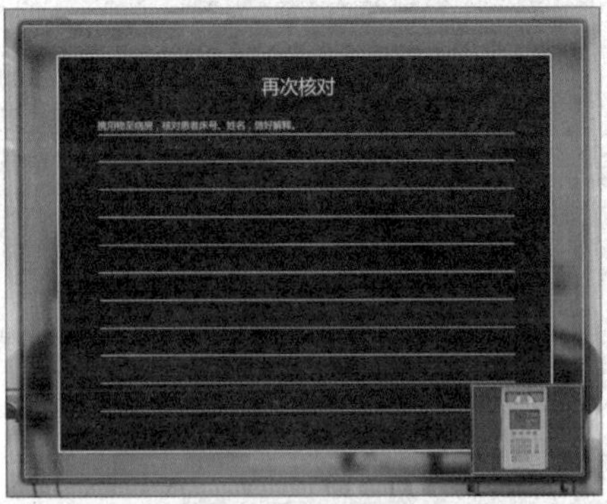	携用物至床旁，再次核对
8	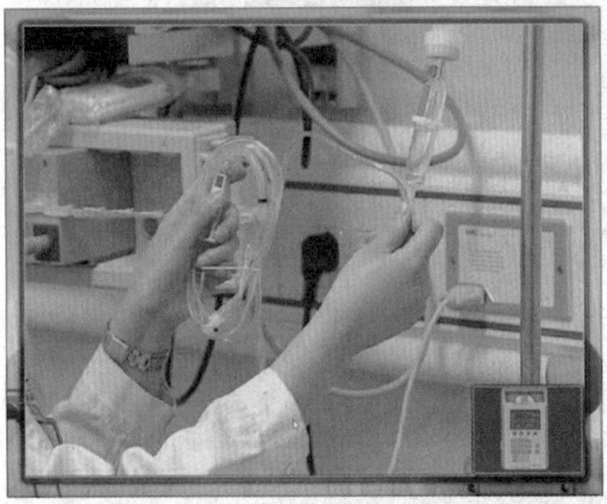	选择并检查输液泵专用输液管路，插入药液，挂在输液架上进行排气（第一次排气不能排出药液，避免浪费）
9	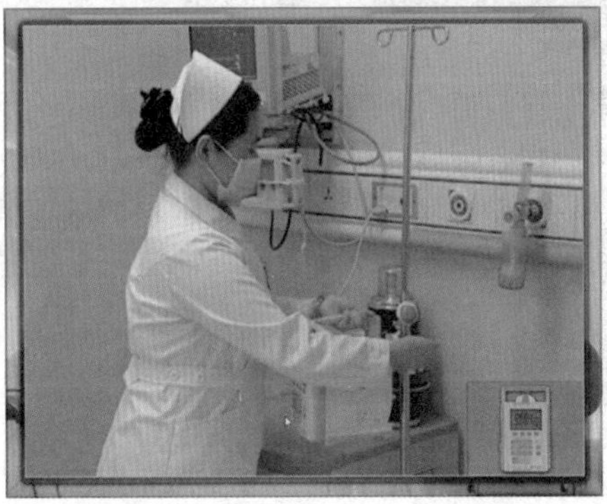	固定输液泵在输液架上，输液瓶高于输液泵 30 cm，输液泵高于心脏 30 cm

续表

步骤	操作图示	文字说明
10	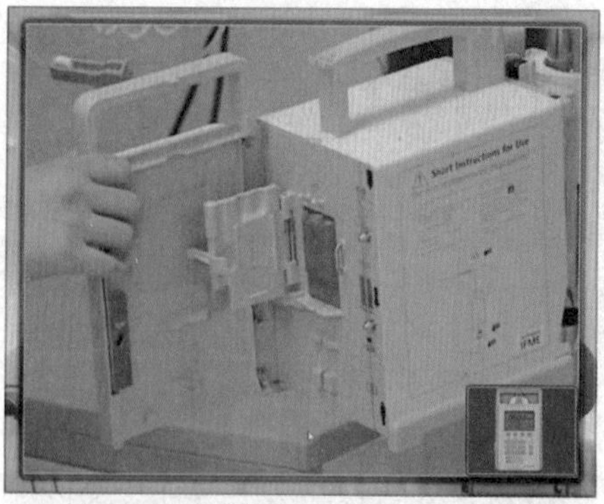 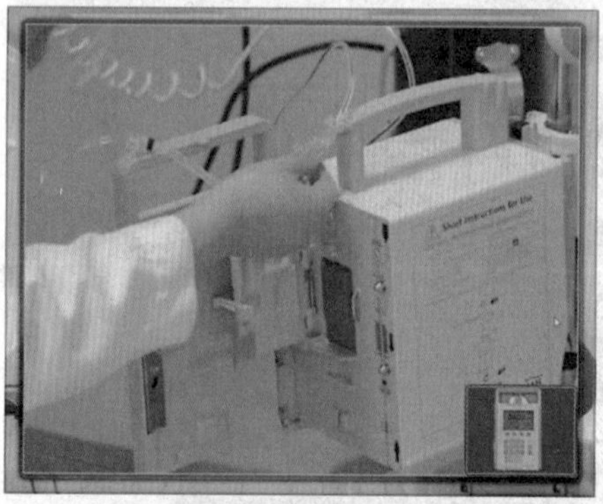 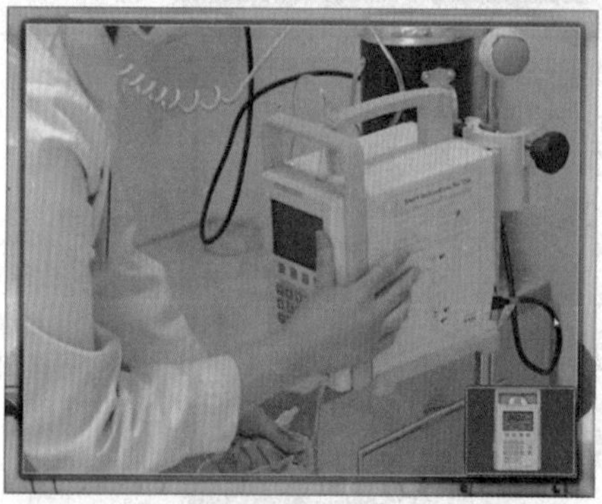	连接电源，打开输液泵，将输液导管拉直从上至下分别卡入定位座、气泡探头和止液卡槽内，关闭输液泵（动作要小心，导管要卡紧，避免损坏输液泵）
11	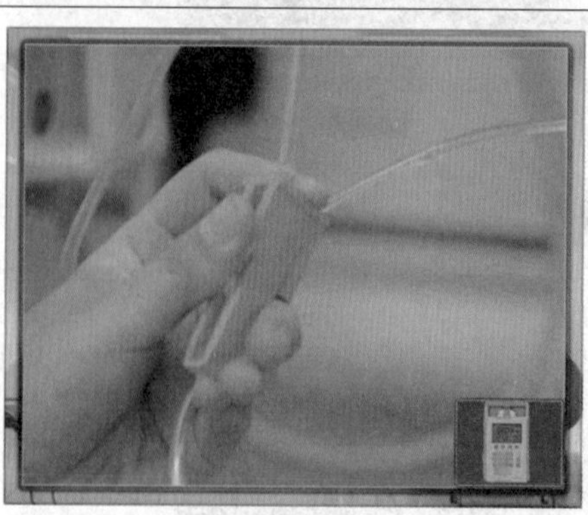	打开调节器

续表

步骤	操作图示	文字说明
12	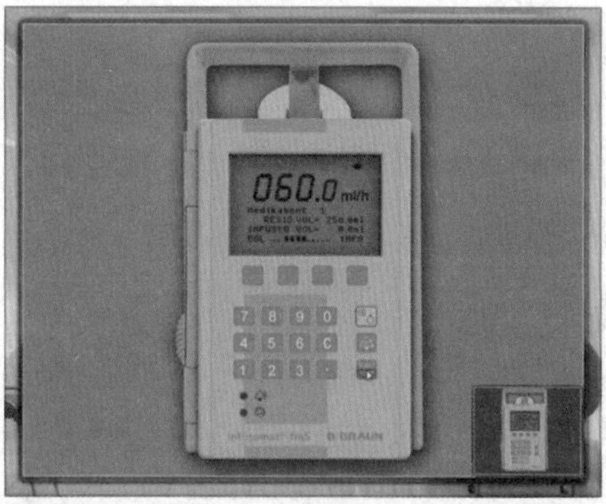	按电源键开机，设置总量和速度，按开始键，然后按加速键排气，排完气体后，按停止键（剂量设置要精准，保证患者安全，排气要节约）
13	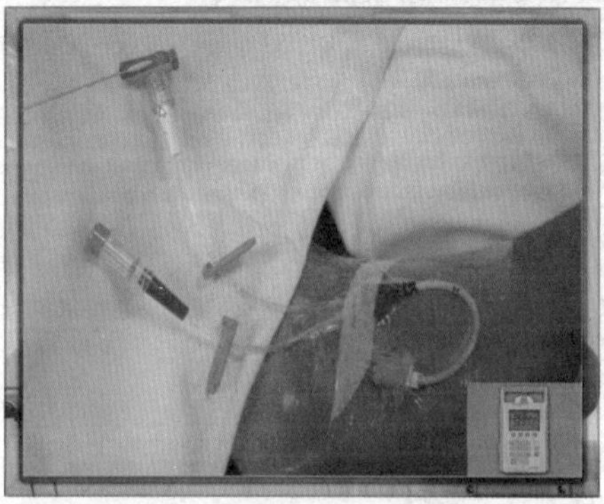	消毒留置针三通两次
14	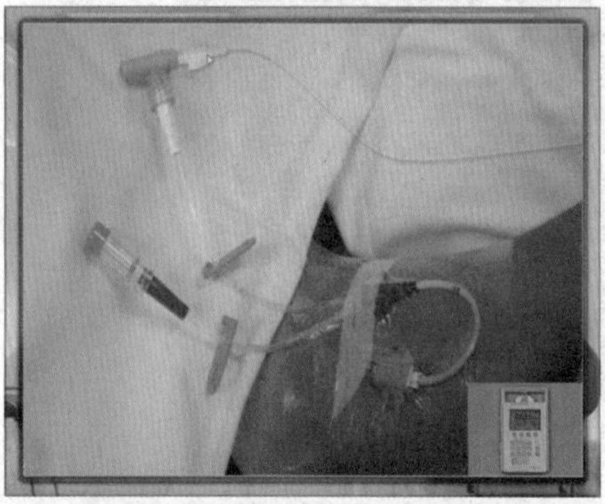	连接输液导管
15	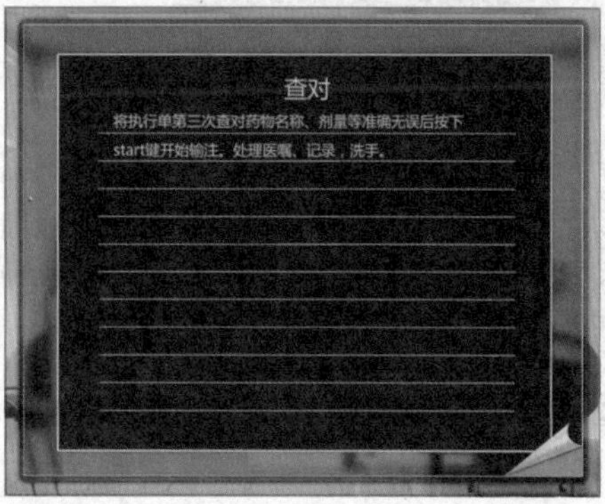	第三次核对后，按开始键开始输液

续表

步骤	操作图示	文字说明
16	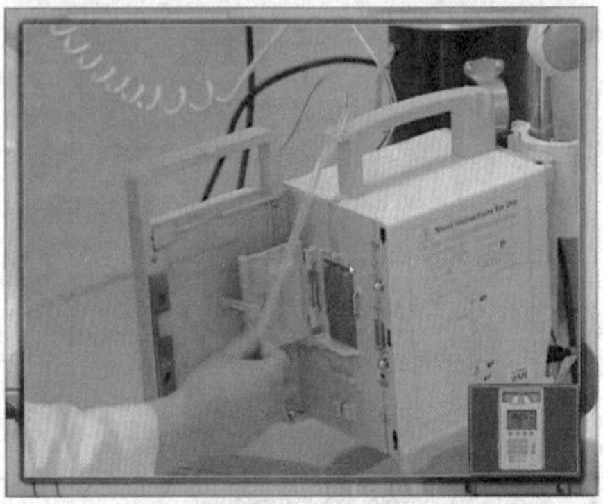 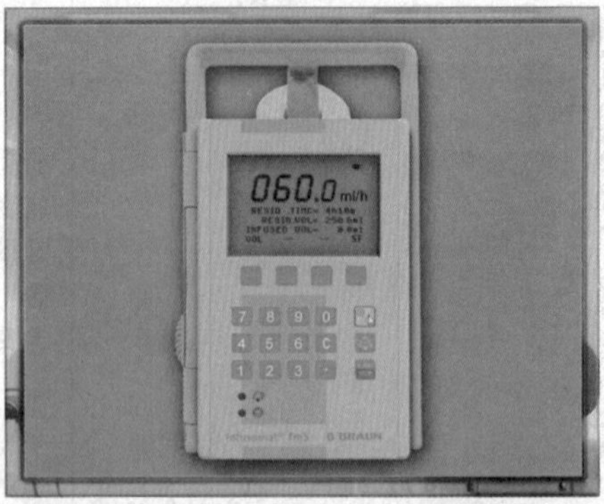	液体输入完毕，按停止键，关闭调节器，取下输液导管及针头，用生理盐水或肝素钠溶液冲洗管道后，固定留置针
17	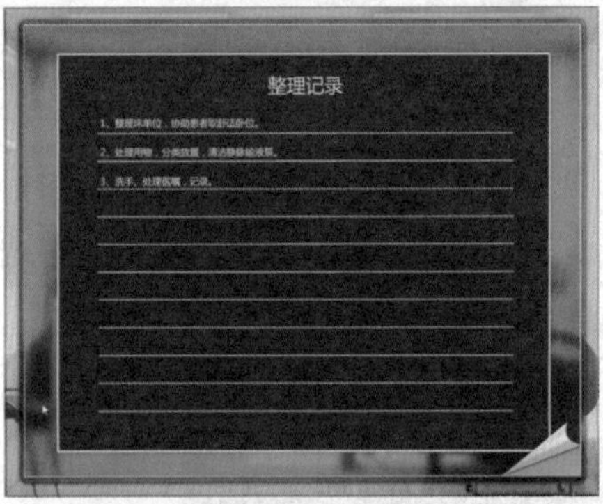 整理记录	整理用物后，洗手记录
18	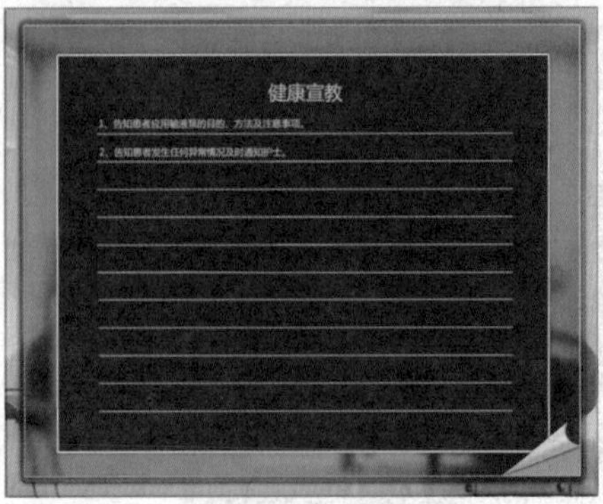 健康宣教	健康宣教，告知留置针留置期间手臂活动幅度不宜过大，穿刺部位有红肿要及时报告

续表

步骤	操作图示	文字说明
19	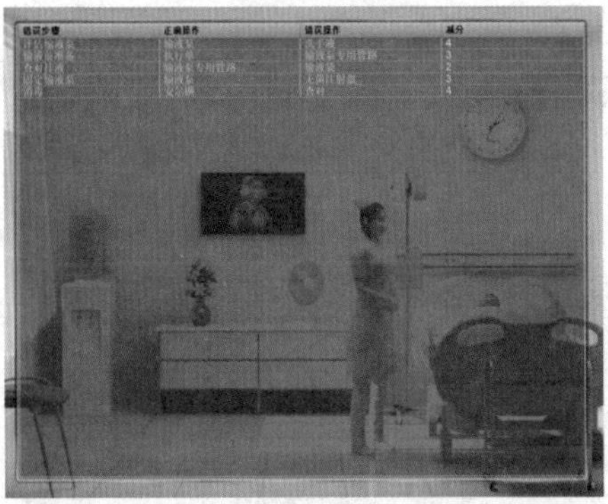	操作结束，显示结果

考核标准

项目	操作标准	分值	扣分标准	扣分	自评	互评	教师评价
素质要求（2分）	（1）报告姓名、操作项目，语言流畅，仪表大方，体态轻盈矫健	1	紧张、不自然，语言不流畅	1			
	（2）衣帽整洁，着装符合要求	1	衣、帽、鞋不整洁	1			
评估要求（15分）	1. 环境评估 病室安静、安全、光线适中，符合无菌技术操作要求	2	未评估	2			
	2. 患者评估 （1）患者了解操作目的，愿意配合 （2）患者的病情、治疗情况、意识状态、肢体活动情况 （3）检查留置针在血管内的情况 （4）必要时协助患者排便	4	未评估	4			
	3. 护士评估 （1）七步洗手法洗手，戴口罩 （2）了解操作项目、目的及应做准备	3	未洗手或洗手不规范 未戴口罩 不清楚操作项目及目的	1 1 1			
	4. 用物评估 （1）治疗车上层：注射盘（内备安尔碘、无菌棉签）、输液泵、电源、保留的留置针、弯盘、液体及药物、医嘱单、输液记录单、速干手消毒液、笔 （2）治疗车下层：生活垃圾桶、医用垃圾桶、锐器盒	6	物品每缺一件（最多扣5分） 用物摆放不规范，无菌物品和非无菌物品未分开放置	1 1			
实施步骤（75分）	（1）双人核对医嘱和执行单	2	未核对	2			
	（2）评估解释，评估病情、留置针	4	未评估 未解释	2 2			
	（3）准备用物，检查输液泵，护士准备	6	未检查输液泵 用物准备不全 未洗手 未戴口罩	2 2 1 1			

续表

项目	操作标准	分值	扣分标准	扣分	自评	互评	教师评价
实施步骤（75分）	（4）准备药液	5	药液准备错误	5			
	（5）携用物至患者床旁，认真辨识患者并做好解释及告知	3	未辨识患者 未做解释及告知	2 1			
	（6）插专业输液器，挂输液瓶，排气后固定输液泵	8	未旋紧头皮针 未关闭调节器 一次排气不成功 排气浪费药液 滴管高度不合适 输液泵高度不合适	1 1 2 2 1 1			
	（7）连接电源，自上而下固定输液导管后，打开调节器	8	电源未连接 未卡入定位座 未卡入气泡探头 未卡入止液槽 未开调节器	1 2 2 2 1			
	（8）开机，设置量和速度，加速排气后停止	7	未开机 总量设置不准确 速度设置不准确 气泡未排尽	1 2 2 2			
	（9）消毒留置针三通，连接导管并固定	8	未消毒 导管连接不紧密 导管未固定 违反无菌操作原则	2 2 2 2			
	（10）核对后开始输液，洗手记录	5	未核对 未洗手 未记录	2 1 2			
	（11）输液完成，停止输液，取下导管，留置针冲管后固定	8	未及时停止输液 未冲管 未固定	2 5 1			
	（12）用物处置，洗手记录	7	垃圾分类错误 未取舒适卧位 未整理床单位 未洗手 未记录	1 2 1 1 2			
	（13）健康宣教	4	未健康宣教 宣教内容不准确	2 2			
评价质量（8分）	（1）程序正确，动作规范，操作熟练精准	2	程序错误，动作不规范	2			
	（2）完成时间在 10 min 内（从洗手开始至洗手后记录结束）	3	每超时 1 min	1			
	（3）沟通恰当，指导正确，观察反应，满足需要	3	指导不正确 指导不到位 未及时观察反应	1 1 1			
总分							

续表

实训视频
静脉输液泵
实训反思
拓展思考
（1）分析静脉输液泵控制滴速的原理？ （2）画出你心目中最佳的输液泵？

（唐婵）

模块三 标本采集技术

实训项目一 静脉采血技术

表3-1 静脉采血技术

实训目标			
素养目标	知识目标	技能目标	思政目标
具有人文精神，精益求精职业精神	掌握静脉采血的操作流程和注意事项	掌握静脉采血的技能	能够关爱、尊重、理解患者，掌握交流沟通技巧，具备耐心与责任心
实训情境			
患者，男，28岁，近一个月内出现恶心、厌食、腹胀、肝区不适，为了明确诊断需做肝功能检验。 请思考： （1）该患者需采集哪一类血标本？ （2）在操作前需要对患者进行哪些方面的评估？ （3）采集过程中应注意哪些问题？			
知识强化			
一、标本采集 （1）标本采集的意义：临床上经常送检的标本有排泄物（尿、粪）、分泌物（痰、鼻分泌物）、呕吐物、血液、体液（胸腔积液、腹水）和脱落细胞（食管、阴道）等。标本检验在一定程度上反映出机体正常的生理现象和病理改变，配合其他临床检查，对明确诊断、观察病情、制定防治措施起着重要作用。 （2）标本采集的原则：遵照医嘱、充分准备、严格查对、正确采集、及时送检。			

续表

知识强化
二、血液标本采集法 血液由血浆和血细胞两部分组成，在体内通过循环系统与机体所有组织器官发生联系，参与机体的每一项功能活动，对维持机体的新陈代谢、功能调节和维持机体内、外环境的平衡有着重要的作用。血液系统发生病变时，可以影响全身组织器官，组织器官病变又可直接或间接地引起血液或成分改变。因此，血液检查是临床最常用的检验项目之一，它可反映机体各种功能及异常变化，为判断患者病情进展程度以及治疗疾病提供参考。 （一）毛细血管采集法 毛细血管采血法是自外周或末梢血采集标本的方法，常用采血部位为耳垂和手指末梢，此种采血方法操作简单方便，可获得较多血量，但外周或末梢血液循环较差，受气温、外力挤压、运动等因素影响较大，故检查结果不够恒定。该采血方法一般由检验人员具体执行。 （二）静脉血标本采集法 静脉血标本采集是指从静脉抽取静脉血液标本的方法。常用采血静脉包括四肢浅静脉（贵要静脉、肘正中静脉、头静脉、腕部及手背静脉、大隐静脉、小隐静脉、足背静脉）、颈外静脉（婴幼儿多选此处采血）、股静脉。 1. 目的 （1）全血标本（即抗凝血，包含血浆）：用作血沉、血常规检查和测定血液中某些物质的含量，如肌酐、尿素氮、尿酸、肌酸、血氨、血糖。 （2）血浆标本：用于部分生化检查。此外，凝血因子测定、游离血红蛋白测定等必须采用血浆标本。容器使用抗凝试管，做二氧化碳结合力须在试管内加入液状石蜡。 （3）血清标本：用于测定血清酶、脂类、电解质，肝功能等。容器需使用清洁、干燥的试管。采集要点为清晨空腹采集、防溶血。 （4）血培养标本：用于查找血液中的病原菌。采集要点为严格无菌操作，防污染。一般血培养采血 5 mL，亚急性心内膜炎患者为提高细菌培养阳性率，采血量可增高至 10 ～ 15 mL。 2. 注意事项 （1）严格执行查对制度和无菌操作原则。 （2）采集静脉血液标本的方法、采血量和采集时间要准确。做生化检验时应于清晨空腹时采集，事先通知患者抽血前勿进食及饮水，以免对检验结果造成影响。采集细菌培养标本应尽可能在使用抗生素前或伤口局部治疗前、高热寒战期进行血液标本采集。 （3）进行肘部采血时，勿拍打患者前臂，结扎止血带的时间以不超过 1 min 为宜，以避免过长时间结扎导致血液成分变化，影响检验结果。 （4）严禁在输液、输血的针头处抽取血液标本，应在对侧肢体采集；若女性患者做了乳腺切除术，应在手术对侧的手臂采集血液标本。 （5）使用真空管进行采血时，不可在穿刺前将真空采血管与采血针头相连，以免试管内负压消失而影响采血。 （6）采集血培养标本时需防污染，应严格执行无菌技术操作，在抽血前应检查培养基是否符合要求，瓶塞是否干燥，培养液不宜过少。血培养标本应注入无菌容器内，不可混入消毒剂、防腐剂、药物，以免影响检验结果。 （7）使用注射器进行静脉采血时只能向外抽，不能向静脉内推，以免注入空气，产生气栓而造成空气栓塞等严重后果。 （8）使用真空采血管采血时，如同时进行多个检测项目，应按照以下顺序进行采血：血培养→无添加剂管→凝血管→肝素管→ EDTA 管→草酸盐→氟化钠管。
实训准备
（1）护士准备：着装整洁、剪指甲、洗手、戴口罩。 （2）用物准备：静脉采血虚拟仿真系统、注射盘（内备安尔碘、无菌棉签）、一次性注射器（型号规格视采集量而定）、针头或头皮针及标本容器（按需要备干燥试管、抗凝管或血培养瓶）或真空采血系统（真空采血管、真空采血针、持针器）、止血带、一次性治疗巾、小垫枕、胶布、无菌手套，写有患者科室、床号、姓名、标本类型、采集时间的检验单，速干手消毒液、生活垃圾桶、医用垃圾桶、锐器盒、笔。 （3）环境准备：安静、整洁、宽敞、明亮、安全、舒适。 （4）患者准备：知晓静脉采血的目的、方法和注意事项，能配合操作。取舒适体位，穿刺部位清洁，暴露穿刺部位。

续表

实训内容		
（1）点击静脉采血虚拟系统。 （2）对患者进行核对解释后，检查采血处血管情况，选择合适的血管进行皮肤的消毒、扎止血带。再次核对，戴手套，选择合适的进针角度进针穿刺，见回血后抽取所需血量，采血完毕后松止血带，嘱患者松拳并迅速拔出针头，拔针按压，将血液标本注入容器。最后核对整理、洗手记录，用物分类处置后整理记录。将静脉血液标本连同化验单及时送检。 （3）评价静脉采血操作流程是否规范，沟通是否恰当。		
实训流程		
步骤	**操作图示**	**文字说明**
1	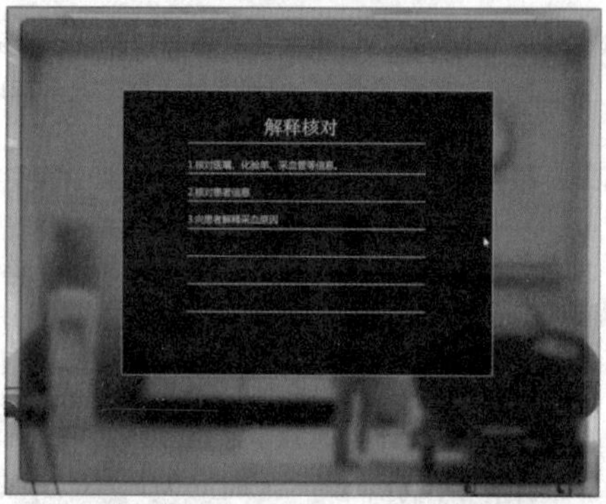	核对医嘱、化验单、采血管等信息；核对患者姓名、床号、住院号等信息；向患者解释采血原因（注意交流沟通技巧，做好解释，取得患者配合）
2	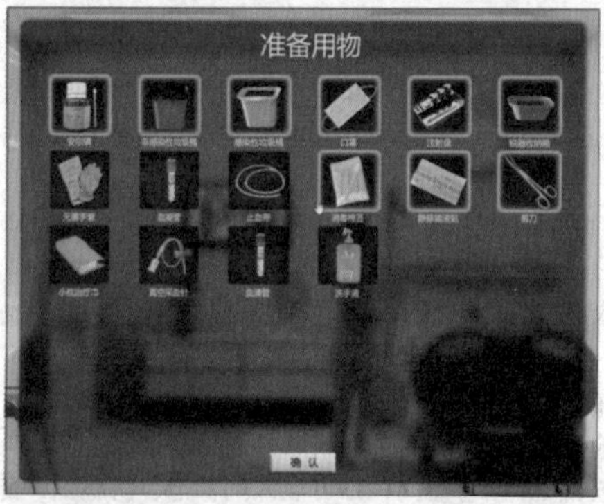	准备实训用物
3	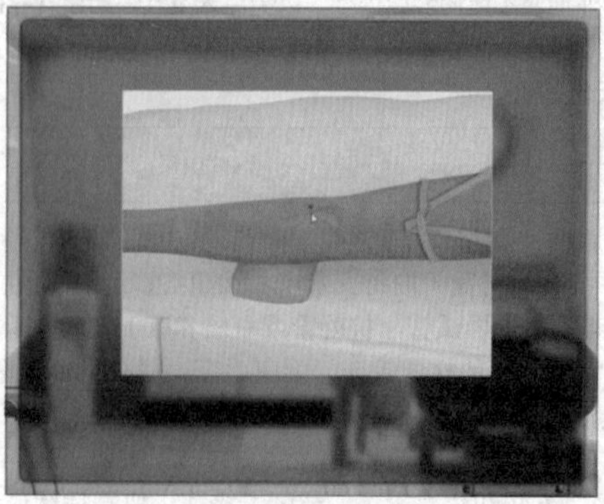	评估患者穿刺部位皮肤及血管情况，垫小枕、扎止血带，嘱患者握拳。局部皮肤无瘢痕、红肿、硬结，皮肤完好。选择粗、直、有弹性适宜穿刺的血管，常选用肘正中静脉、头静脉或贵要静脉，嘱患者松拳。

续表

步骤	操作图示	文字说明
4	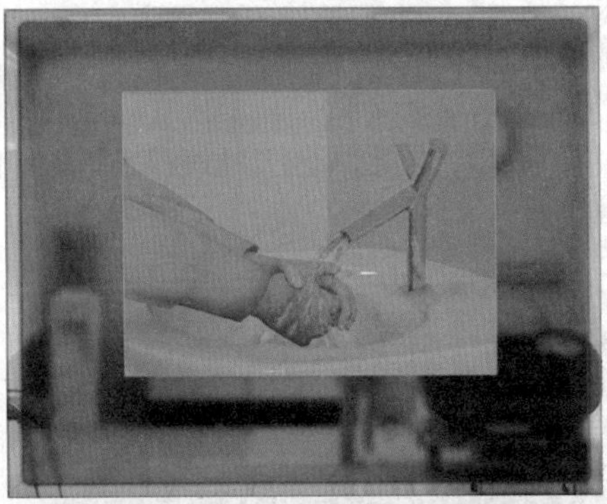 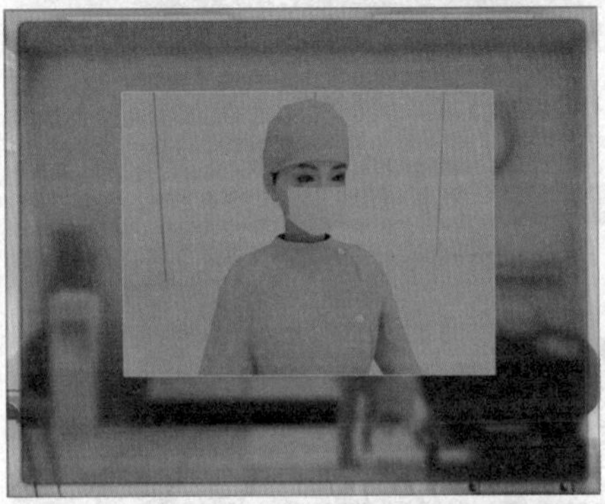	洗手，戴口罩
5	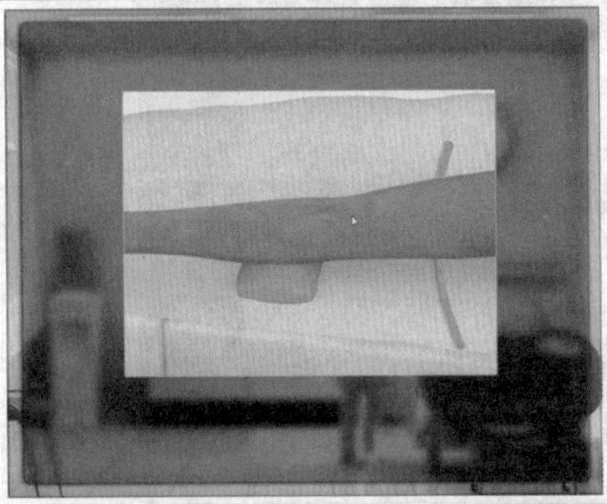	再次核对，协助患者取舒适体位
6	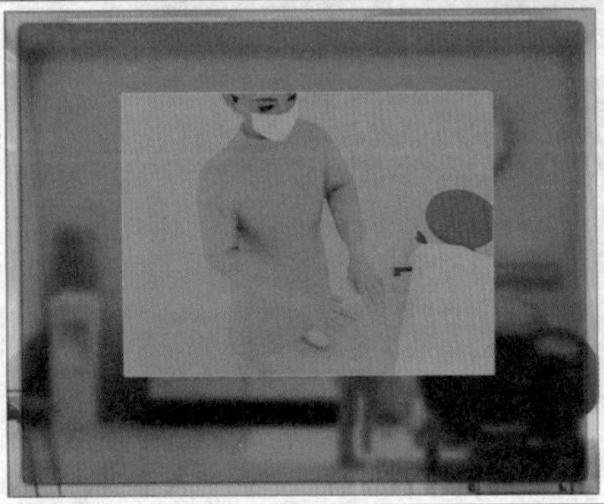	戴手套

续表

步骤	操作图示	文字说明
7	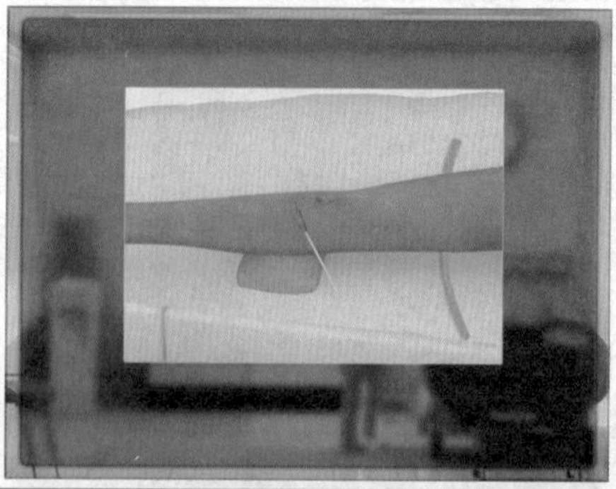	消毒
8	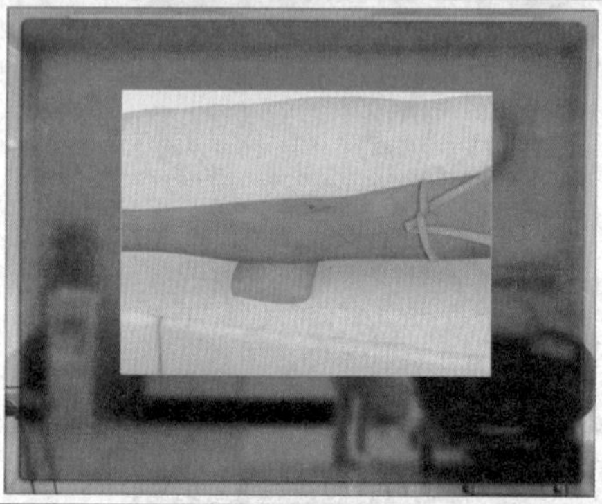	结扎止血带
9	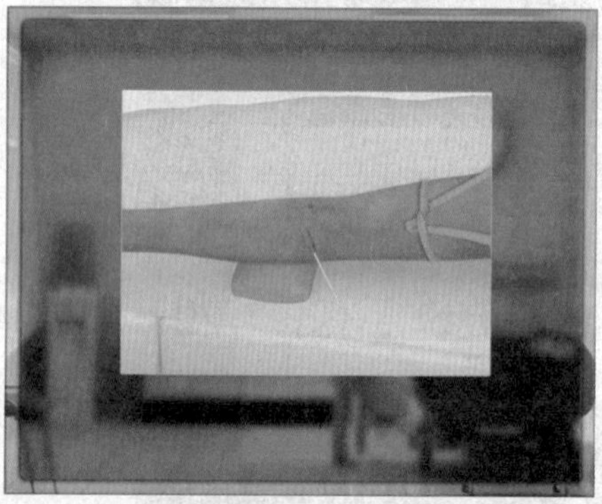	再次消毒
10	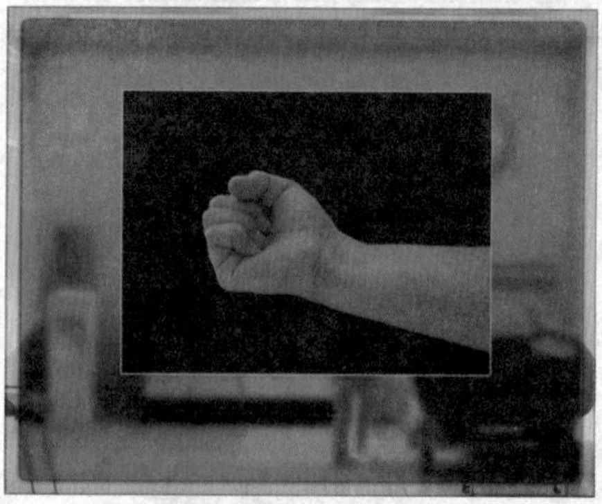	嘱患者握拳

续表

步骤	操作图示	文字说明
11	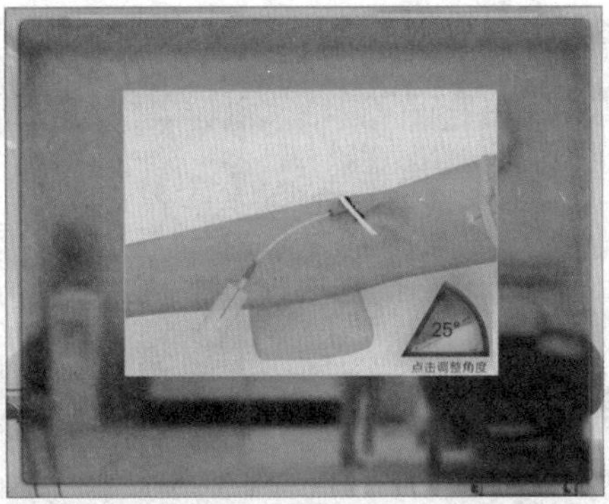 25° 点击调整角度	按静脉注射法，选择合适的进针角度进行穿刺（进针速度快，减轻患者疼痛感）
12	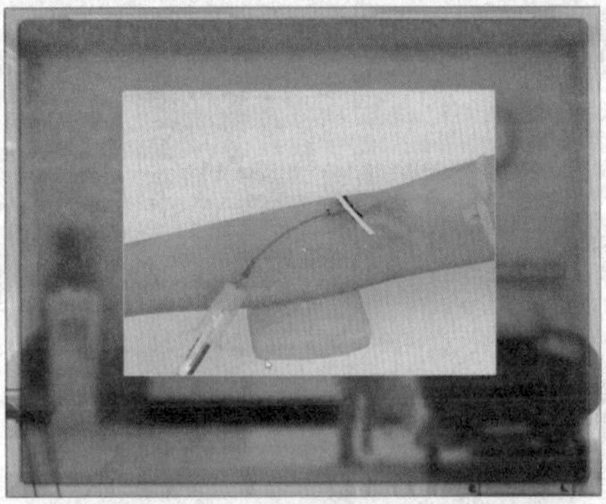 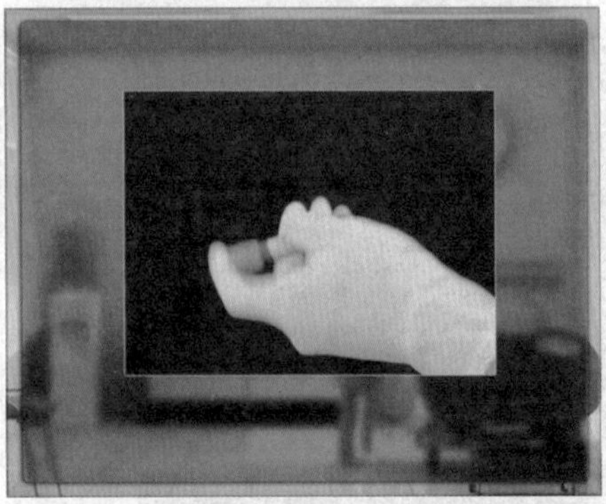	使用血清管采血，不需摇匀 使用血凝管采血，需摇匀
13	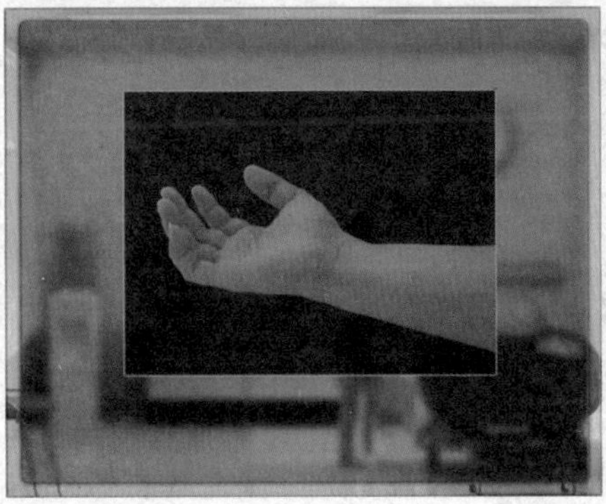	嘱患者松拳

续表

步骤	操作图示	文字说明
14	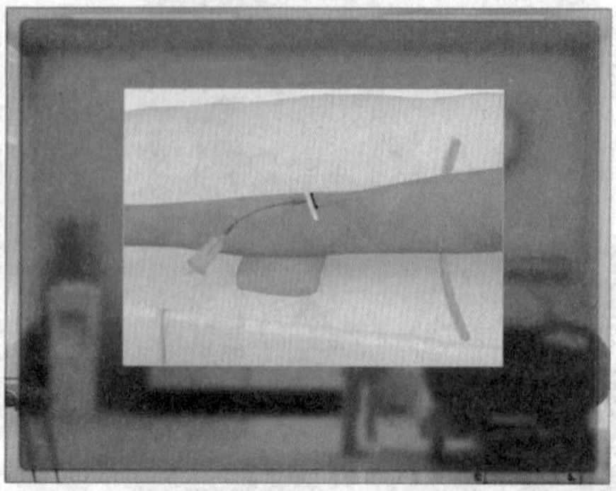	松止血带
15	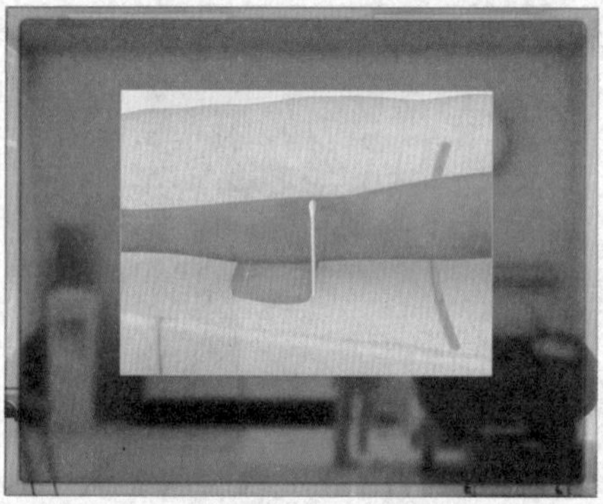	迅速拔针、无菌棉签按压穿刺部位（拔针速度快，减轻患者疼痛感）
16	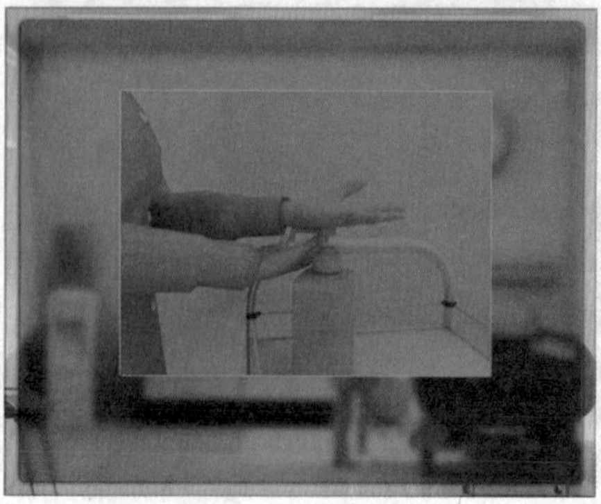 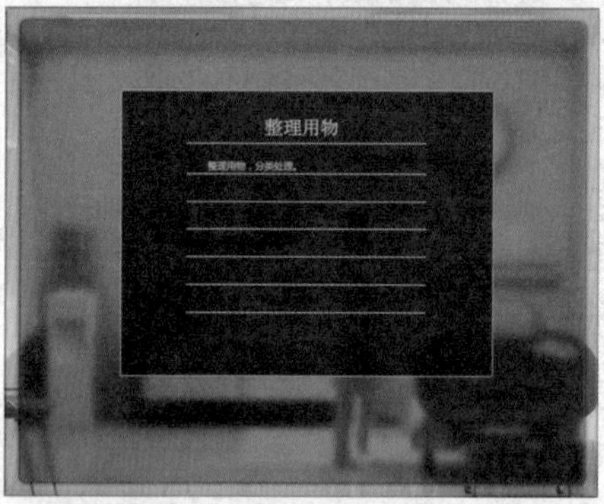 整理用物 整理用物，分类处理。	再次核对患者信息，整理用物后洗手记录

续表

步骤	操作图示	文字说明
16（续）	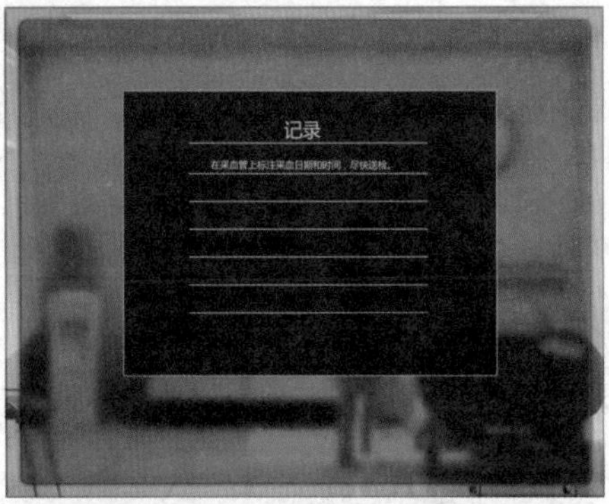	再次核对患者信息，整理用物后洗手记录
17	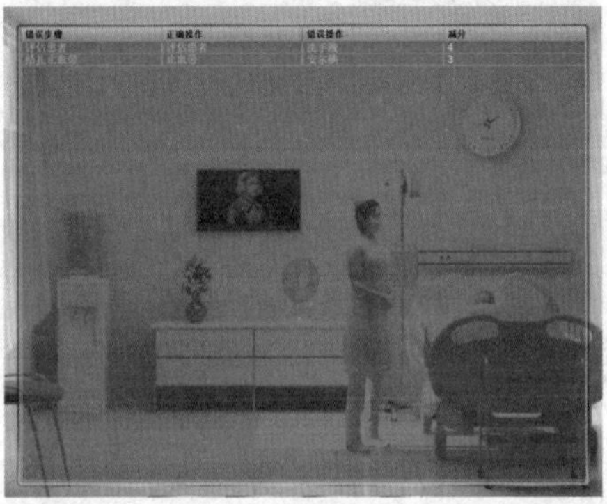	操作完成，显示结果

考核标准

项目	操作标准	分值	扣分标准	扣分	自评	互评	教师评价
素质要求（2分）	（1）报告姓名、操作项目，语言流畅，仪表大方，体态轻盈矫健	1	紧张、不自然，语言不流畅	1			
	（2）衣帽整洁，着装符合要求	1	衣、帽、鞋不整洁	1			
评估要求（15分）	1. 环境评估 病室安静、安全、光线适中，符合无菌技术操作要求	2	未评估	2			
评估要求（15分）	2. 患者评估 （1）患者了解操作目的，愿意配合 （2）患者的病情、治疗情况、意识状态、肢体活动情况 （3）患者采血部位的皮肤状况：有无水肿、结节、瘢痕、伤口等，静脉充盈度及管壁弹性 （4）患者有无紧张等情绪的变化	4	未评估	4			
	3. 护士评估 （1）七步洗手法洗手，戴口罩 （2）了解操作项目、目的及应做准备	3	未洗手或洗手不规范 未戴口罩 不清楚操作项目及目的	1 1 1			

续表

项目	操作标准	分值	扣分标准	扣分	自评	互评	教师评价
评估要求（15分）	4. 用物评估 （1）治疗车上层：注射盘（内备安尔碘、无菌棉签）、一次性注射器、针头或头皮针及标本容器（按需要备干燥试管、抗凝管或血培养瓶）或真空采血系统（真空采血管、真空采血针、持针器）、止血带、一次性治疗巾、小垫枕、胶布、无菌手套、检验单、速干手消毒液 （2）治疗车下层：生活垃圾桶、医用垃圾桶、锐器盒	6	物品每缺一件（最多扣5分） 无菌物品和非无菌物品未分开放置	1 1			
实施步骤（75分）	（1）核对医嘱，确认标本项目、检验申请单、标本容器及标签、条形码是否一致	6	未核对 未确认	3 3			
	（2）洗手，戴口罩	4	未洗手 未戴口罩	2 2			
	（3）再次核对	2	未再次核对	2			
	（4）戴手套	2	未戴手套	2			
	（5）协助患者取舒适体位，选择合适的静脉、穿刺点，垫治疗巾、小垫枕	5	未协患者取舒适体位 未做选择合适的静脉、穿刺点 未垫治疗巾、小垫枕	2 2 1			
	（6）在穿刺点上方约6 cm处系止血带	2	扎止血带高度不合适	2			
	（7）常规消毒皮肤，待干	4	未消毒皮肤	4			
	（8）嘱患者握拳	2	未嘱患者握拳	2			
	（9）拔除采血穿刺针的护套，一手绷紧皮肤固定血管，另一手拇指和食指持穿刺针，按静脉穿刺法穿刺血管	12	未绷紧皮肤 角度不正确 穿刺不成功	2 5 5			
	（10）见回血后将胶塞穿刺针直接刺入真空采血管的胶塞盖的中央，血液自动吸入采血管内	5	血液标本留取方式不准确	5			
	（11）嘱患者松拳，同时松止血带。迅速拔出针头，用无菌棉签按压穿刺点1～2 min	10	未松拳 未松止血带 未按压穿刺点 按压穿刺点时间错误	2 2 3 3			

续表

项目	操作标准	分值	扣分标准	扣分	自评	互评	教师评价
实施步骤（78分）	（12）含抗凝剂的采血管要立即轻摇，采用注射器采血的，拔出针头后需取下针头，将所需血量沿管壁注入采血容器中，如有抗凝剂要充分混匀	7	未轻摇含抗凝剂的采血管 未拔出针头	3 4			
	（13）再次查对医嘱、患者身份、标本及条形码；转送、记录	7	未再次查对医嘱 未再次查对患者信息 未再次查对检验申请单、标本容器及标签、条形码 未转送、记录	2 1 1 2 1			
实施步骤（78分）	（14）按医用垃圾分类处理用物，为患者采取舒适卧位，整理床单位，洗手后记录	7	垃圾分类错误 未取舒适卧位 未整理床单位 未洗手 未记录	2 1 1 1 2			
评价质量（8分）	（1）程序正确，动作规范，操作熟练	2	程序错误，动作不规范	2			
	（2）完成时间在10 min内（从洗手开始至洗手后记录结束）	3	每超时1 min	1			
	（3）沟通恰当，指导正确，观察反应，满足需要	3	指导不正确 指导不到位 未及时观察反应	1 1 1			
总分							

实训视频

静脉采血

实训反思

（1）护士是否清楚采集不同种类血液标本的目的？
（2）护士是否清楚不同种类的血液标本采集时的操作要点？

拓展思考

（1）如何正确使用真空采血系统采集静脉血液标本提高检测结果的准确性？
（2）使用真空采血器采血，当有多个检测项目时应采用怎样的顺序进行采血？

（杨思宇）

实训项目二　动脉采血技术

表3-2　动脉采血技术

实训目标			
素养目标	知识目标	技能目标	思政目标
具有人文精神，精益求精职业精神	熟悉动脉采血的操作流程和注意事项	掌握动脉采血的技能	能够关爱、尊重、理解患者，掌握交流沟通技巧，具备耐心与责任心

实训情境

患者，男，62 岁。反复发作性咳、喘 20 余年。近年来症状持续，动则气急。1 周来因上呼吸道感染导致恶化入院。体检：患者神志恍惚，发绀，两肺有散在的哮鸣音，心脏无异常发现。遵医嘱为患者采集动脉血标本。

请思考：

（1）为什么要为该患者采集动脉血液标本？

（2）动脉血液为标本采集常用动脉有哪些？

（3）采集过程中应注意哪些问题？

知识强化

一、动脉采血法

动脉血液标本采集指自动脉抽取动脉血液的方法，常用于做血气分析时。常用动脉包括股动脉、桡动脉、肱动脉。

二、动脉采血的目的

（1）采集动脉血液标本，常用作于血液气体的分析。

（2）采集动脉血进行检测，用于判断患者氧合和酸碱平衡情况，为诊断、治疗及用药提供依据与支撑。

（3）采集动脉血液标本，用于乳酸、丙酮酸测定等。

三、动脉采血的注意事项

（1）严格执行查对制度及无菌操作原则。

（2）桡动脉穿刺点为前臂掌侧腕关节上 2 cm、桡动脉搏动明显处；股动脉穿刺点为腹股沟股动脉搏动明显处。股动脉穿刺垂直进针易伤及髋关节，故新生儿宜选用桡动脉，不宜选用股动脉穿刺。

（3）采集完毕拔针后局部用无菌纱布或沙袋加压止血 5 ～ 10 min，以免出血或形成血肿。

（4）采集动脉血气分析标本时，抽血的注射器内不能有气泡，抽出后立即用无菌软木塞或橡胶塞封闭针头，采集后立即送检。

（5）有出血倾向者慎用动脉穿刺法采集血液标本。

实训准备

（1）护士准备：着装整洁、剪指甲、洗手、戴口罩。

（2）用物准备：动脉采血虚拟仿真系统、注射盘（内备安尔碘、无菌棉签）、一次性注射器（2 mL 或 5 mL）或动脉血气针、适量肝素、一次性治疗巾、小垫枕、无菌纱布或无菌棉球、无菌软木塞或橡胶塞、小沙袋、写有患者科室、床号、姓名、标本类型、采集时间的检验单。速干手消毒液、生活垃圾桶、医用垃圾桶、锐器盒、笔。

（3）环境准备：安静、整洁、宽敞、明亮、安全、舒适，必要时用屏风或窗帘遮挡。

（4）患者准备：知晓动脉采血目的、方法和注意事项，能配合操作。取舒适体位，穿刺部位局部皮肤清洁，暴露穿刺部位。

续表

实训内容

（1）点击动脉采血虚拟系统。

（2）对患者进行核对解释后，检查采血处局部皮肤及动脉搏动情况，选择合适的血管进行皮肤的消毒。再次核对后调整进针角度，进针穿刺，见回血后抽取所需血量，采血完毕后，迅速拔出针头，同时用无菌棉球加压按压，拔出针头后，立即封闭针头以隔绝空气，轻搓注射器混匀血液与肝素。最后核对整理记录，用物分类处置后整理记录。将动脉血液标本连同化验单及时送检。

（3）评价动脉采血操作流程是否规范，沟通是否恰当。

实训流程

步骤	操作图示	文字说明
1	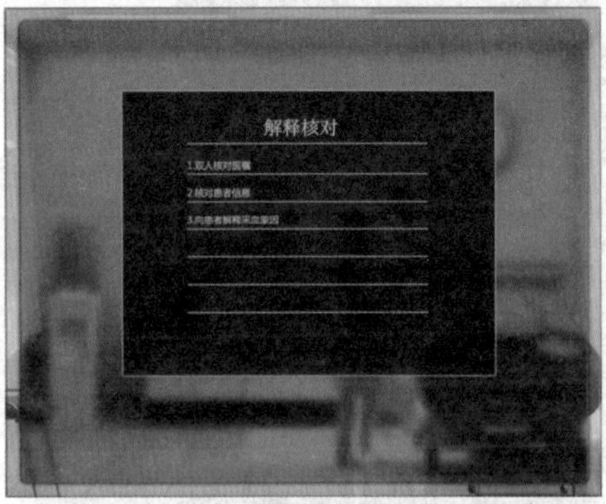	核对医嘱、化验单等信息；核对患者姓名、床号等信息；向患者解释采血原因（注意交流沟通技巧，取得患者配合）
2	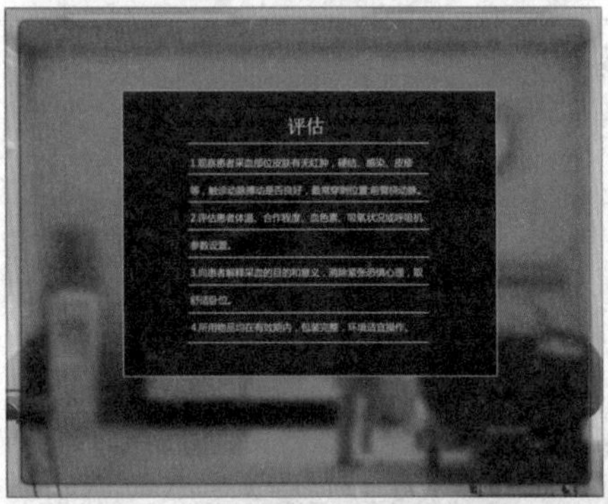	评估患者穿刺部位皮肤及血管情况，局部皮肤无瘢痕、红肿、硬结，皮肤完好
3	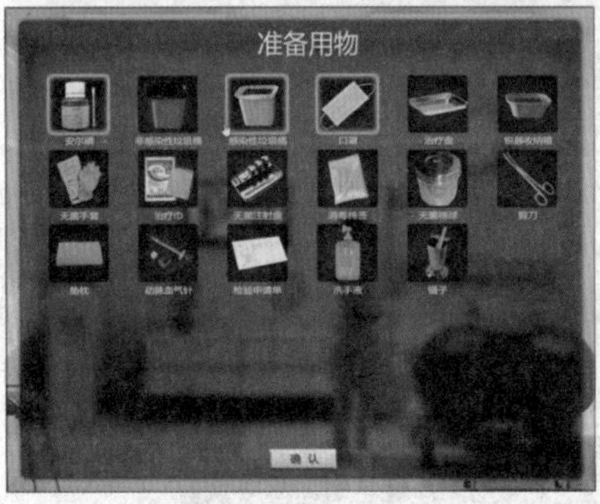	准备实训用物

续表

步骤	操作图示	文字说明
4	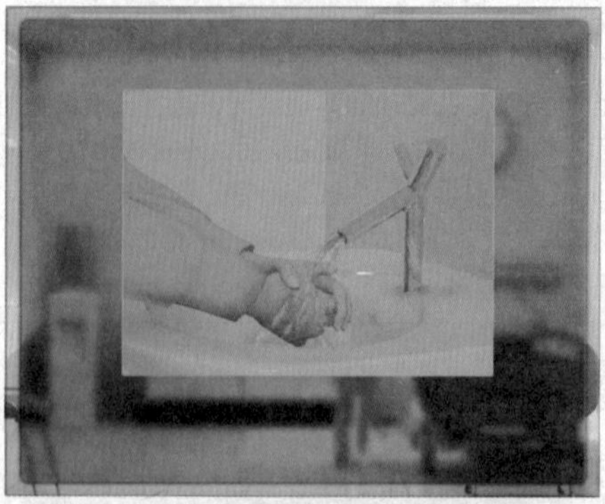 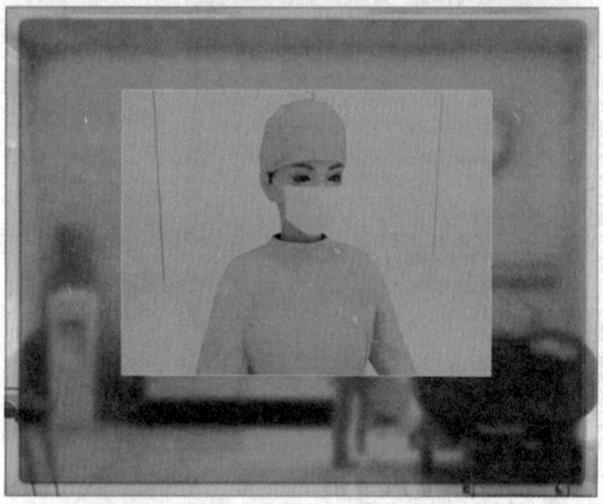	洗手，戴口罩
5	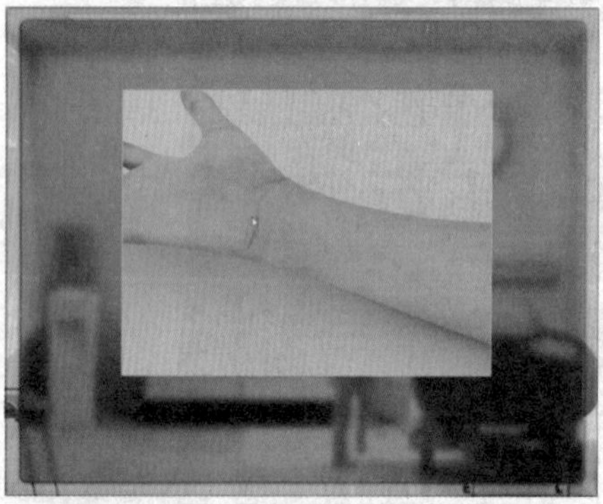	再次核对
6	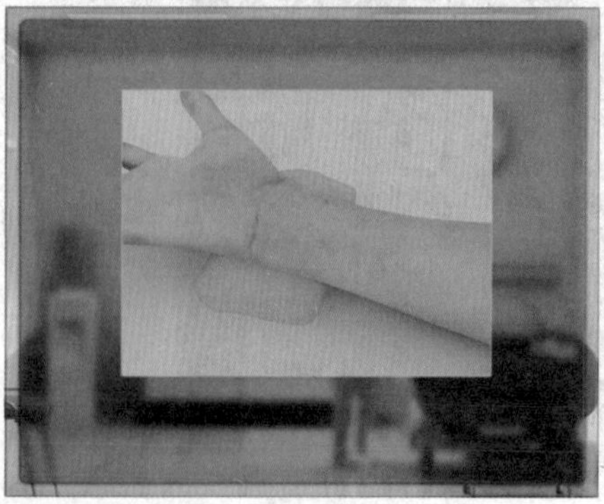	垫小垫枕，首选桡动脉搏动最明显处，前臂掌侧腕关节上 2 cm，确定穿刺点，暴露穿刺部位（关爱患者，协助患者采取舒适体位）

续表

步骤	操作图示	文字说明
7	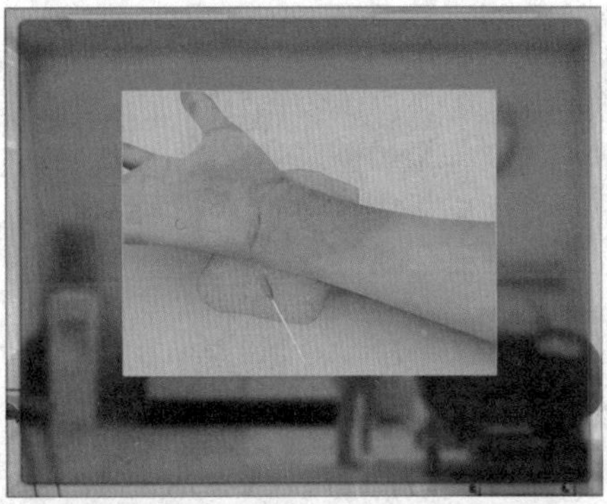	两次消毒穿刺部位、待干，以动脉搏动最强点为圆心，范围大于 5 cm，严格执行无菌操作原则
8	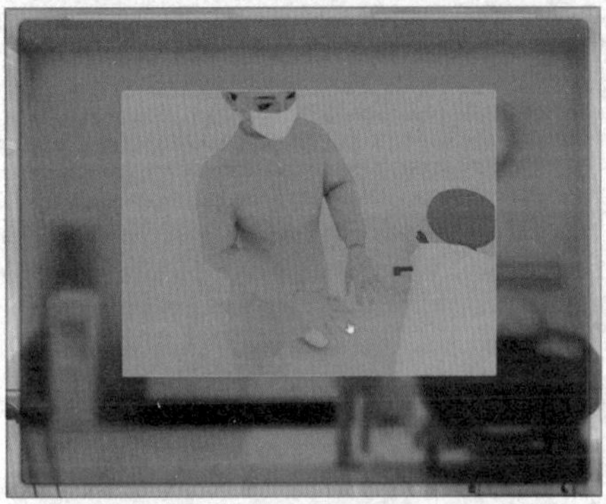	戴无菌手套
9	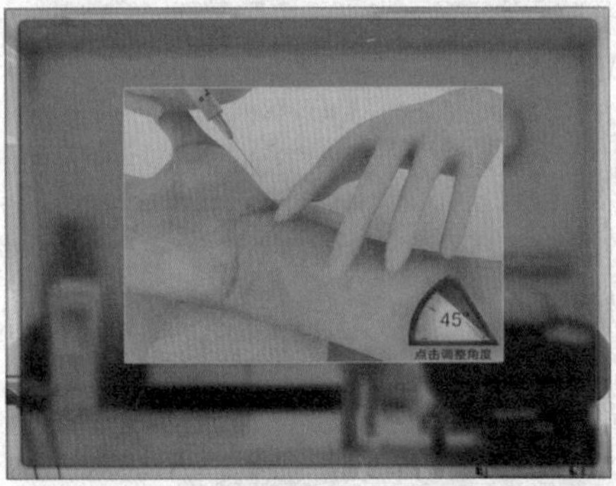	调整进针角度进行穿刺：左手食指、中指将欲穿刺动脉搏动最明显处固定于两指间，右手持注射器在两指间垂直或与动脉走向成 40°刺入动脉，见鲜红血液涌入注射器后固定针头的方向及深度，左手抽取血液至所需量（主动安慰患者，缓解患者紧张情绪）
10	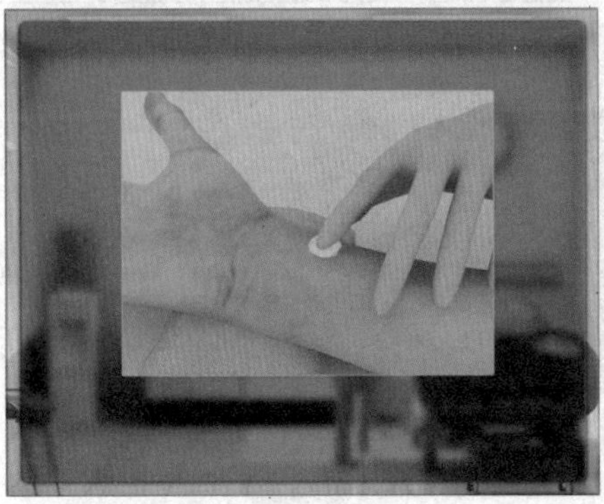	无菌棉球加压按压穿刺部位 5 ~ 10 min，根据病情适当延长按压时间

续表

步骤	操作图示	文字说明
11	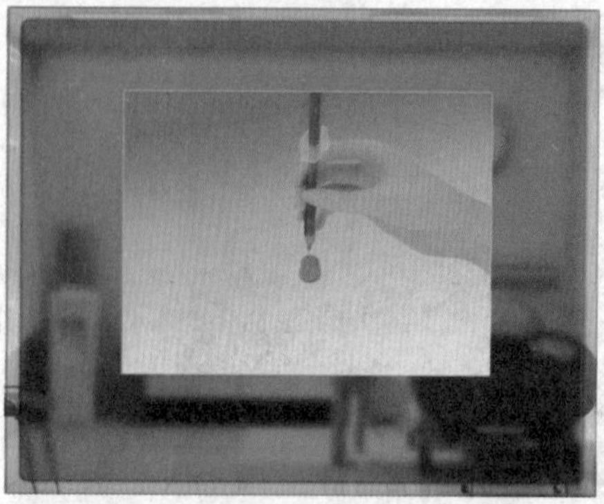	同时将针尖斜面刺入橡皮塞内以隔绝空气
	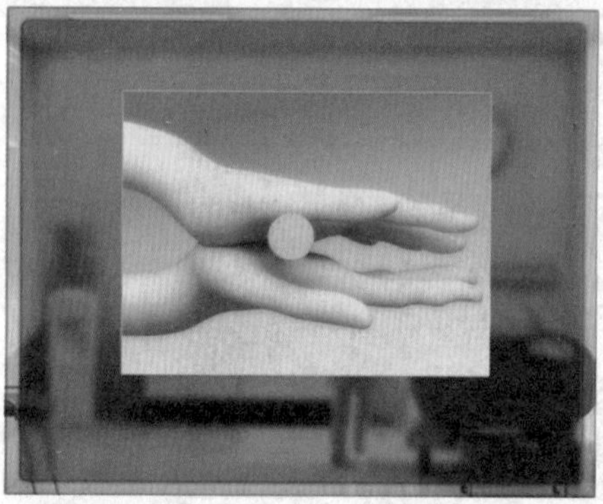	轻转注射器，使血液与肝素充分混合，防止凝血
12	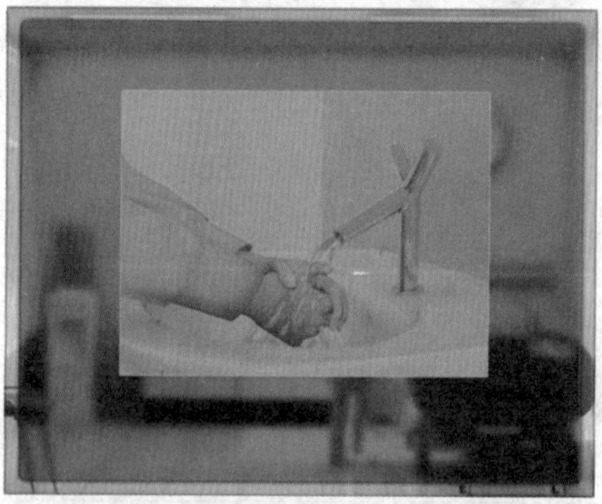	洗手
13	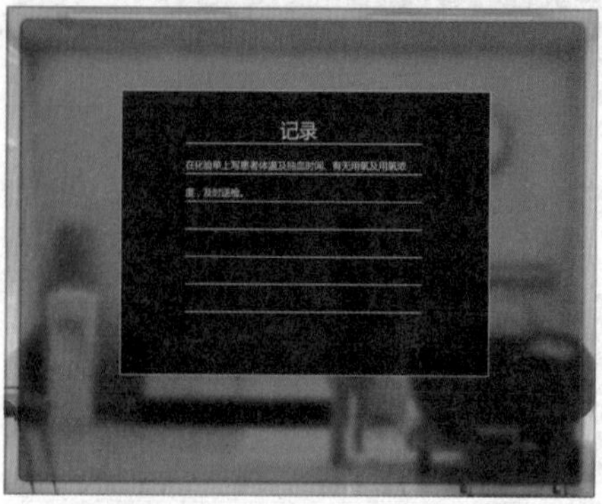 记录	记录

续表

步骤	操作图示	文字说明
14	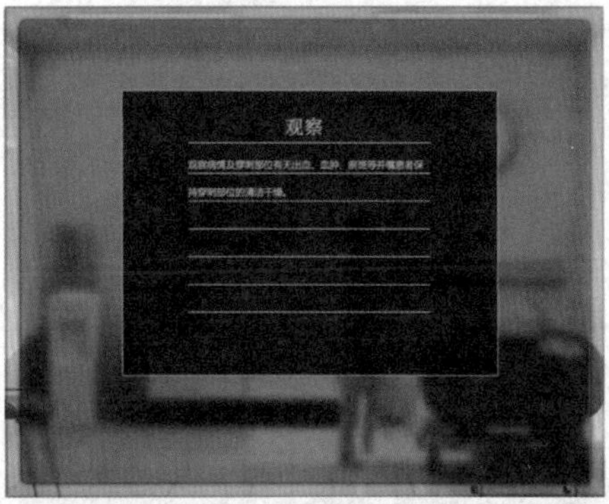	观察患者穿刺部位有无出血、血肿
15	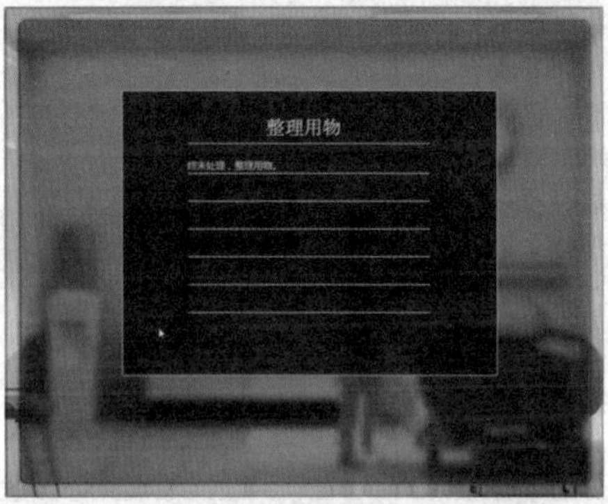	整理用物
16	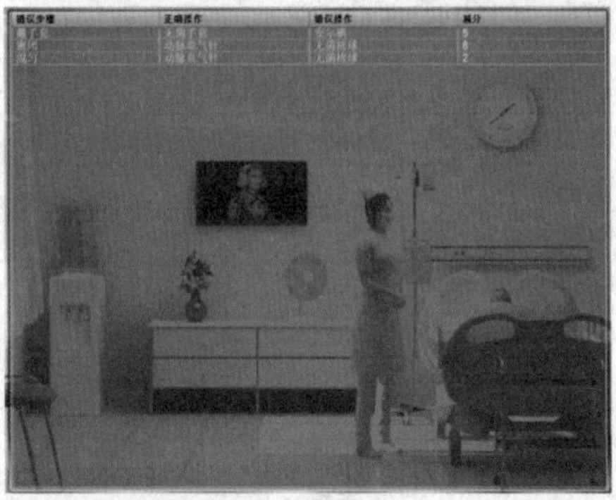	操作完成，显示结果

考核标准

项目	操作标准	分值	扣分标准	扣分	自评	互评	教师评价
素质要求（2分）	（1）报告姓名、操作项目，语言流畅，仪表大方，体态轻盈矫健	1	紧张、不自然，语言不流畅	1			
	（2）衣帽整洁，着装符合要求	1	衣、帽、鞋不整洁	1			
评估要求（15分）	1. 环境评估 病室安静、安全、光线适中，符合无菌技术操作要求	2	未评估	2			

续表

项目	操作标准	分值	扣分标准	扣分	自评	互评	教师评价
评估要求（15分）	2. 患者评估 （1）患者了解操作目的，愿意配合、病情、治疗情况、意识状态、肢体活动情况 （2）用氧或呼吸机使用情况 （3）患者采血部位的皮肤状况：有无水肿、结节、瘢痕、伤口等，动脉搏动情况 （4）患者有无进食、洗澡及运动	4	未评估	4			
	3. 护士评估 （1）七步洗手法洗手，戴口罩 （2）了解操作项目、目的及应做准备	3	未洗手或洗手不规范 未戴口罩 不清楚操作项目及目的	1 1 1			
	4. 用物评估 （1）治疗车上层：注射盘（内备安尔碘、无菌棉签）、一次性注射器（2 mL或5 mL）或动脉血气针、适量肝素、一次性治疗巾、小垫枕、无菌纱布或无菌棉球、无菌软木塞或橡胶塞、小沙袋、写有患者科室、床号、姓名、标本类型、采集时间的检验单、速干手消毒液 （2）治疗车下层：生活垃圾桶、医用垃圾桶、锐器盒	6	物品每缺一件（最多扣5分） 无菌物品和非无菌物品未分开放置	1 1			
实施步骤（75分）	（1）核对医嘱；确认标本项目、检验申请单、标本容器及标签	6	未核对 未确认	3 3			
	（2）洗手、戴口罩	4	未洗手 未戴口罩	2 2			
	（3）再次核对	2	未再次核对	2			
	（4）协助患者取舒适体位	2	未协患者取舒适体位	2			
	（5）选择合适的穿刺动脉（常用部位为桡动脉、肱动脉、股动脉、足背动脉等）	5	未做选择合适穿刺点	5			
	（6）垫治疗巾、小垫枕	4	未垫治疗巾 未垫小垫枕	2 2			
	（7）常规消毒皮肤两次，待干	4	未消毒皮肤	4			
	（8）检查并拆开血气针外包装，取出橡胶塞置于弯盘内，检查并打开无菌棉球或无菌纱布置于治疗盘内	2	未检查 未准备棉球	1 1			
	（9）进针前核对患者床号、姓名，确认无误	2	未核对	2			
	（10）指导患者平静呼吸，左手戴无菌手套或消毒左手的食指、中指，用消毒手指触动脉搏动处，确定动脉走向后，以两指固定动脉，右手持注射器在两指间垂直或与动脉成40°角迅速进针，动脉血自动顶入血气针内，一般需要0.1～1 mL	10	角度不正确 穿刺不成功 采血量不正确	3 4 3			
	（11）拔针后用无菌棉球或无菌纱布垂直按压穿刺点。嘱患者垂直加压止血5～10 min，保持穿刺点清洁干燥	5	未按压穿刺点	5			

续表

项目	操作标准	分值	扣分标准	扣分	自评	互评	教师评价
实施步骤（75分）	（12）迅速将针头斜面刺入橡胶塞或专用凝胶针帽隔绝空气，将血气针轻轻转动，使肝素与血液混匀，并塞紧橡胶塞	10	未将针头斜面刺入橡胶塞，隔绝空气 未轻转血气针，未使肝素与血液混匀	5 5			
	（13）询问患者对操作的感受，观察患者穿刺部位的情况，告知注意事项	6	未询问患者的感受 未观察患者穿刺部位的情况 未告知注意事项	2 2 2			
	（14）再次查对医嘱、患者身份、标本及条形码；转送、记录	7	未再次查对医嘱 未再次查对患者信息 未再次查对检验申请单、标本容器及标签、条形码 未转送、记录	2 1 3 1			
	（15）按医用垃圾分类处理用物，为患者采取舒适卧位，整理床单位，洗手后记录	6	垃圾分类错误 未取舒适卧位 未整理床单位 未洗手 未记录	2 1 1 1 1			
评价质量（8分）	（1）程序正确，动作规范，操作熟练	2	程序错误，动作不规范	2			
	（2）完成时间在 10 min 内（从洗手开始至洗手后记录结束）	3	每超时 1 min	1			
	（3）沟通恰当，指导正确，观察反应，满足需要	3	指导不正确 指导不到位 未及时观察反应	1 1 1			
总分							

实训视频

动脉采血

实训反思

（1）护士是否按照标准程序完成操作？
（2）护士是否清楚采集动脉血标本时常选择的动脉？

拓展思考

（1）进行动脉采血的技能练习时，采用动脉采血虚拟仿真系统与真人实际操作对比有何优缺点？
（2）动脉血标本可用于哪些指标的检测？

（杨思宇）

实训项目三　痰液标本采集技术

表3-3　痰液标本采集技术

<table>
<tr><td colspan="4">实训目标</td></tr>
<tr><td>素养目标</td><td>知识目标</td><td>技能目标</td><td>素质目标</td></tr>
<tr><td>具有责任素养、关爱伤患观念、慎独精神</td><td>熟悉痰液标本采集的操作流程和注意事项</td><td>掌握痰液标本采集的技能</td><td>能够准确收集标本，具备护理人认真负责的素养</td></tr>
<tr><td colspan="4">实训情境</td></tr>
<tr><td colspan="4">患者，男，65岁，农民，以咳嗽、咯痰20年，气短2年，加重7天入院。20年来，患者经常咳嗽、咯痰，痰多为白色泡沫样，每遇冬季或受凉加重，入春转暖后缓解，近2年来自觉气短，活动后更为明显。7天前因受凉，咽痛发热、咳嗽频繁、咯痰多，痰多色黄，食欲及大小便正常，否认有结核接触史。诊断为上呼吸道感染。遵医嘱留取晨痰，行细菌培养加药敏试验。
请思考：
（1）痰液标本采集的目的?
（2）细菌培养，应留取哪类痰液标本?
（3）留取痰液标本的注意事项有哪些?</td></tr>
<tr><td colspan="4">知识强化</td></tr>
<tr><td colspan="4">1. 痰液标本的采集
痰液是气管、支气管和肺泡所产生的分泌物，正常情况下分泌很少。痰液的主要成分是黏液和炎性渗出物。当呼吸道黏膜受到刺激时，分泌物增多，痰量也增多，但大多清澈、呈水样。如伴随呼吸系统疾病或其他系统疾病伴有呼吸道症状时，痰量会增多、其透明度及性状也会有所改变。正确的痰液标本采集是为临床检查、诊断和治疗提供依据，所以护士应熟练、正确地采集痰液标本为临床服务。临床上常用的痰液标本检查分为常规痰标本、痰培养标本、24 h痰标本三种。
2. 目的
（1）常规痰标本检查痰液中的细菌、虫卵或癌细胞等。
（2）痰培养标本检查痰液中的致病菌，为选择抗生素提供依据。
（3）24 h痰标本检查24 h的痰量，并观察痰液的性状，协助诊断或做浓集结核分枝杆菌检查。
3. 注意事项
（1）收集痰液时间宜选择在清晨，因此时痰量较多，痰内细菌也较多，可提高阳性率。
（2）勿将漱口水，口腔、鼻咽分泌物（如唾液、鼻涕）等混入痰液中。
（3）如查癌细胞，应用10%甲醛溶液或95%乙醇溶液固定痰液后立即送检。
（4）做24 h痰量和分层检查时，应嘱患者将痰吐在无色广口大玻璃瓶内，加少许防腐剂（如苯酚）防腐。
（5）留取痰培养标本时，应先用朵贝氏液及冷开水漱口数次，尽量排除口腔内大量杂菌。
（6）痰培养标本：真菌和分枝杆菌诊断宜连续采集多套痰标本；痰标本不能进行厌氧培养；痰涂片革兰染色镜检对痰培养结果具有参考价值。</td></tr>
<tr><td colspan="4">实训准备</td></tr>
<tr><td colspan="4">（1）护士准备：着装整洁、剪指甲、洗手、戴口罩。
（2）用物准备：痰液采集虚拟仿真系统、口罩、治疗车、漱口水纸杯、化验单条形码标签、化验申请单、收集瓶、速干手消毒液、生活垃圾桶、医用垃圾桶、笔。
（3）环境准备：安静、整洁、宽敞、明亮、安全、舒适。
（4）患者准备：知晓痰液标本采集的目的、方法和注意事项，能配合操作。</td></tr>
</table>

续表

实训内容

（1）点击痰液标本采集虚拟系统。

（2）核对解释，并评估患者情况。来到患者床旁核对解释后，选择合适的部位，贴化验单标签于采集瓶上；协助患者漱口，嘱咐患者深咳痰采集痰液于标本瓶中。最后核对整理记录。

（3）评价痰液标本采集的操作流程是否规范，沟通是否恰当。

实训流程

步骤	操作图示	文字说明
1	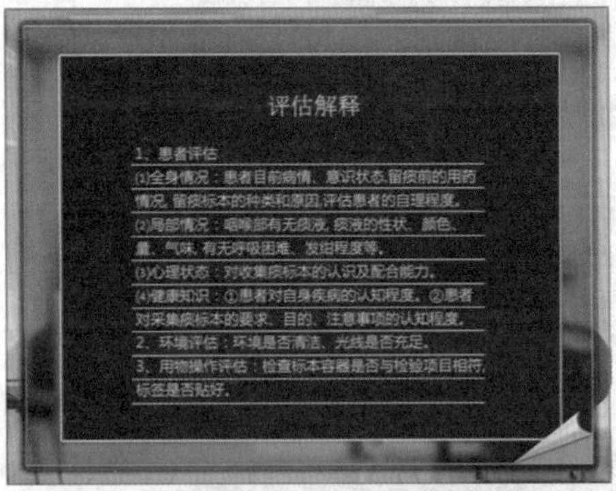	核对、解释，并进行患者评估、环境评估、用物操作评估
2	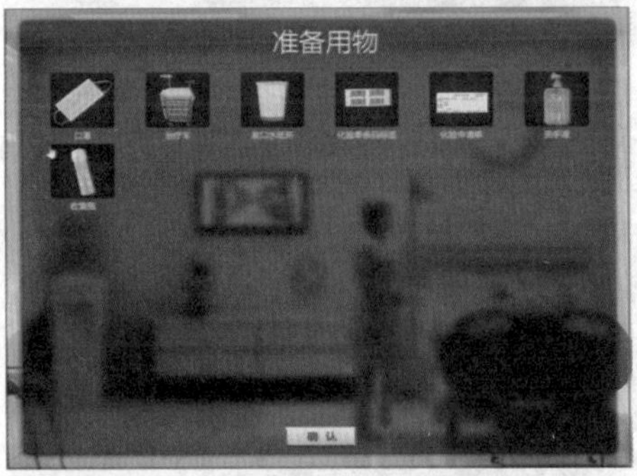	准备实训用物
3	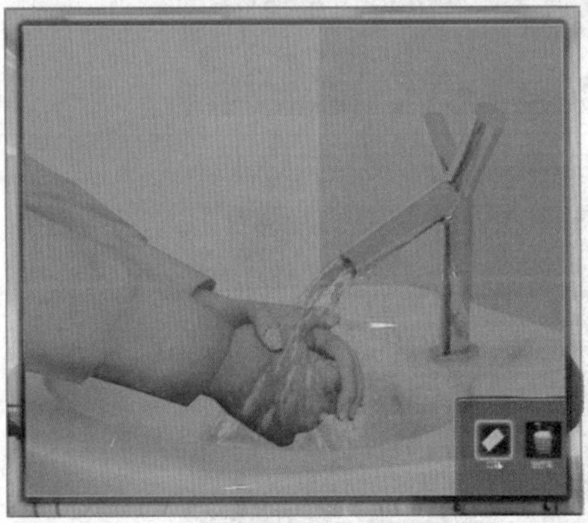	洗手，戴口罩

续表

步骤	操作图示	文字说明
3（续）	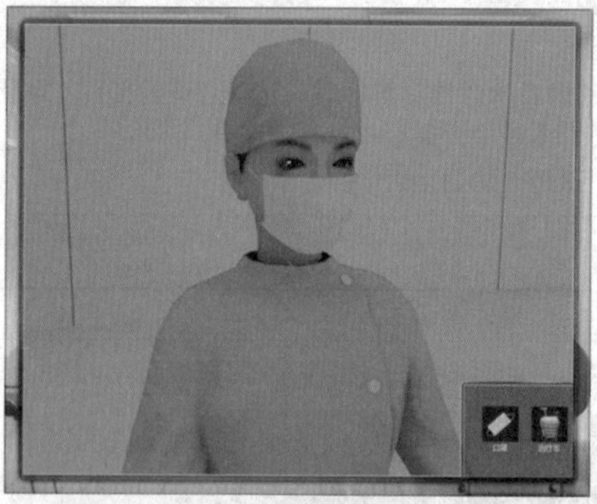	洗手，戴口罩
4	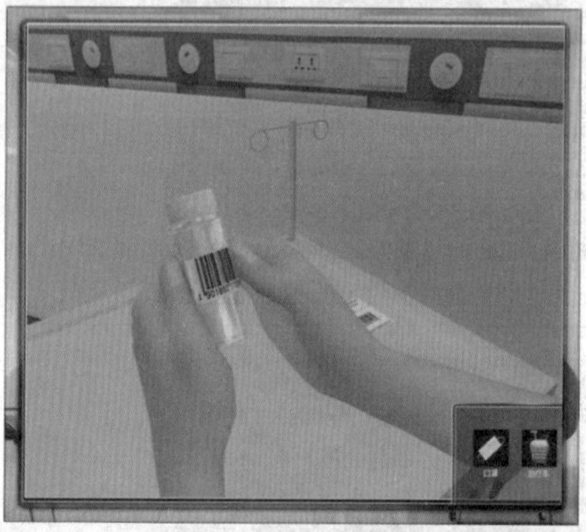 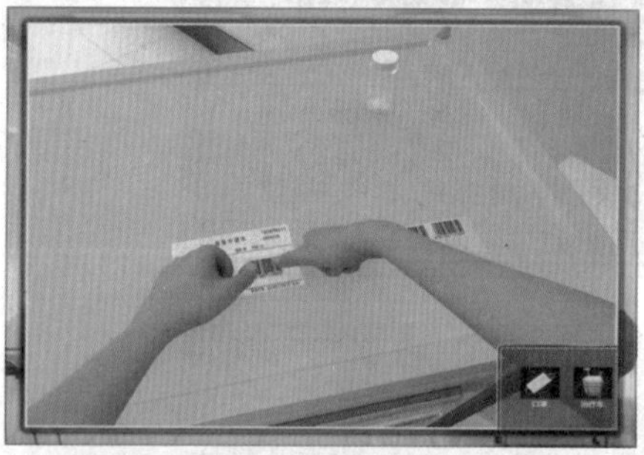	粘贴化验单
5	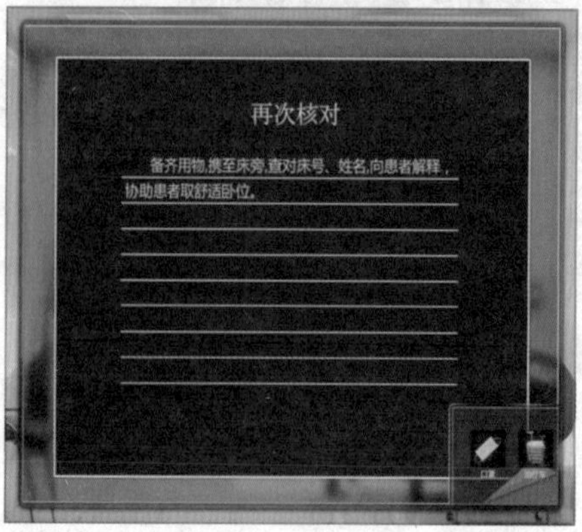	再次核对

续表

步骤	操作图示	文字说明
6	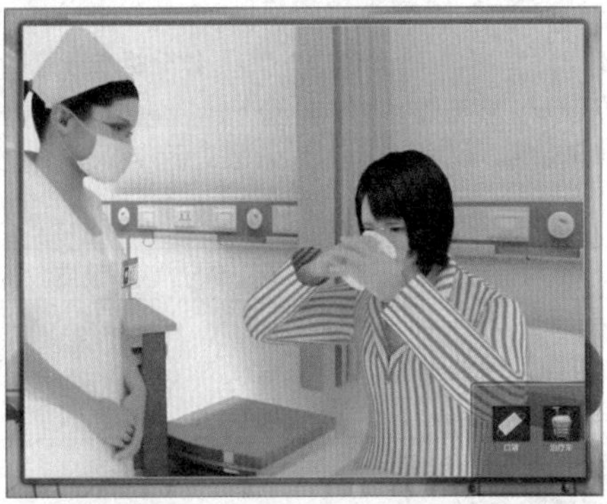	患者漱口
7	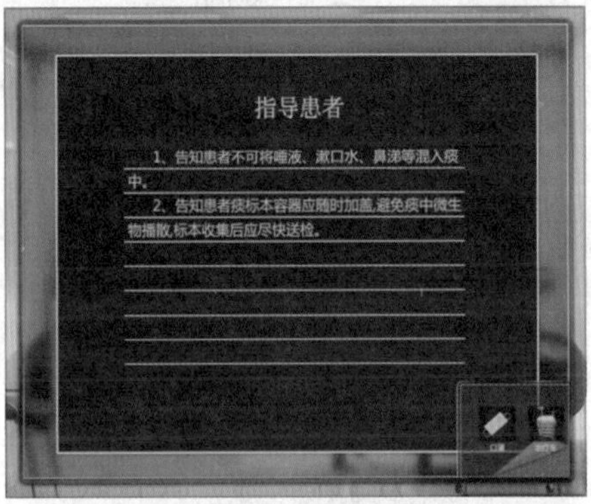 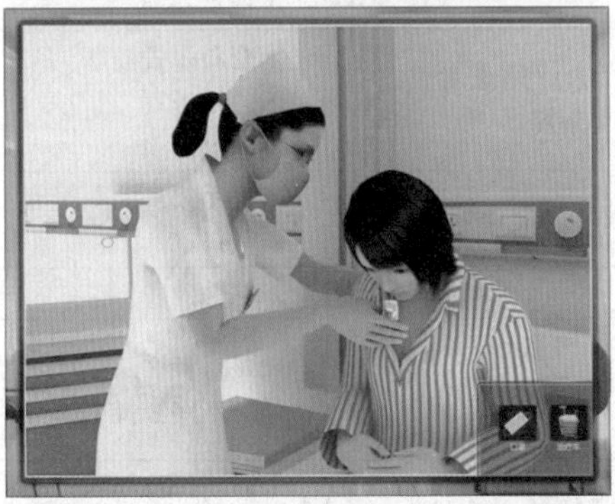	指导患者，采集痰液标本，告知患者不可将唾液、漱口水、鼻涕等混入痰液中；告知患者痰液标本应随时加盖，避免痰中微生物播散（指导患者要细心、耐心，履行温暖护理，保证采集标本的合格度）
8	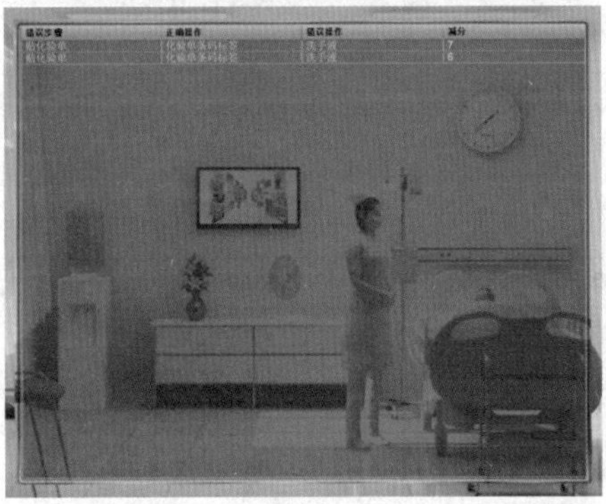	操作完成，显示结果

续表

考核标准							
项目	操作标准	分值	扣分标准	扣分	自评	互评	教师评价
素质要求（2分）	（1）报告姓名、操作项目，语言流畅，仪表大方，体态轻盈矫健	1	紧张、不自然，语言不流畅	1			
	（2）衣帽整洁，着装符合要求	1	衣、帽、鞋不整洁	1			
评估要求（13分）	1. 环境评估 病室安静、安全、光线适中，符合无菌技术操作要求	2	未评估	1			
	2. 评估患者与准备 核对患者床号、姓名、腕带，评估患者病情、年龄、意识、合作程度、用药史、解释操作目的、方法、注意事项、配合要点	3	未评估	3			
	3. 护士评估 （1）七步洗手法洗手，戴口罩 （2）了解痰液采集的目的	3	未洗手或洗手不规范 未戴口罩 不清楚操作项目及目的	1 1 1			
	4. 用物评估 （1）治疗车上层：化验申请单、化验单条形码标签、痰液采集瓶、洗手液、漱口纸杯、漱口清水 （2）治疗车下层：生活垃圾桶、医用垃圾桶	5	物品准备不全，每缺一项（最多扣5分）	1			
实施步骤（75分）	（1）核对医嘱及条码信息	4	未检查 少核对一项	2 1			
	（2）核对床号、姓名、住院号，评估患者，告知标本采集的目的、方法并做好解释	6	未查对患者 未评估患者 少核对一项	2 2 1			
	（3）洗手、戴口罩	4	未洗手或洗手不规范 未戴口罩	2 2			
	（4）将条形码粘贴于收集瓶上	4	未粘贴	2			
	（5）备齐用物携至患者床旁，再次核对床号、姓名、住院号、手腕带，向患者解释，取得合作	6	未核对者 核对不仔细者	2 1			
	（6）协助患者取合适体位、清洁口腔	6	未清洁口腔 未取合适体位	4 2			
	（7）取治疗巾置于患者颌下	4	未铺巾	4			
	（8）指导患者用冷开水漱口，观察有无食物残渣，嘱患深呼吸数次后再用力咳出呼吸道深部的痰液于无菌痰液收集器内（标本量不少于1 mL）盖好瓶盖	10	未漱口 未观察漱口液性状 收集痰液量不足	2 2 2			
	（9）用纱布擦净患者口唇，手消毒液消毒双手	6	未擦口唇者	2			
	（10）再次核对，注明留取时间。观察痰液的颜色、性质、量、气味、黏稠度和有无肉眼可见的异常物质等	8	未再次核对 未标注留取时间 未观察痰液性状、特点	2 2 2			
	（11）整理床单位，协助患者取舒适体位，询问患者需要，根据患者情况进行相关健康教育	6	未整理床单位 未询问患者需要	1 2			

续表

项目	操作标准	分值	扣分标准	扣分	自评	互评	教师评价
实施步骤（75分）	（12）处理用物，洗手、摘口罩	4	未处置用物 未洗手	2 2			
	（13）按要求将痰标本及时送检	4	未及时送检	4			
	（14）记录	3	未记录	3			
评价质量（10分）	（1）程序正确，动作规范，操作熟练	4	程序错误	2			
	（2）与患者沟通有效，操作中体现人文关怀	4	未体现人文关怀 未有效沟通	2 2			
	（3）在规定时间内完成操作（7 min）	2	超时 1 min	1			
总分							

实训视频

痰采集法

实训反思

（1）护士是否按照标准程序完成操作？
（2）护士是否清楚不同种类痰液标本采集的操作要点？

拓展思考

（1）临床痰培养标本不合格的原因及护理对策？
（2）无法咳痰和不合作的患者如何留取痰液标本？

（冯玉）

实训项目四　咽拭子标本采集技术

表3-4　咽拭子标本采集技术

实训目标

素养目标	知识目标	技能目标	思政目标
具有人文精神，精益求精的职业精神	掌握咽拭子标本采集的操作流程和注意事项	掌握咽拭子标本采集的技能	能够关爱、尊重、理解患者，注意交流沟通技巧，具备耐心与责任心

实训情境

患者，男，25岁，因“咳嗽半月”收入院治疗，查体：T 37.9 ℃，P 103次/分、R 22次/分、BP 115/71 mmHg；辅助检查CT显示：双肺多发斑片状磨玻璃密度影并局部小叶间隔增厚，以胸膜下腔为主。因患者具有流行病学史，遵医嘱进行咽拭子标本采集，完善COVID-19核酸检测。

请思考：

（1）咽拭子标本采集的目的是什么？
（2）如何正确指导患者配合咽拭子标本的采集？

续表

实训情境

（3）咽拭子标本采集的正确部位是什么？

（4）在咽拭子标本采集时，有哪些注意事项？

知识强化

1. 咽拭子标本采集法

正常人咽喉部培养应为口腔正常菌群，无致病菌的生长。咽部的细菌均来自外界，正常情况下不会致病，但当机体抵抗力下降或在其他外部因素作用下可出现感染而导致疾病的发生。咽拭子标本采集可分离出致病菌，有助于白喉、化脓性扁桃体炎、急性咽喉炎等疾病的诊断。

2. 咽拭子标本采集的目的

取咽部和扁桃体上的分泌物做细菌培养或病毒分离，用以协助诊断及治疗。

3. 咽拭子标本采集的注意事项

（1）在采集过程中注意避免交叉感染。

（2）宜在使用抗生素之前采集标本。

（3）做真菌培养时须在口腔溃疡面上采集分泌物。

（4）避免棉签触碰其他部位，防止标本污染，从而影响检验结果。

（5）避免在进食后 2 h 内留取咽拭子标本，以免引起呕吐。

实训准备

（1）护士准备：着装整洁、剪指甲、洗手、戴口罩。

（2）用物准备：咽拭子标本采集虚拟仿真系统、治疗盘内备无菌咽拭子培养管、酒精灯、压舌板、火柴，写有患者科室、床号、姓名、标本类型、采集时间的检验单，速干手消毒液。

（3）环境准备：安静、整洁、宽敞、明亮、安全、舒适。

（4）患者准备：知晓咽拭子标本采集目的、方法、注意事项及配合要点，取舒适体位，愿意配合操作，进食 2 h 后再采集标本。

实训内容

（1）点击咽拭子标本采集虚拟系统。

（2）对患者进行核对解释后，协助患者漱口，然后点燃酒精灯，指导患者暴露咽喉部，嘱患者发“啊”音。用培养管内的无菌长棉签取两侧腭弓、咽、扁桃体上的分泌物，用酒精灯消毒试管口后将咽拭子放入试管中塞紧，采集完毕后协患者取舒适体位。最后核对、整理记录，注明标本留取时间，用物分类处置后洗手、整理记录。将咽拭子标本连同化验单及时送检。

（3）评价咽拭子标本采集流程是否规范，沟通是否恰当。

实训流程

步骤	操作图示	文字说明
1	核对医嘱 双人核对医嘱、执行单和化验单,准确无误。	核对医嘱、执行单和化验单准确无误；认真核对患者姓名、床号等信息（要有科学严谨、精益求精的工作态度及慎独的工作精神）

续表

步骤	操作图示	文字说明
2	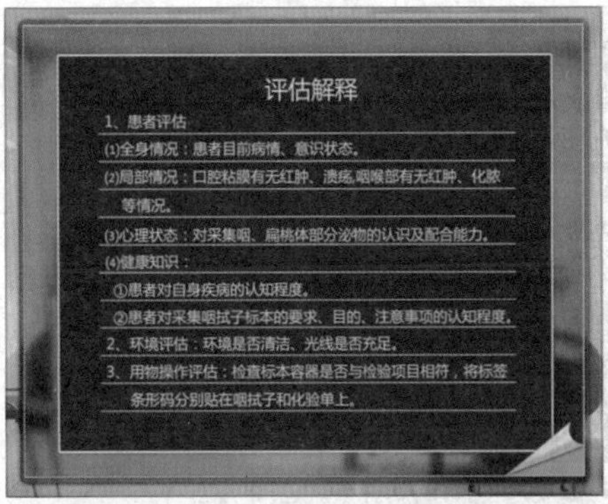 评估解释 1、患者评估 (1)全身情况：患者目前病情、意识状态。 (2)局部情况：口腔粘膜有无红肿、溃疡,咽喉部有无红肿、化脓等情况。 (3)心理状态：对采集咽、扁桃体部分泌物的认识及配合能力。 (4)健康知识： ①患者对自身疾病的认知程度。 ②患者对采集咽拭子标本的要求、目的、注意事项的认知程度。 2、环境评估：环境是否清洁、光线是否充足。 3、用物操作评估：检查标本容器是否与检验项目相符，将标签条形码分别贴在咽拭子和化验单上。	评估解释
3	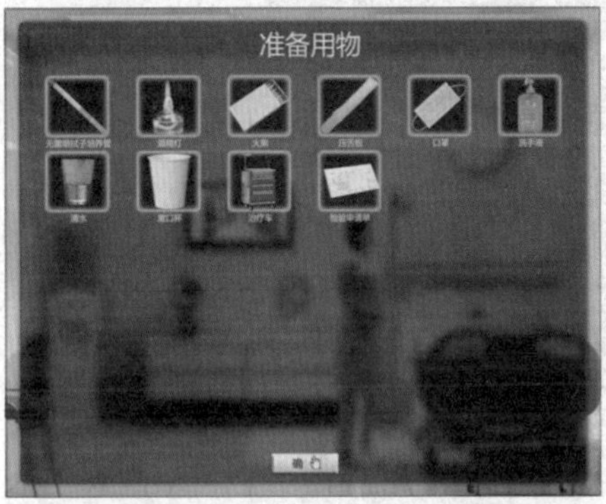 准备用物	准备实训用物
4	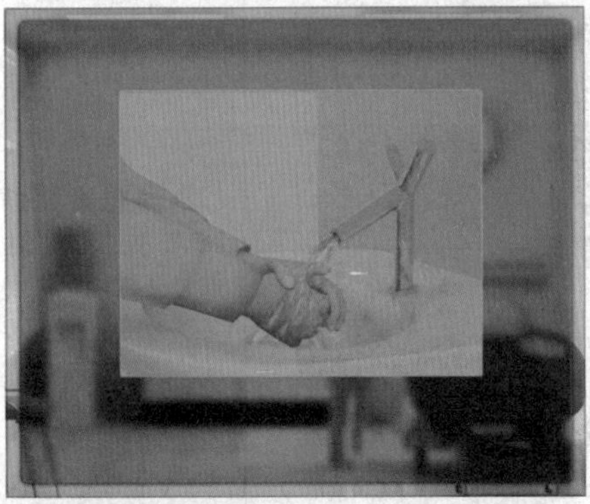 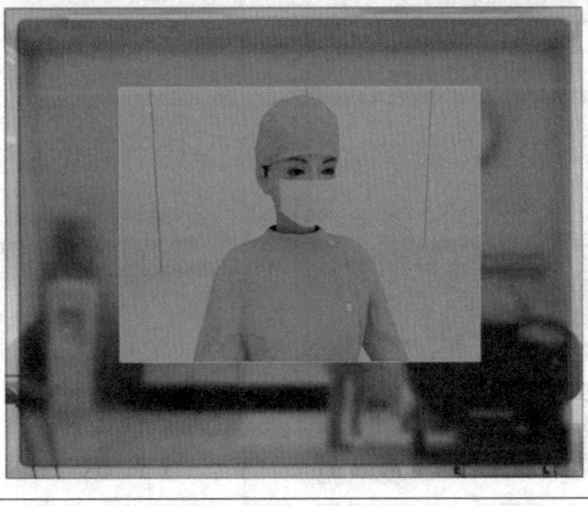	洗手，戴口罩

续表

步骤	操作图示	文字说明
5	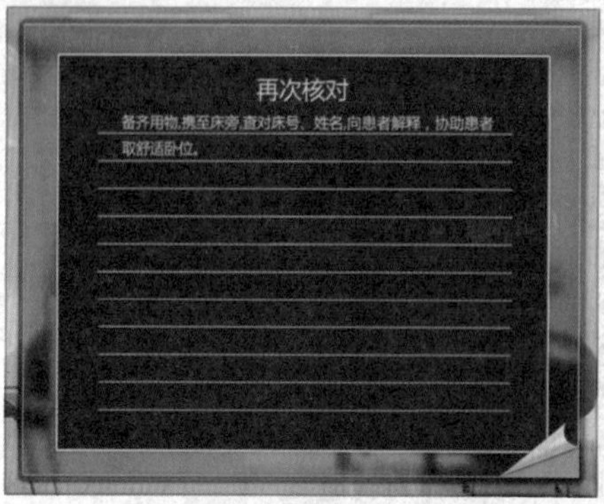	再次核对
6	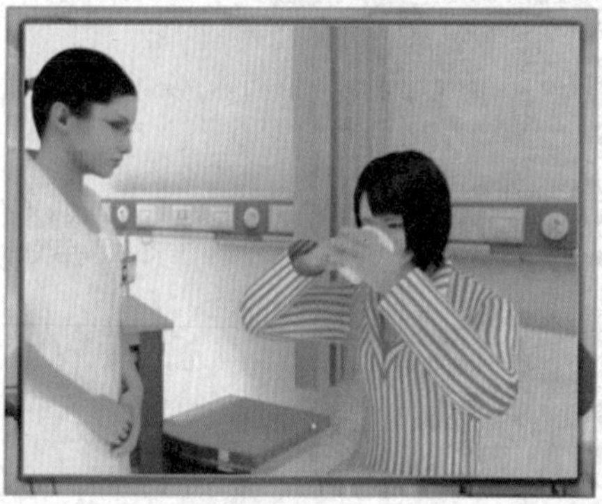	协助患者漱口，点燃酒精灯
7	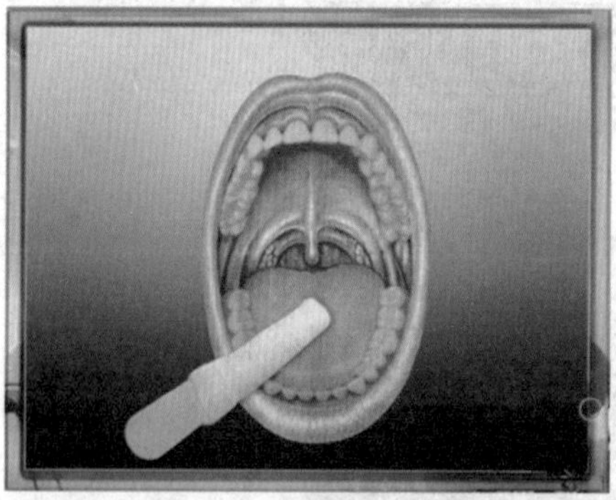	指导患者暴露咽喉部，嘱患者发“啊”音，必要时用压舌板轻压患者舌部，暴露咽喉
8	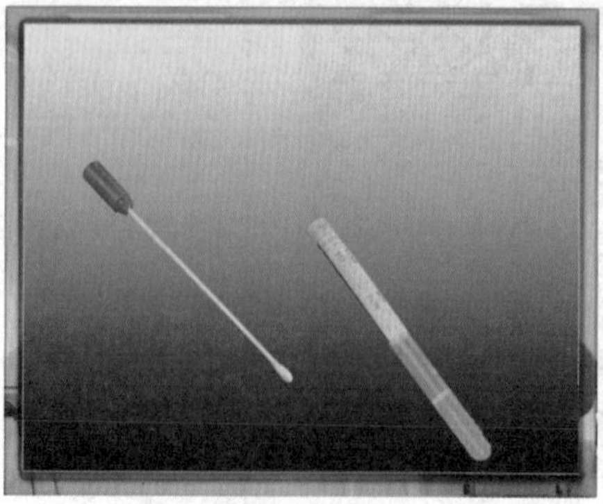	取出培养管中的咽拭子

续表

步骤	操作图示	文字说明
9	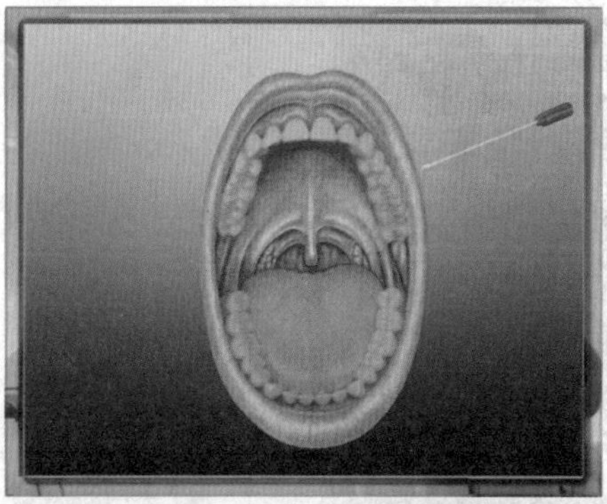	取两侧腭弓、咽、扁桃体上的分泌物（关爱患者，动作轻柔敏捷）
10	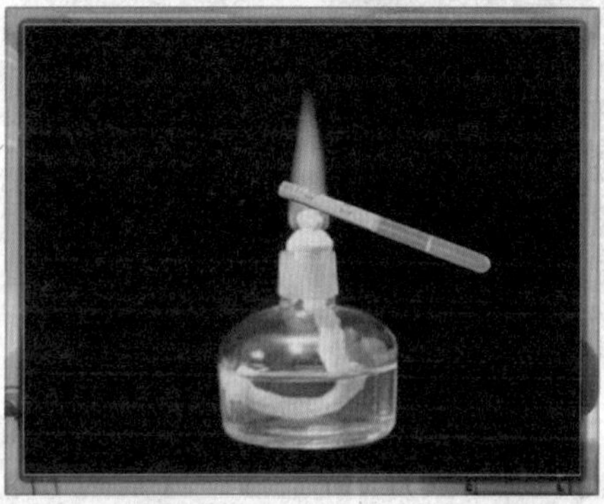 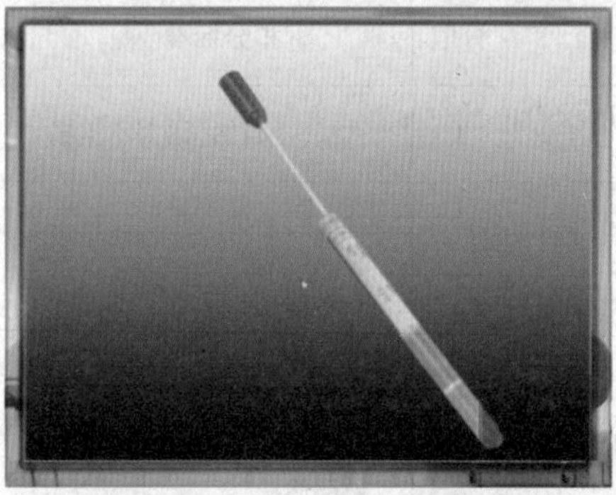	用酒精灯消毒试管口，将咽拭子放入试管中
11	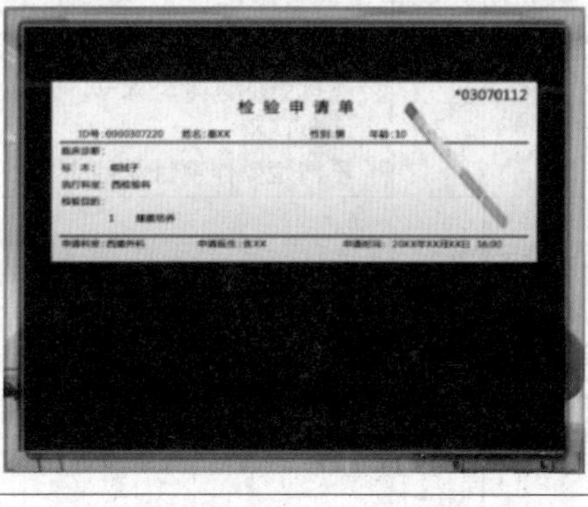 检验申请单 *03070112	注明标本留取时间，及时送检（精益求精，确保检验结果的准确性）

续表

步骤	操作图示	文字说明
12	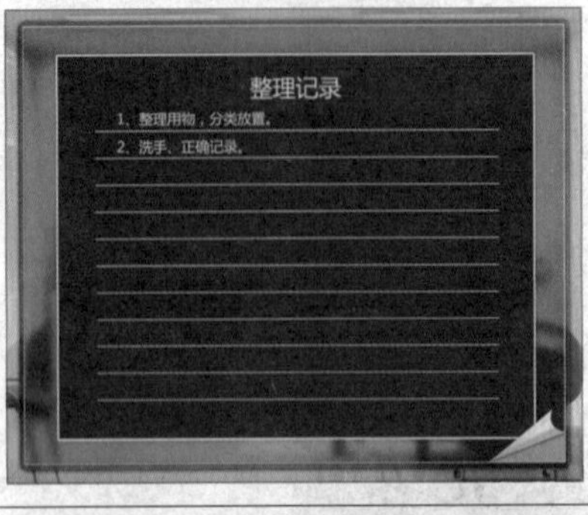 整理记录 1. 整理用物，分类放置。 2. 洗手、正确记录。	再次核对患者信息，整理用物后洗手记录
13	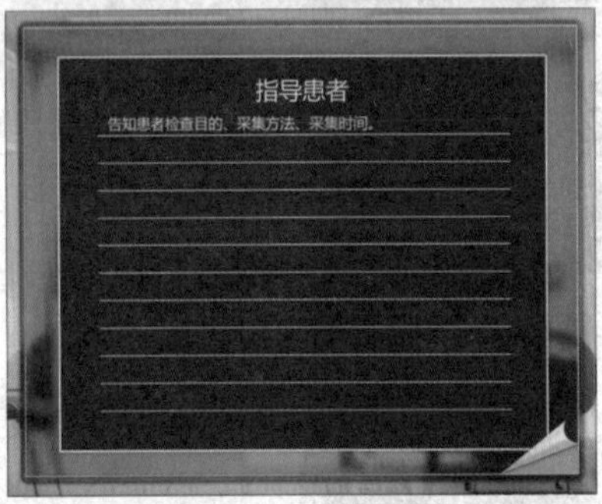 指导患者 告知患者检查目的、采集方法、采集时间。	给患者做健康指导

考核标准

项目	操作标准	分值	扣分标准	扣分	自评	互评	教师评价
素质要求（2分）	（1）报告姓名、操作项目，语言流畅，仪表大方，体态轻盈矫健	1	紧张、不自然，语言不流畅	1			
	（2）衣帽整洁，着装符合要求	1	衣、帽、鞋不整洁	1			
评估要求（15分）	1. 环境评估 病室安静、安全、光线适中，符合无菌技术操作要求	2	未评估	2			
	2. 患者评估 （1）患者的病情、口腔黏膜和咽部感染情况 （2）患者的意识状态、心理状态及合作程度	4	未评估	4			
	3. 护士评估 （1）七步洗手法洗手，戴口罩 （2）了解操作项目、目的及应做准备	3	未洗手或洗手不规范 未戴口罩 不清楚操作项目及目的	1 1 1			
	4. 用物评估 （1）治疗车上层：治疗盘内备无菌咽拭子培养管、酒精灯、压舌板、火柴、写有患者科室、床号、姓名、标本类型、采集时间的检验单、速干手消毒液 （2）治疗车下层：生活垃圾桶、医用垃圾桶、锐器盒	6	物品每缺一件（最多扣5分） 用物摆放不规范，无菌物品和非无菌物品未分开放置	1 1			

续表

项目	操作标准	分值	扣分标准	扣分	自评	互评	教师评价
实施步骤（75分）	（1）核对医嘱；确认标本项目、检验申请单、标本容器及标签、条形码信息	6	未核对 未确认	3 3			
	（2）洗手，戴口罩	6	未洗手 未戴口罩	3 3			
	（3）再次核对	2	未再次核对	2			
	（4）必要时戴手套	4	未戴手套	4			
	（5）协助患者取合适体位，用清水漱口	7	未协患者取舒适体位 未协患者用清水漱口	2 5			
	（6）嘱患者张口发“啊”音，必要时使用压舌板	7	未嘱患者充分暴露咽喉	7			
	（7）取出培养管中的拭子轻柔、快速的擦拭两腭弓、咽及扁桃体的分泌物，避免咽拭子触及其他部位	14	未轻柔、快速擦拭分泌物 咽拭子触及其他部位	7 7			
	（8）试管口在酒精灯火焰上有效消毒	7	未消毒试管口	7			
	（9）迅速把咽拭子插入无菌试管内塞紧	7	未把咽拭子插入无菌试管内	7			
	（10）再次查对医嘱、患者身份、标本及条形码；标本注明留取时间送检及时、记录	7	未再次查对医嘱 未再次查对患者信息 未再次查对检验申请单、标本容器及标签、条形码 未及时送检、记录	2 1 3 1			
	（11）按医用垃圾分类处理用物，为患者采取舒适卧位，整理床单位，洗手后记录	8	垃圾分类错误 未取舒适卧位 未洗手 未记录	3 2 1 2			
评价质量（8分）	（1）程序正确，动作规范，操作熟练	2	程序错误，动作不规范	2			
	（2）完成时间在 5 min 内（从洗手开始至洗手后记录结束）	3	每超时 1 min	1			
	（3）沟通恰当，指导正确，观察反应，满足需要	3	指导不正确 指导不到位 未及时观察反应	1 1 1			
总分							

实训视频

咽拭子标本采集

续表

实训反思
（1）护士是否按照标准操作流程正确完成操作？ （2）护士是否清楚咽拭子标本采集时的注意事项？
拓展思考
（1）进行咽拭子标本采集时，为什么将采集部位定为两侧腭弓、咽和扁桃体？ （2）如何对咽拭子标本采集操作进行评价？

（杨思宇）

模块四 病情观察与抢救技术

实训项目一 血压监测技术

表4-1 血压监测技术

实训目标			
素养目标	知识目标	技能目标	思政目标
增强对患者的主动关爱意识	掌握血压测量的要求及注意事项	掌握血压测量的操作技能	成为优秀护士
实训情境			
患者，男，49 岁，已婚，患者体型肥胖，有原发性高血压病史 5 年，实验室检查发现三酰甘油和胆固醇均高于正常水平，患者平日喜欢食肥肉，有 28 年吸烟史每日吸烟 1 ～ 2 包；经常喝酒，不爱运动，性格外向，易激动，总有时间紧迫感，发病前曾连续加夜班近一周。患者对患高血压比较困惑，迫切希望医护人员提供有关疾病预防的知识。 请思考： （1）请为患者正确测量血压并记录。 （2）请为患者讲解高血压相关知识。			
知识强化			
一、概述 血管内血液对血管壁的侧压力就是血压，通常所说的血压是指动脉血压或体循环血压。 1. 正常值范围			

续表

知识强化

分类	收缩压 / mmHg	血压分级标准	舒张压 / mmHg
理想血压	＜120	和	＜80
正常血压	＜130	和	＜85
正常高值	130～139	和（或）	85～89
1 级高血压	140～159	和（或）	90～99
2 级高血压	160～179	和（或）	100～109
3 级高血压	≥180	和（或）	≥110

2. 影响因素

（1）年龄与性别：收缩压从 35 岁起开始上升，舒张压从 30 岁起开始升高。

（2）气候冷热变化：血压随天气的冷热变化而波动，高血压患者波动尤其大。

（3）昼夜节律：受睡眠与活动的影响，睡眠时血压下降，活动时血压上升。

（4）精神和体力活动：运动、饱餐、生气、激动、做梦、大便时血压都可能升高，休息、安静、心平气和时血压平稳正常。

（5）生活方式：吸烟、饮酒、摄入食盐过高、超重肥胖、熬夜等。

（6）药物：糖皮质激素、口服避孕药、麻黄素、保泰松、异丙肾上腺素等。

3. 血压计的类型

血压计的种类有很多种，如汞柱式血压计、表式血压计、电子血压计等。

二、生命体征测量的注意事项

1. 体温测量的注意事项

测量前 20～30 min 要避免以下情况：剧烈运动、进食、喝冷热水、沐浴或者是进行冷热敷，如有上述情况，需间隔 30 min 后再测量；测量时如选用水银温度计，应检查有无破损，水银柱顶端应该在 35 ℃以下；使用干毛巾擦拭腋窝且保证夹紧腋窝后水银前端处于密闭空间；口腔测温 20～30 min 前不要进食，以及饮用热水或冷饮；发现体温与病情不相符时，应该重复测量，必要时做肛温或口温对照。

2. 脉搏测量的注意事项

测量前保持情绪平稳，减少活动；不可用拇指诊脉，以免拇指小动脉搏动与患者脉搏相混淆；为患者测脉搏是选择健侧肢体。

3. 呼吸测量注意事项

由于呼吸受意识的控制，在测量呼吸时应不让患者察觉；异常呼吸及婴儿应测量达到 1 min；呼吸微弱者，可用少许棉花放置在患者的鼻孔前，观察棉花被吹动的次数。

4. 血压测量注意事项

测量血压时应做到“四定”，即定时间、定部位、定体位、定血压计；测量血压一般尽量选择安静时，患者在测量血压前不要喝茶、喝咖啡、喝酒等容易引起心脏兴奋的饮料，测量前静坐 5～10 min，保持平稳呼吸再开始测量血压；测量时最好上臂裸露无衣物，如有衣物，厚度不宜超过一般内衣的厚薄；手臂位置（肱动脉）与心脏呈同一水平。坐位时平第四肋，仰卧位时平腋中线。若肱动脉高于心脏水平，测得血压值偏低；肱动脉低于心脏水平，测得血压值偏高；缠袖带时驱尽袖带内空气，平整置于上臂中部，下缘距肘窝 2～3 cm，松紧以能插入一指为宜。袖带缠得太松，充气后呈气球状，有效面积变窄，使血压测量值偏高；袖带缠得太紧，未注气已受压，使血压测量值偏低；读数时眼睛视线保持与水银柱同一水平，视线低于水银柱弯月面读数偏高，反之，读数偏低。

实训准备

（1）护士准备：着装整洁，洗手，戴口罩。

（2）用物准备：血压计、听诊器、记录本、笔、洗手液。

（3）环境准备：整洁、宽敞、温湿度适宜。

续表

实训内容

（1）点击血压测量虚拟系统。

（2）核对解释，评估患者，准备用物。护士洗手，戴口罩。协助患者取合适的体位，开启水银槽，缠袖带，测试松紧度，放置听诊器，缓慢充气、放气，整理，记录。

（3）评价血压测量操作流程是否规范，沟通是否恰当。

实训流程

步骤	操作图示	文字说明
1	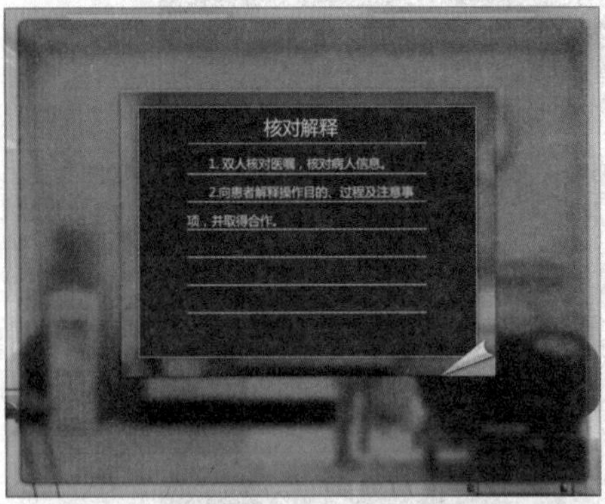	核对患者信息并解释操作目的（操作前耐心、仔细为患者解释操作目的）
2	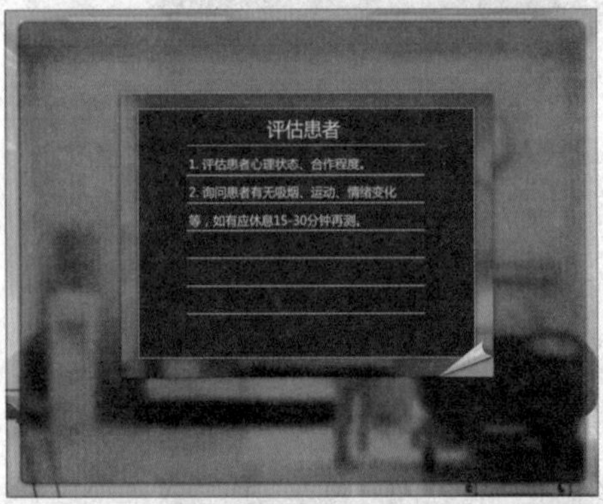	评估患者病情、意识、自理能力、双臂情况
3	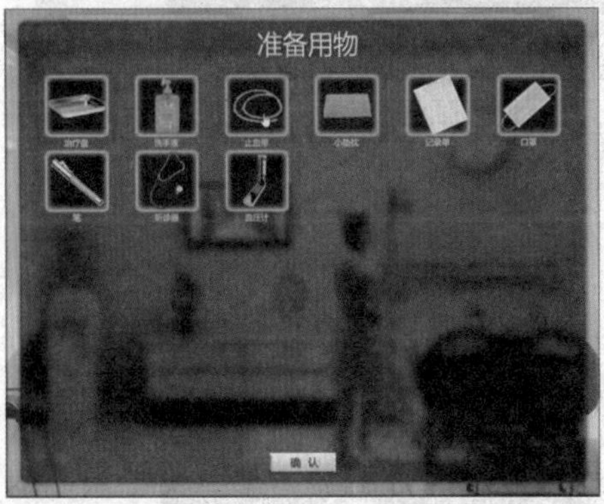	准备实训用物

续表

步骤	操作图示	文字说明
4	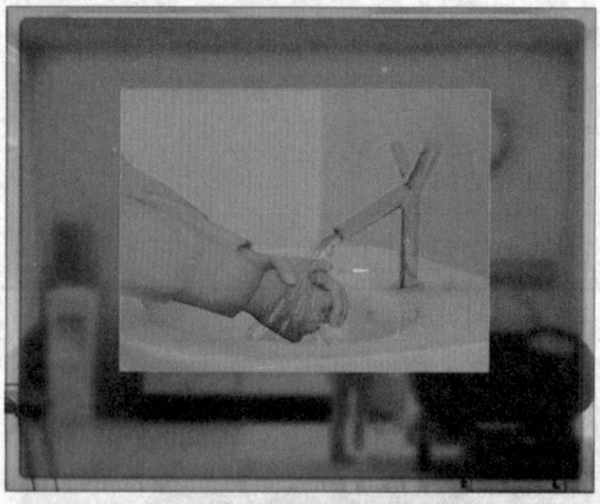 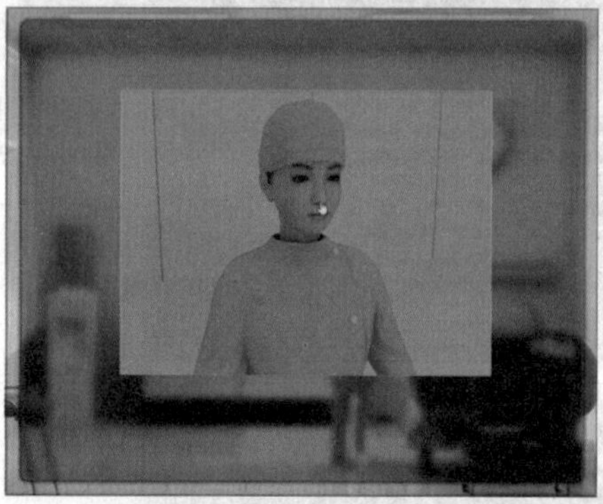	洗手，戴口罩
5	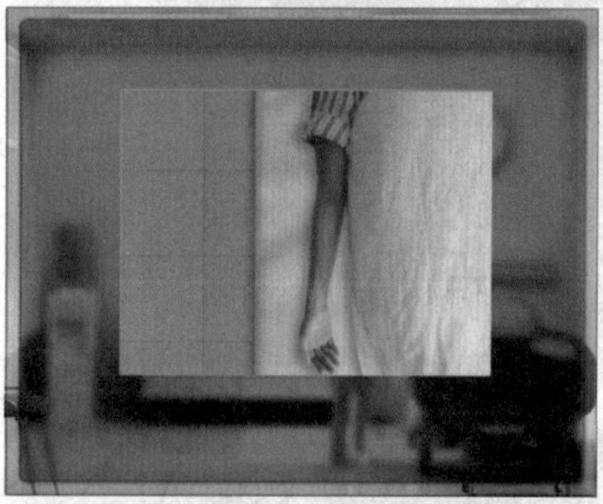	安置体位
6	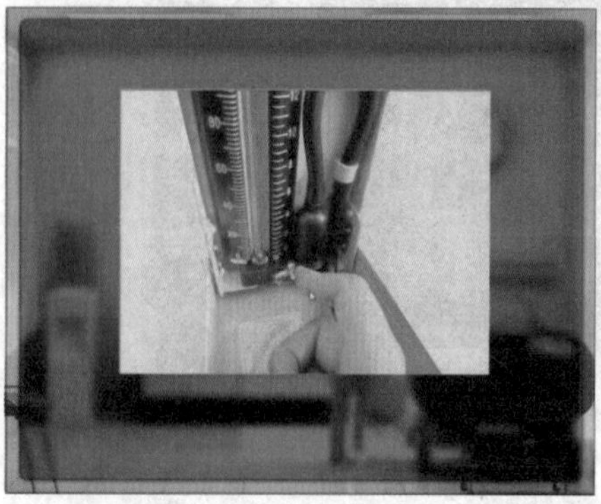	开启水银槽

续表

步骤	操作图示	文字说明
7		绑好袖带
8		测试松紧度
9		放置听诊器（提前告知患者测量血压可能有些紧）
10		给血压计充气、放气

续表

步骤	操作图示	文字说明
11	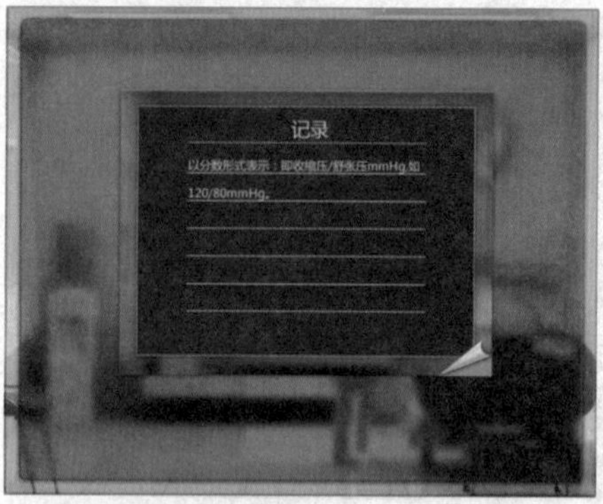 记录	记录所测量血压值并告知患者（主动告知患者所测血压值，耐心为患者解释数值意义）
12	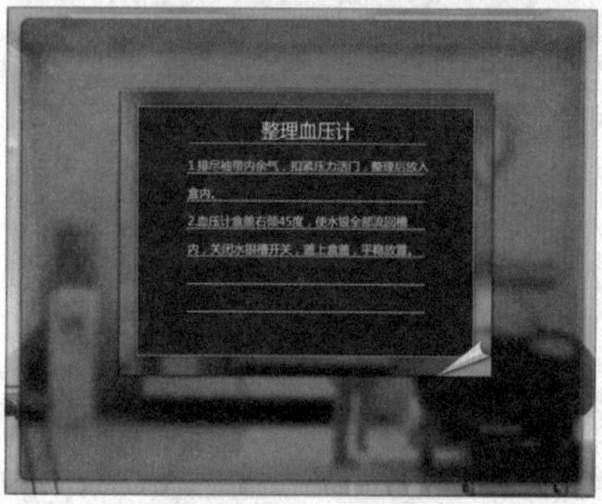 整理血压计	操作后整理用物
13	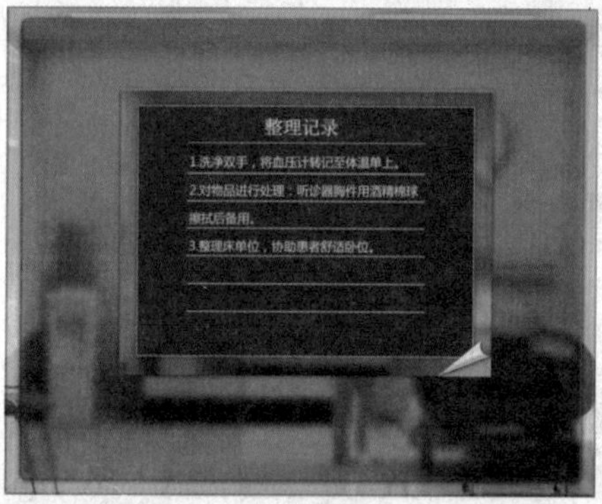 整理记录	及时书写操作记录
14	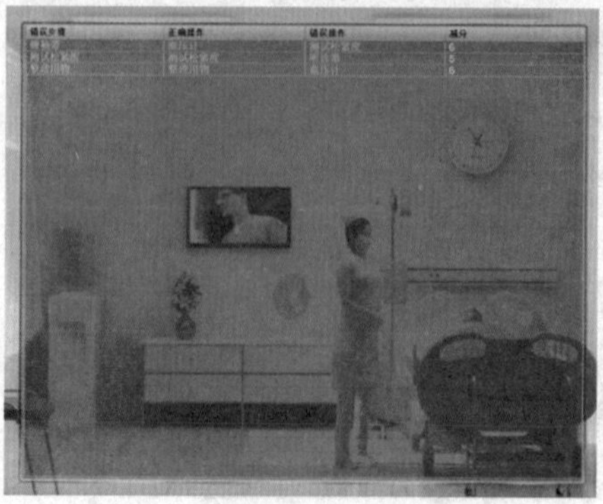	操作完成，显示结果

续表

<table>
<tr><th colspan="8">考核标准</th></tr>
<tr><th>项目</th><th>操作标准</th><th>分值</th><th>扣分标准</th><th>扣分</th><th>自评</th><th>互评</th><th>教师评价</th></tr>
<tr><td rowspan="2">素质要求（2分）</td><td>（1）报告姓名、操作项目，语言流畅，仪表大方，体态轻盈矫健</td><td>1</td><td>紧张不自然，语言不流畅</td><td>1</td><td></td><td></td><td></td></tr>
<tr><td>（2）衣帽整洁，着装符合要求</td><td>1</td><td>衣、帽、鞋不整洁</td><td>1</td><td></td><td></td><td></td></tr>
<tr><td rowspan="4">评估要求（14分）</td><td>1. 环境评估
病室整洁、宽敞、光线明亮、温湿度适宜</td><td>2</td><td>未评估</td><td>2</td><td></td><td></td><td></td></tr>
<tr><td>2 患者评估
（1）患者的病情、意识状态、治疗情况、心理状态
（2）患者对体温、脉搏、呼吸、血压测量的认知、合作程度
（3）测量前 30 min，无影响生命体征变化的因素，如运动、情绪激动、进食等影响因素</td><td>4</td><td>未评估</td><td>4</td><td></td><td></td><td></td></tr>
<tr><td>3. 护士评估
（1）七步洗手法洗手，戴口罩
（2）熟悉测量生命体征的方法及注意事项</td><td>3</td><td>未洗手或洗手不规范
未戴口罩
不熟悉测量方法及注意事项</td><td>1
1
1</td><td></td><td></td><td></td></tr>
<tr><td>4. 用物评估
（1）治疗车上层：治疗盘内备容器两个（一个盛放已消毒的体温计、另一个盛放消毒液）、血压计、听诊器、消毒纱布、秒表、记录本、笔。清点体温计，检查有无破损，将体温计刻度甩至 35 ℃以下，检查血压计
（2）治疗车下层：医用垃圾桶</td><td>5</td><td>物品准备不全，每缺一项（最多扣 5 分）</td><td>1</td><td></td><td></td><td></td></tr>
<tr><td rowspan="10">实施步骤（75分）</td><td>（1）携用物至患者床旁，辨识患者</td><td>2</td><td>未辨识患者</td><td>2</td><td></td><td></td><td></td></tr>
<tr><td>（2）向患者介绍体温、脉搏、呼吸、血压测量的方法及注意事项，取得患者合作</td><td>4</td><td>未介绍</td><td>4</td><td></td><td></td><td></td></tr>
<tr><td>（3）患者取仰卧位或坐位保持舒适卧位</td><td>2</td><td>未采取合适卧位</td><td>2</td><td></td><td></td><td></td></tr>
<tr><td>（4）暴露腋下，有汗液者，擦干汗液</td><td>2</td><td>暴露过多
未擦汗液</td><td>1
1</td><td></td><td></td><td></td></tr>
<tr><td>（5）将腋表水银端放于患者一侧腋窝处，紧贴皮肤，嘱患者屈臂过胸夹紧体温计</td><td>6</td><td>位置不正确
方法不正确</td><td>3
3</td><td></td><td></td><td></td></tr>
<tr><td>（6）测量 10 min</td><td>2</td><td>时间不准确</td><td>2</td><td></td><td></td><td></td></tr>
<tr><td>（7）取患者另侧手臂，手腕伸展，手臂置于舒适位置</td><td>4</td><td>手腕未伸展
手臂位置不舒适</td><td>2
2</td><td></td><td></td><td></td></tr>
<tr><td>（8）护士将食指、中指、无名指的指端触按于患者的桡动脉上，力度适中</td><td>6</td><td>触按手法不正确
测量部位不准确</td><td>3
3</td><td></td><td></td><td></td></tr>
<tr><td>（9）计数 30 s，测得数值乘以 2，即为脉率，计数准确</td><td>3</td><td>时间不准确
计数不准确</td><td>2
1</td><td></td><td></td><td></td></tr>
<tr><td>（10）异常脉搏、危重患者应测 1 min（口述）；脉搏短绌患者，应由两名护士同时测量（口述）</td><td>2</td><td>未口述</td><td>2</td><td></td><td></td><td></td></tr>
</table>

续表

项目	操作标准	分值	扣分标准	扣分	自评	互评	教师评价
实施步骤（75分）	（11）护士在诊脉后手仍保持诊脉状态，观察患者胸部或腹部，一起一伏为一次	4	观察方法不正确 观察部位不正确	1 3			
	（12）计数 30 s，测得数值乘 2，即为呼吸频率，计数准确	3	时间不准确 计数不准确	2 1			
	（13）危重患者、小儿及呼吸异常患者，应测 1 min（口述）；呼吸微弱患者，用棉花置于鼻孔前，观察棉花纤维被吹动的次数（口述）	2	未口述	2			
	（14）记录脉率和呼吸测量数值	2	未记录	2			
	（15）卷起衣袖，露出一侧上肢，肘部伸直并外展，掌心向上	1	肘部未伸直外展，掌心向下	1			
	（16）仰卧位，肱动脉平腋中线	2	肱动脉未平腋中线	2			
	（17）放好血压计，打开水银槽开关	1	未开水银槽开关	1			
	（18）驱尽袖带内空气，将袖带平整缠于上臂中部，袖带下缘距肘窝 2 ～ 3 cm，松紧以能插入一指为宜	4	袖带缠绕位置不正确 袖带缠绕过紧过松	2 2			
	（19）将听诊器胸件置于肱动脉搏动最明显处	2	位置不正确	2			
	（20）一手固定，另一手关气门握加压气球加压，充气至肱动脉搏动消失后，再升高 20 ～ 30 mmHg	2	充气速度过快、过猛	2			
	（21）缓慢放气，以每秒下降 4 mmHg 为宜	2	放气速度过慢、过快	2			
	（22）当听诊器听到第一声搏动音时，水银柱所指刻度为收缩压；当搏动突然变弱或消失，水银柱所指刻度为舒张压	6	收缩压不准确 舒张压不准确	3 3			
	（23）测量结束，排尽袖带内空气，卷好袖带，将袖带和输气球放于盒内	2	未排尽袖带内空气 未正确放置	1 1			
	（24）血压计盒盖右倾 45°，关闭水银槽开关，盖好盒盖	2	未右倾血压计 未关闭水银槽	1 1			
	（25）取出体温计，用纱布擦拭，读数后，将体温计放于消毒液中浸泡，记录测量体温数值	4	未擦拭体温计 未消毒浸泡体温计 体温计读数不准确	1 1 2			
	（26）整理床单位，洗手，放回用物	2	未洗手或洗手方法不规范 未分类回归用物	1 1			
	（27）将测得体温、脉搏、呼吸、血压数值记录在体温单上（口述）	1	未口述	1			
评价质量（9分）	（1）流程正确，动作规范，操作熟练	3	流程错误 动作不规范	2 1			
	（2）完成时间 15 min（从取卧位开始到整理床单位结束）	2	每超时 1 min	1			
	（3）语言沟通恰当，指导正确，满足需要	4	语言沟通不畅 指导不到位	2 2			
总分							

续表

实训视频
 血压测量
实训反思
拓展思考
血压监测技术是一项成熟且运用广泛的临床操作项目，熟练掌握血压监测技术的要点难点，若袖带过紧或过松，过宽或过窄对结果会有何影响？

（唐鑫元）

实训项目二　心电监护技术

表4-2　心电监护技术

实训目标			
素养目标	知识目标	技能目标	思政目标
增强对患者的主动关爱意识	掌握心电监护技术操作流程和注意事项	掌握心电监护的操作技能	具有爱心、耐心、责任心
实训情境			
患者，男，70岁，突发晕厥急诊入院，急诊行心电图显示三度房室传导阻滞，现收入心内科，医嘱提示为其进行24 h心电监护。作为责任护士，请立即为患者安置心电监护。 请思考： （1）如何为该患者实施心电监护？ （2）有哪些心电监护技术重点难点需要掌握？			
知识强化			
一、概述 多功能监护仪是临床常见的用于疾病诊断和监测的医疗仪器，是指对患者的各种生理参数和波形进行实时监测，以准确地评估患者当时的生理状态，为诊断及治疗提供依据。可连续监测心电图（ECG）、呼吸频率（RESP）、无创血压（NIBP）、血氧饱和度（SpO_2）和脉搏（P）等重要参数。 1. 目的 （1）及时发现致命性心律失常； （2）及时发现心肌损害； （3）监测电解质紊乱情况； （4）指导抗心律失常治疗； （5）监测生命体征、血氧饱和度等生理参数的变化。			

续表

知识强化
2. 基本功能 多功能监护仪除能显示各参数的监测情况外，还有报警装置信息储存、回放及传输，对心律失常进行自动分析，并且通过中央监护系统将病区多台监护仪联网，可以同时监测多个患者。因此，多功能监护仪可以将急危重症患者的信息及时、准确地向医护人员报告，使医护人员随时监测到患者的病情变化，为临床诊断及救治提供重要的参考指标，是 ICU 必备的监测仪器之一。 3. 适应证 多功能监护仪能用于各种危急重症患者和抢救患者的监护；手术中或手术后患者的监护；心脏起搏器植入术前和术后患者心率的监护及起搏效果的观察。 4. 分类 （1）按结构分类可分为便携式监护仪、插件式监护仪、遥控式监护仪。 （2）按功能分类可分为床边监护仪、中央监护仪、院外监护仪。 5. 心电监护仪结构 心电监护仪主要由方框图、传感器、信号处理系统、显示与报警装置、控制系统、记录装置六部分组成。 二、心电监测的常见故障 （1）心电图波形模糊不清：多因电极与皮肤接触不良，如电极粘贴不牢或脱落、导电膏干燥、皮肤处理不当、导联线连接有松动或断裂等。 （2）基线漂移：多由于患者活动、电极固定不良或腹式呼吸的影响。 （3）BCG 振幅低：多为正负电极距离太近或者两个电极之间恰好放在心肌梗死部位相应的体表。 （4）严重的肌电干扰（细颤波）：多为电极放于胸壁肌肉丰富部位或患者有寒战表现。 （5）直流转换不良：多为导联线与主机连接处不清洁；电线或导联有断裂；监护仪的开关接触不良。 （6）严重的交流电干扰（粗颤波）：多与地线未被安全连接有关，如其他医疗器械的地线和监护仪地线连接在一起，任何室内的线路（如电用加热器、电毛毯、收音机、电视和手机等）与患者连线接近。 三、护理要点 调整有实际意义的报警界限，不能关闭报警声音。密切观察记录心率（律）、心电图波形、SpO_2 和血压情况，及时、正确处理报警、排除故障干扰及异常监测值，发现异常时立即通知医师。 1. ECG 监测 为获得清晰的心电图，应避免各种干扰；导联线应正确连接，否则 ECG 监护功能将失效；将用来作为呼吸信号提取的两个极板 RA 和 LL 在胸廓上的左右位置，分开来定距离，以免呼吸信号微弱无法正确进行呼吸计数；监护仪胸前综合导联所描记的 ECG 监测不能替代常规的心电图检查，因其是模拟导联不能按常规心电图的标准去分析 ST-T 改变和 QRS 波形形态。 2. NIBP 监测 启动测压键前一定要系好袖带，否则在无袖带状态下充气，易损坏气泵；需要密切监测血压者，每 2 h 更换袖带部位，避免皮肤损伤，袖带定期清洁消毒；充、放气时间不能过于频繁，以免影响远端肢体的灌注；定期用水银血压计校对，若在正确的测量方法下对监测的数值产生怀疑时，应更换其他测量方法。 3. SpO_2 监测 长时间将 SpO_2 传感器放在一个手指上，可能使局部皮肤变红、起泡，还可能引起局部坏死，影响血液循环及测量精确度，应每隔 2 h 观察测量部位的末梢循环情况和皮肤情况，并更换传感器的安放部位。 4. 安置电极片 贴电极片前应先清洁局部皮肤，使其脱脂干净尽可能降低皮肤电阻，电极片与皮肤应紧贴、平整；为了除颤时放置电极板，应留出易于暴露心前区的部位；为患者翻身时注意勿将电极拉脱；定期观察患者粘贴电极片处的皮肤，连续监测 72 h 需更换电极片和电极片的位置，以防过久的刺激皮肤，若对电极片有过敏迹象，则每天更换电极片或改变电极片位置；嘱患者不要自行移动或摘除电极片，避免在监测仪的附近使用手机，以免干扰监测波形。 四、仪器的维护与保养 1. 使用中的监护仪 避免频繁开关机器，监护仪上不放任何物品，保持外观清洁；执行仪器使用规范，应防止外力敲打血氧饱和度探头和拉扯心电导联线；登记使用情况。

续表

知识强化
2. 监护仪的终末消毒 用软布去除机器表面的污迹和尘埃，显示器可用软布蘸清水擦拭，血压袖带用紫外线照射 30 min 或 1 000 mg/L 有效氯消毒剂浸泡消毒 30 min，清水冲洗晾干备用。各种电缆导联线不裸露，应用 75% 乙醇擦拭终末消毒后用卷扎固定于监护仪上，外罩布制的监护仪保护套，妥善放置，减少附件损耗。 五、注意事项 （1）根据患者的不同年龄，正确设定患者类型。 （2）密切观察心电图波形，及时处理干扰和电极脱落。 （3）根据患者病情决定是否需要每日回顾 24 h 心电监测情况，必要时记录。 （4）正确设定报警界限，不能关闭报警声音。 （5）每日应检查电极安放位置的皮肤，若出现过敏迹象，应更换电极或改变安放位置。 （6）对躁动患者，应当固定好电极和导线，避免电极脱位以及导线打折缠绕。 （7）根据实际情况选择滤波方式，滤波方式有 3 种。 ①诊断：显示未经过滤的 ECG 波形（未经处理的真实波）； ②监护：过滤可能导致假报警的伪差； ③手术：减少来自电外科设备的伪差与干扰。 在干扰较小时，尽量采用“诊断”方式对患者进行监护。 （8）长时间连续监测血氧饱和度的患者，每 2 h 检查一次测量部位的末梢循环情况和皮肤情况，如果发现不良变化，应及时更换测量部位。安放手指血氧探头的电缆线应置于手背，确保指甲正对血氧探头光源射出的光线。不要在同一肢体上同时进行血氧饱和度和无创血压的测量。 （9）患者发生休克、体温过低、使用血管活性药物及贫血等可影响血氧饱和度的监测结果。周围环境光照太强、电磁干扰及涂抹指甲油等也可影响监测结果。 （10）选择合适的袖带，袖带宽度应是肢体周径的 40% 或者上臂长度的 2/3，袖带的充气部分长度应足够环绕肢体的 50% ～ 80%。不要在有静脉输液或插导管肢体上安放袖带。 （11）根据患者病情正确选择无创血压的测量模式。测量模式有：手动模式，只进行一次测量；自动模式，间隔时间可设为 1 min、2 min、3 min、4 min、5 min、10 min、15 min、30 min、60 min、90 min、120 min、180 min、240 min、480 min；连续模式，5 min 内连续地进行测量。 （12）停机时，先向患者说明，取得合作后关机，断开电源，取下电板片。清洁消毒机壳外部和各导联线，将各导联线顺势盘绕，妥善固定，避免折叠、扭曲、缠绕等。
实训准备
（1）操作者准备：衣帽整洁，七步洗手法洗手、戴口罩。了解患者病情及使用监护仪的目的和操作方法。 （2）患者准备：①患者及家属了解使用监护仪的目的、方法、注意事项及配合要点，愿意接受和配合；②根据病情，患者可采取平卧位、半卧位或侧位，使之感觉舒适；③清洁放电极片部位的皮肤，有胸毛者应剃除以尽可能降低皮肤电阻；④清洁指甲，选择合适的手指，避开外伤、瘫痪、涂指甲油的手指或足趾。 （3）用物准备：①治疗盘：电极片（3 ～ 5 个）、75% 乙醇、清洁纱布、治疗碗、听诊器；②弯盘、心电监护仪及模块、导联线、配套血压计袖带、SpO_2 传感器、电源及插座、医嘱单、护理记录单；③治疗车、速干手消毒剂及挂架、锐器盒、医疗垃圾桶、生活垃圾桶、口罩。 （4）环境准备：室内温度和湿度适宜，环境安静、整洁，光线充足。无电磁波干扰。
实训内容
（1）点击心电监护技术虚拟系统。 （2）核对医嘱，评估患者情况并解释，准备用物。护士洗手，戴口罩。再次核对仪器性能及患者，接通电源，协助患者清洁皮肤，连接导联线，安装指套，连接血压袖带，设置监护仪参数，协助患者取舒适体位，洗手，记录。 （3）评价心电监护操作流程是否规范，沟通是否恰当。 （4）专人负责：专人定期（每周）清洁及消毒心电导联线等附件，监测监护仪启动正常，仪器报警有效，处于备用状态。功能异常的监护仪，须与备用仪器分开放置，外挂“坏”的专用标识，专人负责报修、检查并记录，与专业维修人员取得联系，切勿擅自打开机盖或机壳自行调换设备附件。每月对整机进行清洁检测保养。

续表

实训流程		
步骤	操作图示	文字说明
1	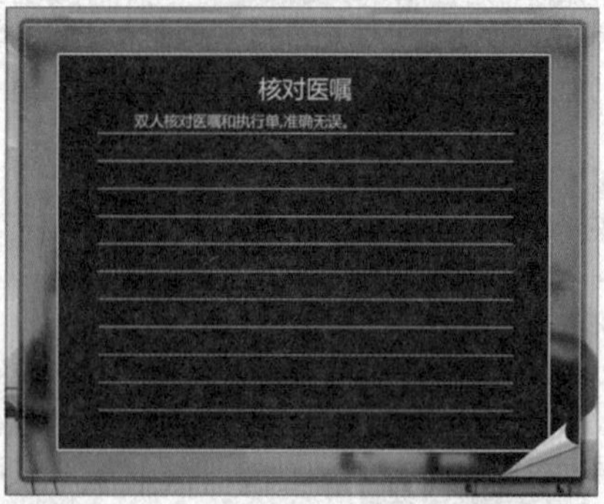	核对医嘱
2	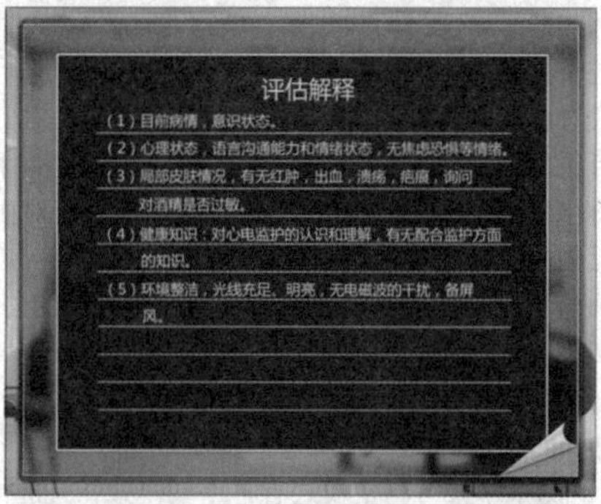	评估患者情况并解释操作目的（操作前耐心、仔细为患者解释操作目的）
3	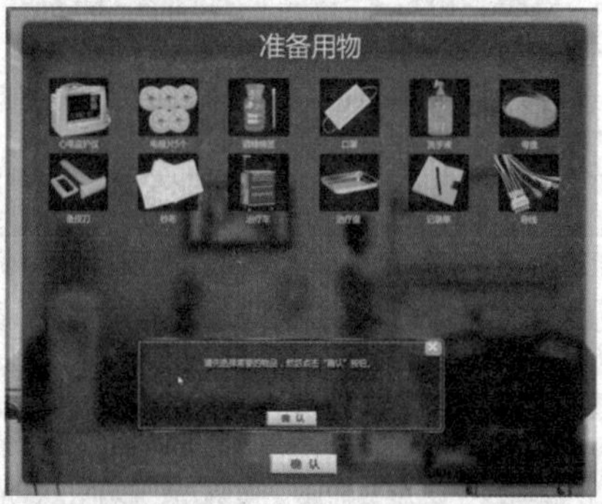	准备实训用物
4	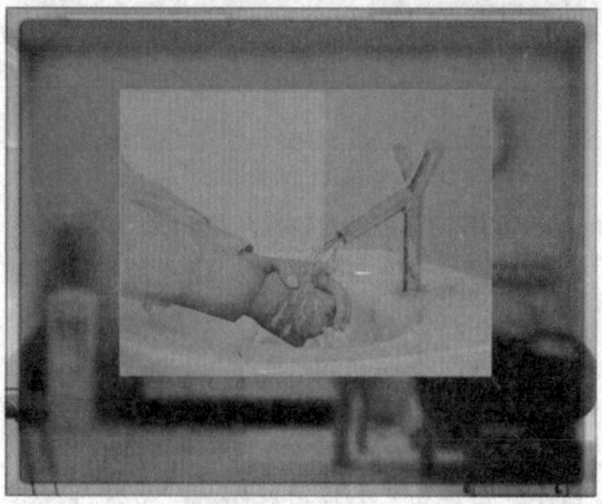	洗手，戴口罩

续表

步骤	操作图示	文字说明
4（续）	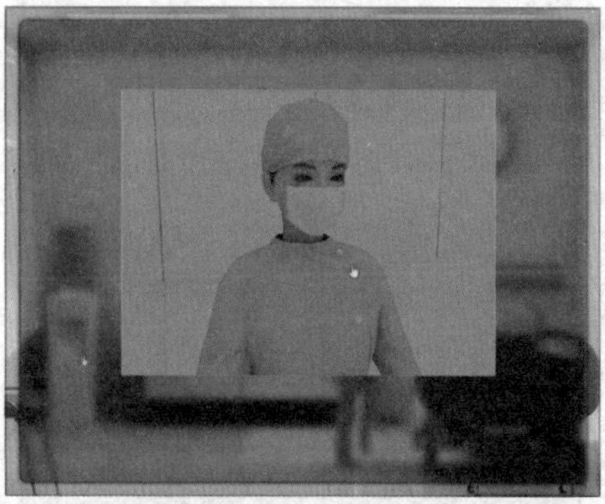	洗手，戴口罩
5	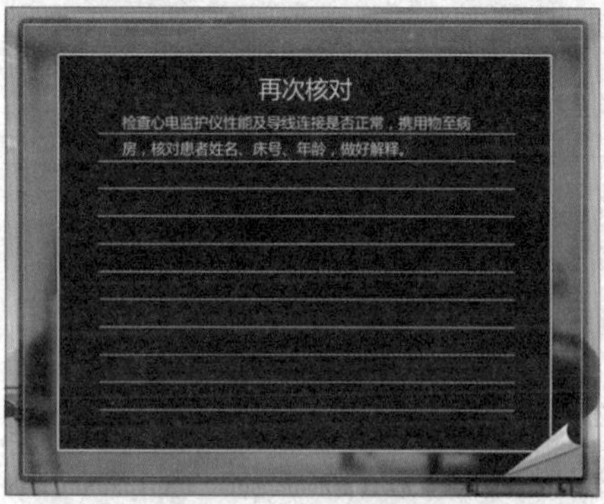	再次核对患者信息
6	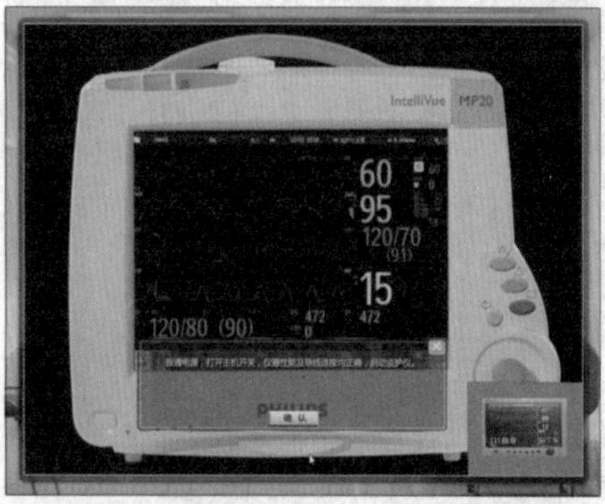	接通电源，准备好心电监护仪
7	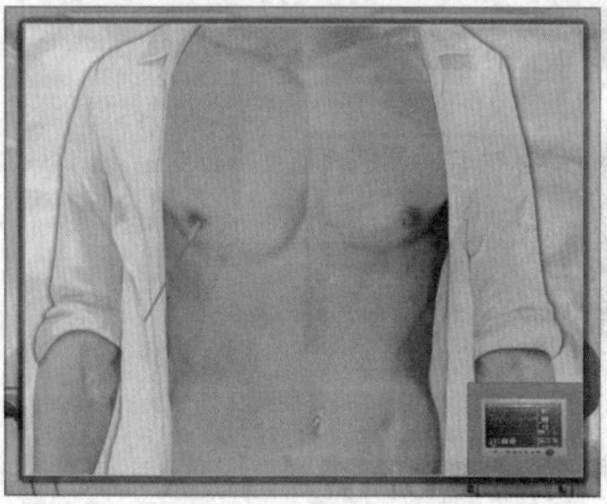	协助患者清洁皮肤（提前告知患者清洁皮肤可能有冷刺激）

续表

步骤	操作图示	文字说明
8	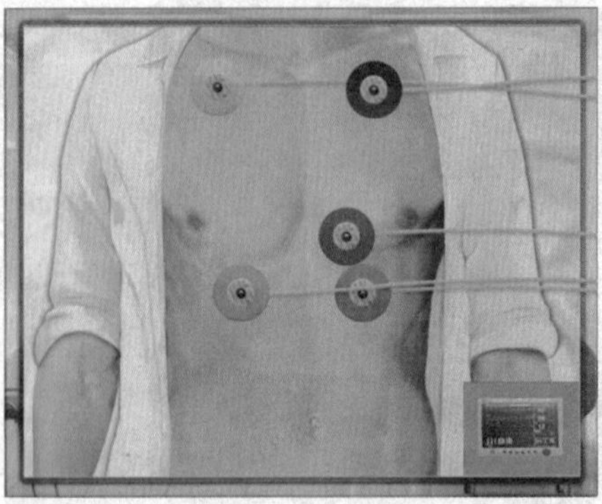	连接导联线
9	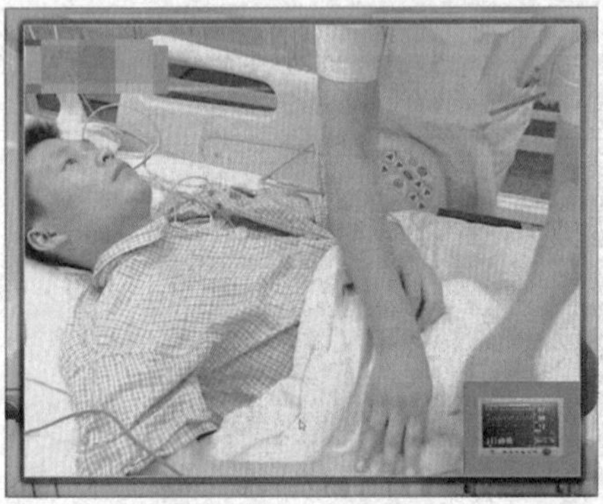	安装血氧检测仪指套
10	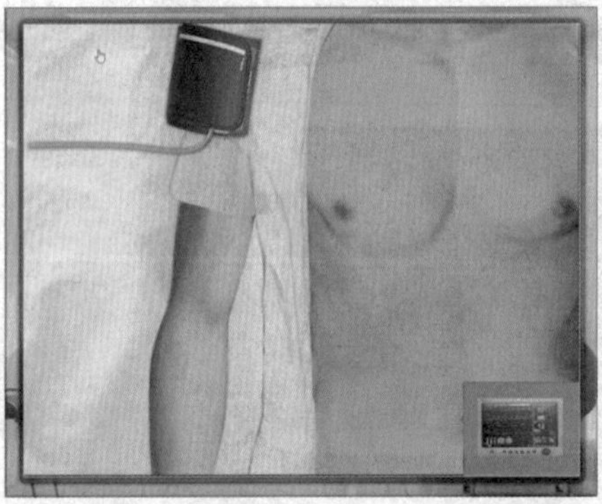	连接血压袖带
11	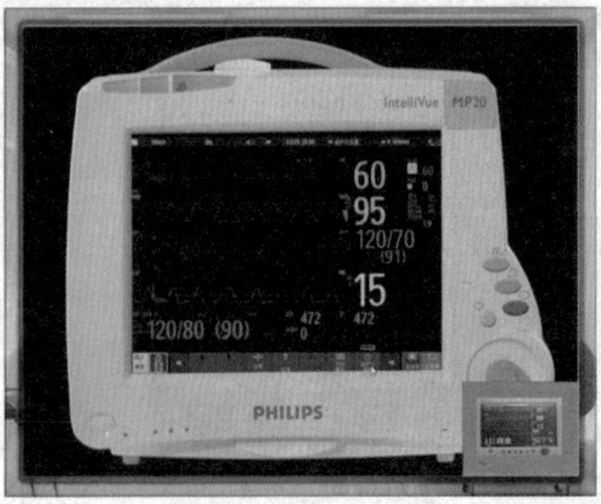	调节监护仪参数

续表

步骤	操作图示	文字说明
11（续）	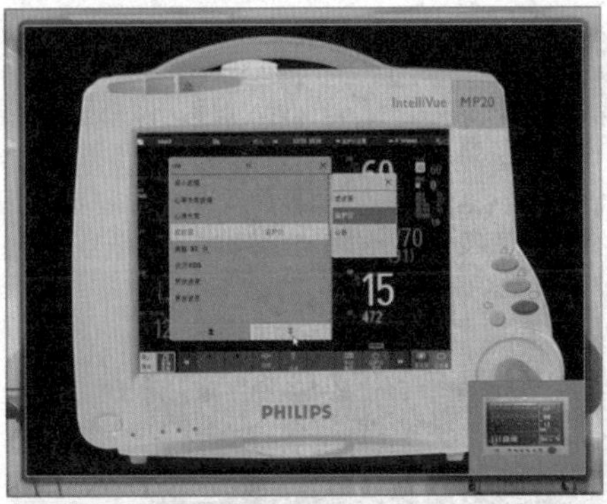IntelliVue MP20 PHILIPS	调节监护仪参数
12	协助患者 协助病人取舒适卧位，整理床单位。	告知患者生命体征所测数值及意义、协助患者舒适卧位（主动告知患者生命体征所测数值及意义，细心）
13	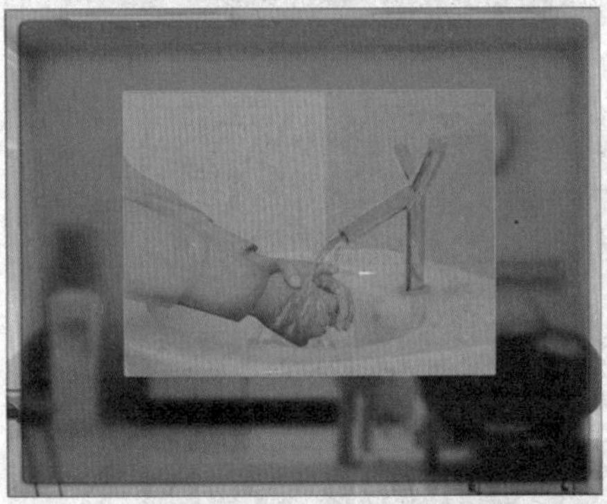	操作后清洁双手
14	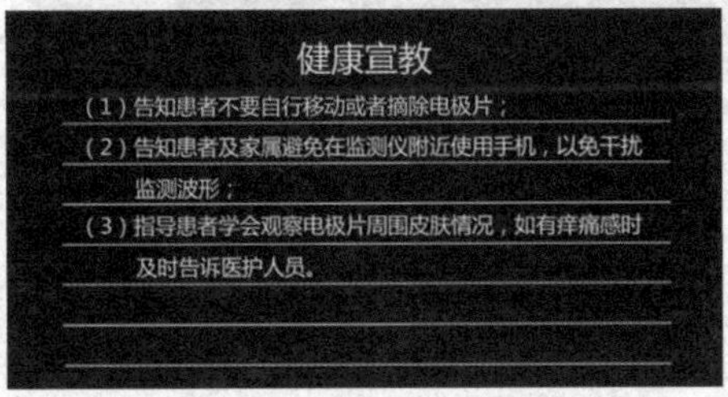健康宣教 （1）告知患者不要自行移动或者摘除电极片； （2）告知患者及家属避免在监测仪附近使用手机，以免干扰监测波形； （3）指导患者学会观察电极片周围皮肤情况，如有痒痛感时及时告诉医护人员。	进行健康宣教，告知心电监护注意事项（耐心告知患者相关注意事项）

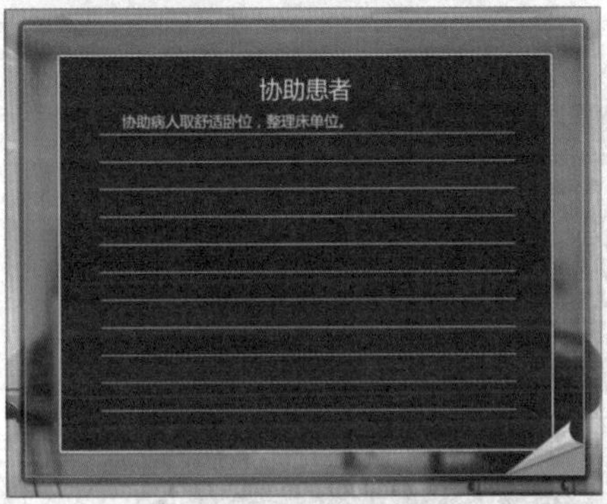

续表

步骤	操作图示	文字说明
15	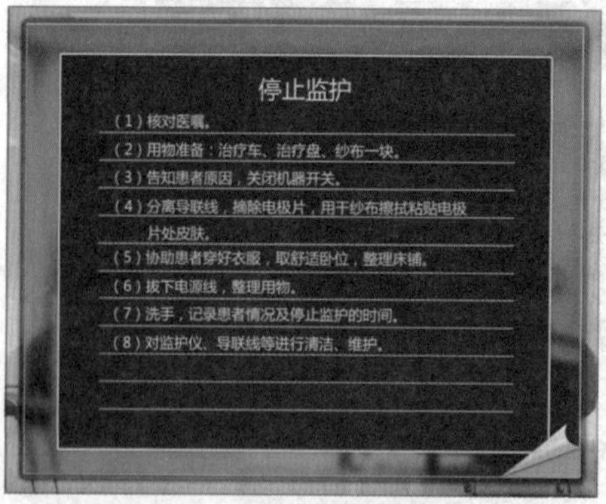 停止监护 （1）核对医嘱。 （2）用物准备：治疗车、治疗盘、纱布一块。 （3）告知患者原因，关闭机器开关。 （4）分离导联线，摘除电极片，用于纱布擦拭粘贴电极片处皮肤。 （5）协助患者穿好衣服，取舒适卧位，整理床铺。 （6）拔下电源线，整理用物。 （7）洗手，记录患者情况及停止监护的时间。 （8）对监护仪、导联线等进行清洁、维护。	双人核对医嘱，遵医嘱停止心电监护
16	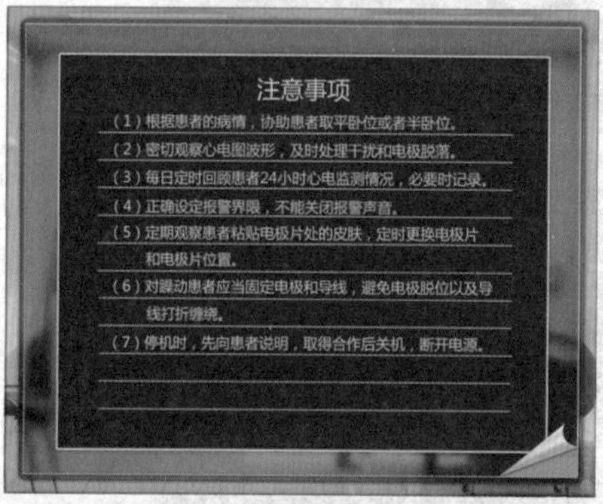 注意事项 （1）根据患者的病情，协助患者取平卧位或者半卧位。 （2）密切观察心电图波形，及时处理干扰和电极脱落。 （3）每日定时回顾患者24小时心电监测情况，必要时记录。 （4）正确设定报警界限，不能关闭报警声音。 （5）定期观察患者粘贴电极片处的皮肤，定时更换电极片和电极片位置。 （6）对躁动患者应当固定电极和导线，避免电极脱位以及导线打折缠绕。 （7）停机时，先向患者说明，取得合作后关机，断开电源。	告知患者注意事项
17	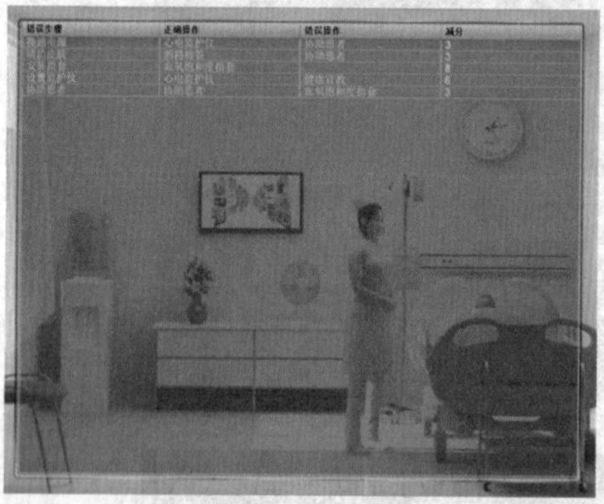	操作完成，显示结果

考核标准

项目	操作标准	分值	扣分标准	扣分	自评	互评	教师评价
素质要求（2分）	（1）报告姓名、操作项目，语言流畅，仪表大方，体态轻盈矫健	1	紧张不自然，语言不流畅	1			
	（2）衣帽整洁，洗手	1	衣、帽、鞋不整洁	1			

续表

项目	操作标准	分值	扣分标准	扣分	自评	互评	教师评价
评估要求（14分）	1. 环境评估 病室整洁、宽敞、光线明亮、温湿度适宜	2	未评估	2			
	2. 患者评估 （1）患者病情、皮肤状况、有无起搏器 （2）周围环境、光照情况及有无电磁波干扰 （3）心电监护仪性能	4	未评估	4			
	3. 护士评估 （1）七步洗手法洗手，戴口罩 （2）熟悉心电监护的方法及注意事项	3	未洗手或洗手不规范 未戴口罩 不熟悉测量方法及注意事项	1 1 1			
	4. 用物评估 （1）上机时：心电监护仪、电极片数个、75% 乙醇、棉签、记录单 （2）撤机时：棉签	5	物品准备不全，每缺一项	1			
实施步骤（70分）	（1）携用物至患者床旁，辨识患者	2	未辨识患者	2			
	（2）心电监护仪开机，检查线路连接	4	未检查	4			
	（3）协助患者取适宜体位，暴露胸部皮肤；用 75% 乙醇擦拭相应部位皮肤，待干	8	未采取合适卧位 未使用乙醇	2 4			
	（4）连接电极与导联线（三导联或五导联），准确粘贴 右上（RA）：右锁骨中线第二肋间 右下（RL）：右锁骨中线剑突水平处 左上（LA）：左锁骨中线第二肋间 左下（LL）：左锁骨中线剑突水平处 中间（V）：心前区 V1 ～ V6 任何位置	20	一项粘贴错误	4			
	（5）连接血压袖带被测肢体与心脏同一水平；伸肘稍外展，袖带平整缠于上臂中部，松紧以能放入一到两指为宜；袖带下缘位于肘窝上两横指处	8	位置不正确 方法不正确	4 4			
	（6）连接血氧探头于患者指（趾）端，使感应区对准指（趾）甲	4	位置不准确	2			
	（7）选择导联及监护模式；调节心电图波形和振幅至标准；根据患者心率、血压、血氧饱和度调节报警上、下限；观察、记录各项监护参数	8	参数调节一项不正确	2			
	（8）遵医嘱停止使用心电监护仪；撤除监护，关机，断开电源	6	程序不正确	2			

续表

项目	操作标准	分值	扣分标准	扣分	自评	互评	教师评价
实施步骤（70分）	（9）清洁局部皮肤；协助患者取舒适卧位，整理床单元	4	未清洁皮肤 未取舒适体位	2 2			
	（10）整理用物，洗手，记录	6	未洗手 未记录	2 2			
评价质量（14分）	（1）流程正确，动作规范，操作熟练	4	流程错误 动作不规范	2 2			
	（2）完成时间在 10 min 内	2	每超时 1 min	1			
	（3）语言沟通恰当，指导正确，满足需要	4	语言沟通不畅 指导不到位	2 2			
	（4）用物备齐，处置规范	4	用物不齐 处置错误	2 2			
总分							

实训视频

心电监测

实训反思

拓展思考

请以小组形式讨论哪些因素会影响心电监护的正常运行，应该如何避免这些问题的发生？

（唐鑫元）

实训项目三　经口鼻吸痰技术

表4-3　经口鼻吸痰技术

实训目标			
素养目标	知识目标	技能目标	思政目标
具有慎独的职业精神	掌握经口鼻吸痰技术的操作流程和注意事项	掌握口鼻吸痰的技能	具有高度责任心和同理心

续表

实训情境
患者，男，65 岁，因反复咳嗽咳痰二十余年，气喘两年，加重半天入院，入院诊断为慢性支气管炎急性发作。目前患者口唇有轻度发绀，听诊发现呼吸道内有大量分泌物无法咳出，请根据医嘱给予吸痰处理。 请思考： （1）该患者为什么要吸痰？ （2）如何为患者正确实施经口鼻吸痰？
知识强化
1. 吸痰的概念 吸痰法是利用负压吸引的原理，用导管经口、鼻或人工气道将呼吸道分泌物吸出，以保持呼吸道通畅和预防吸入性肺炎、肺不张、窒息等并发症的一种治疗方法。 2. 适应证 吸痰法适用于无力咳嗽、排痰的患者，如危重、昏迷、年老体弱、人工气道患者等。 3. 吸痰的目的 清除呼吸道分泌物，以保持呼吸道通畅，预防吸入性肺炎、肺不张、窒息等并发症。 4. 吸痰装置 （1）中心负压装置：医院和医养结合的养老机构设置中心负压装置，吸引器管道连接到各病床床单位，使用时只需接上吸痰导管，开启开关，即可吸痰，非常方便。 （2）电动吸引器：电动吸引器由马达、偏心轮、气体过滤器、压力表、安全瓶、贮液瓶组成。安全瓶和贮液瓶可贮液 1 000 mL，瓶塞上有两个玻璃管，并有橡胶管相互连接。接通电源后马达带动偏心轮，从吸气孔吸出瓶内空气，并由排气孔排出，不断循环转动，使瓶内产生负压，将痰液吸出。 （3）注射器：紧急状态下，也可用 50 ～ 100 mL 的注射器连接导管抽吸痰液；或者口对口吸痰，即操作者托起老人下颌，使其头后仰并捏住老人鼻孔，口对口吸出呼吸道的分泌物，解除呼吸道梗阻症状。 5. 吸痰的注意事项 （1）严格执行无菌操作，选择粗细型号适宜的吸痰管；治疗盘内吸痰用物应每天更换 1 ～ 2 次，吸痰导管每次更换；吸痰动作要轻稳、防呼吸道黏膜受损。 （2）鼻腔、口腔、气管切开处需同时吸痰者，吸痰的顺序为气管插管内分泌物→口腔→鼻腔，每次吸痰应小于 15 s。 （3）如痰液黏稠，吸出不畅时可拍胸、叩背或超声雾化吸入，也可缓缓滴入生理盐水或化痰药物，使痰液稀释，便于吸出。禁止增加吸引器负压。吸痰过程中出现发绀、心率减慢，应加大氧流量，待稳定后再进行吸引。 （4）贮液瓶内的液体应及时倾倒，不得超过瓶的 2/3，瓶内应放少量消毒液易清洗消毒。
实训准备
（1）护士准备：着装整洁、剪指甲、洗手、戴口罩，熟悉吸痰的操作方法，向患者及家属解释吸痰的目的、意义及注意事项。 （2）用物准备：吸痰虚拟仿真系统、吸痰装置（电动吸引器或中心负压吸引装置）、治疗盘内置有盖罐两个（一个盛无菌生理盐水、一个盛数根消毒的 12 ～ 14 号吸痰管）、消毒纱布、弯盘、手套、无菌血管钳及镊子、手电筒，必要时备舌钳、压舌板、开口器、电插排、医嘱单、速干手消毒液、生活垃圾桶、医用垃圾桶、笔等。 （3）环境准备：安静、整洁、宽敞、明亮、安全、舒适。 （4）患者准备：知晓吸痰的目的、意义和注意事项，愿意合作，体位适宜，有安全感。
实训内容
（1）点击经口鼻吸痰技术虚拟系统。 （2）核对解释并评估患者病情，准备好实训用物及吸痰器。来到患者床旁进行再次核对解释后，洗手戴好口罩，检查患者口鼻腔，垫上治疗巾和弯盘，戴上手套后连接并检查吸痰管，使患者张口并放入口咽气道，然后按照顺序经口、鼻吸痰，吸痰结束后清洁患者面部。最后核对整理记录。 （3）评价经口鼻吸痰操作流程是否规范，沟通是否恰当。

续表

实训流程		
步骤	操作图示	文字说明
1		核对医嘱，向患者解释吸痰的目的、步骤、配合方法（要有耐心，仔细询问患者的情况）
2		评估患者意识状态、生命体征、吸氧流量，观察是否有呼吸困难、血压下降；携带听诊器听肺部大气道是否有痰鸣音
3		准备实训用物，调节负压吸引器，一般成人负压为 40.0 ～ 53.5 kPa（300 ～ 400 mmHg），儿童负压为 33.0 ～ 40 kPa（250 ～ 300 mmHg）

续表

步骤	操作图示	文字说明
4	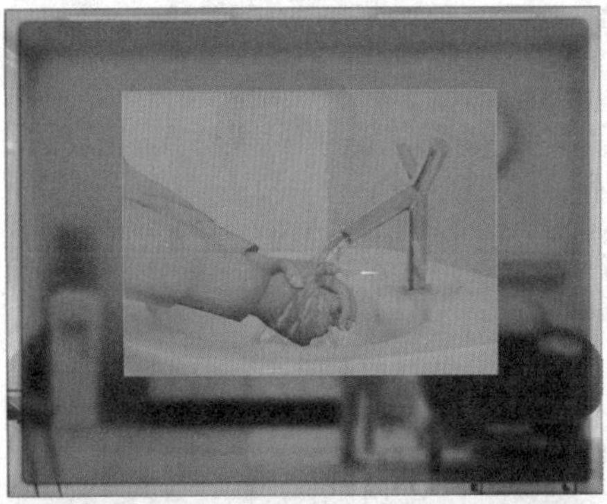 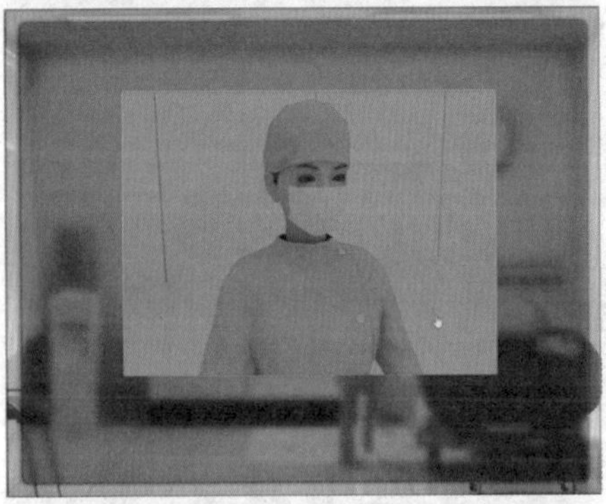	洗手，戴口罩
5	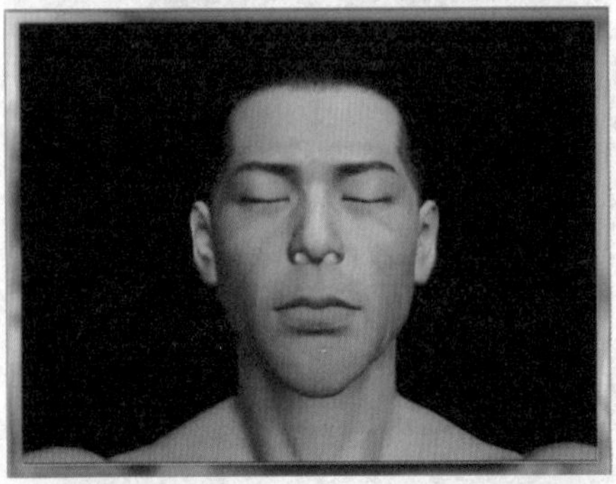	再次核对患者，携物品至患者旁
6	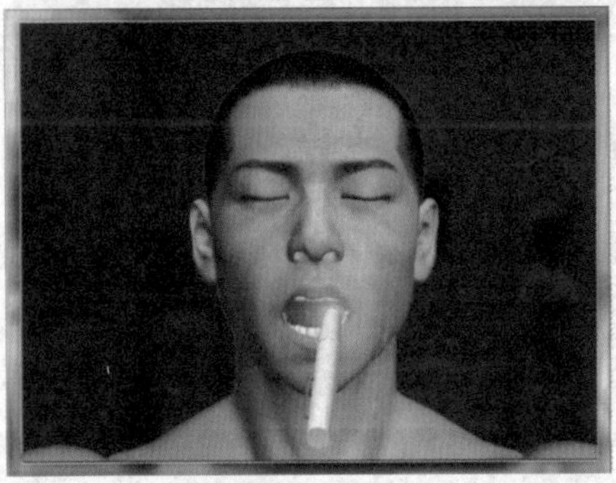	嘱患者张口（昏迷患者用开口器、压舌板打开口腔，舌后坠者也可使用口咽通气道开放气道），检查患者口鼻腔情况，检查患者口腔黏膜有无损伤，取下活动义齿

续表

步骤	操作图示	文字说明
7	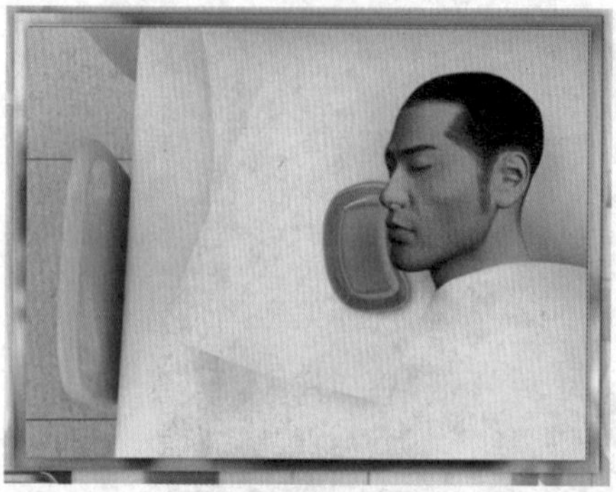	将患者去枕仰卧，头转向操作者一侧，略向后仰，颌下垫治疗巾，放置好弯盘
8	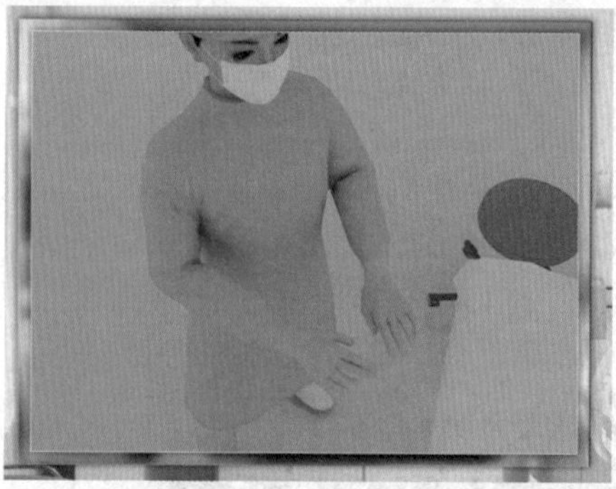	戴好手套
9	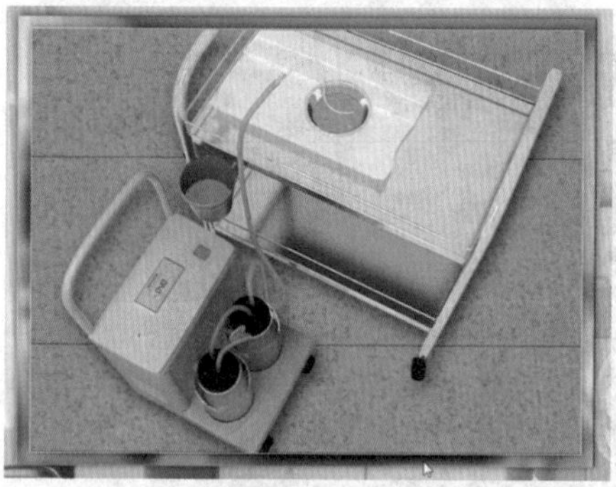	选择合适的吸痰管，连接吸痰管后，在试吸罐中先试吸少量生理盐水
10	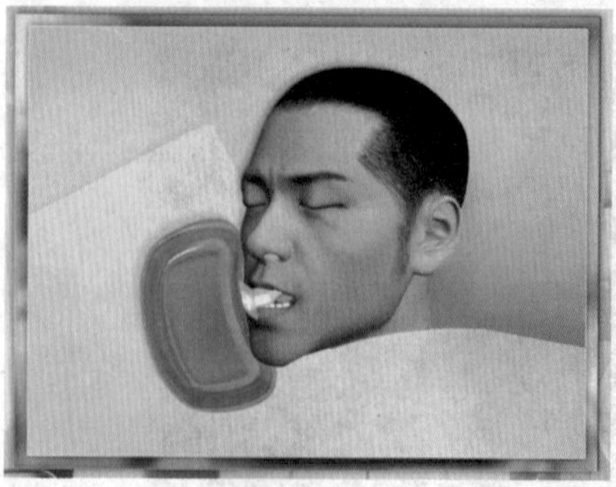	嘱患者张口，放入口咽气道管

续表

步骤	操作图示	文字说明
11		左手拇指松开吸痰管侧孔，阻断负压，右手持吸痰管前段，在患者吸气时右手持吸痰管经口咽气道管插管处插入气管适宜深度，鼓励患者咳嗽，左手拇指关闭侧孔，恢复负压，左右旋转上提吸出痰液。每次吸痰时间小于 15 s（同理患者，主动安慰患者） 口腔吸痰结束后检查并清洁鼻腔，再通过鼻腔用同样的方法进行吸痰，每次吸痰时间小于 15 s
12		吸痰完毕，取出口咽气道管，清洗患者面部分泌物，帮助患者恢复舒适体位
13		整理用物，交代患者注意事项，洗手，记录吸痰时间和痰液颜色、性质、量及吸痰效果

续表

步骤	操作图示	文字说明
14		操作完成，显示结果

考核标准

项目	操作标准	分值	扣分标准	扣分	自评	互评	教师评价
素质要求（2分）	（1）报告姓名、操作项目，语言流畅，仪表大方，体态轻盈矫健	1	紧张不自然，语言不流畅	1			
	（2）衣帽整洁，着装符合要求	1	衣、帽、鞋不整洁	1			
评估要求（16分）	1. 环境评估 病室整洁宽敞、光线明亮、温湿度适宜，必要时用屏风或隔帘遮挡	2	未评估	2			
	2. 患者评估 （1）患者的病情、生命体征、治疗情况、呼吸状况、SpO_2、排痰能力 （2）患者分泌物的量、黏稠度及部位深浅 （3）患者口鼻腔黏膜情况 （4）患者的意识状态、心理状态对吸痰的认知、合作程度	4	未评估	4			
	3. 护士评估 （1）七步洗手法洗手，戴口罩 （2）了解吸痰的目的	3	未洗手或洗手不规范 未戴口罩 不了解吸痰目的	1 1 1			
	4. 用物评估 （1）治疗车上层：治疗盘内备一次性吸痰管数根（吸痰管包内配有无菌手套）、纱布或纸巾、一次性治疗巾、手电筒、冲洗罐、生理氯化钠溶液一瓶，手消毒液，必要时备压舌板，开口器、口咽气道管一个 （2）治疗车下层：生活垃圾桶、医用垃圾桶 （3）另备电动吸引器一台或中心吸引装置	7	未检查一次性用物的有效期及质量 物品准备不全，每缺一项（最多扣5分）	2 1			
实施步骤（72分）	（1）携用物至患者床旁，认真辨识患者	2	未辨识患者	2			
	（2）向患者（神志清楚者）或家属解释，取得配合	2	未解释	2			

续表

项目	操作标准	分值	扣分标准	扣分	自评	互评	教师评价
实施步骤（72分）	（3）接通电源，打开开关检查吸痰器各管连接是否通畅、有无漏气；调节负压，成人 300 ～ 400 mmHg（40 ～ 53.5 kPa），儿童 250 ～ 300 mmHg（33 ～ 40 kPa），关闭开关	4	未检查 负压不在规定范围内	2 2			
	（4）打开生理氯化钠溶液，将液体倒入冲洗罐，注明开瓶时间	3	未检查 未注明	2 1			
	▲经口吸痰						
	（5）将患者去枕仰卧，头转向操作者一侧，略向后仰	3	体位不正确 头未偏向一侧	2 1			
	（6）嘱患者张口（昏迷患者用开口器、压舌板打开口腔，舌后坠者也可使用口咽气道管开放气道）	3	未嘱患者 昏迷患者打开口腔方法不正确	1 2			
	（7）检查患者口腔黏膜有无损伤，取下活动义齿（口述）	3	未检查 未口述	2 1			
	（8）选择合适的吸痰管，检查有效期、包装有无破损，打开包装，右手戴一次性无菌手套，取出吸痰管	6	未检查 污染无菌手套 污染吸痰管	2 2 2			
	（9）打开吸引器开关，将吸引器接头与吸痰管连接	2	未打开 未连接	1 1			
	（10）左手拇指松开吸痰管侧孔，阻断负压	2	未阻断负压	2			
	（11）右手持吸痰管前段，将吸痰管插入口咽部，鼓励患者咳嗽，左手拇指关闭侧孔，恢复负压，吸净口咽部分泌物	5	未恢复负压 动作不轻柔	3 2			
	（12）更换吸痰管，更换一次性无菌手套阻断负压，在患者吸气时右手持吸痰管插入气管适宜深度，恢复负压，左右旋转上提吸出痰液。每次吸痰时间小于 15 s	10	未阻断负压 未恢复负压 吸痰手法不正确 吸痰时间超过 15 s 动作不轻柔	1 1 3 3 2			
	（13）吸痰完毕，取下吸痰管，弃于医疗垃圾桶内，吸引器接头抽吸冲洗罐中生理氯化钠溶液冲洗连接管，关闭吸引器	4	吸痰管触碰其他物品或操作者 吸痰管处理不正确 未冲洗吸引器管路	2 1 1			
	▲经鼻吸痰						
	（14）检查并清洁鼻腔	2	未检查 未清洁	1 1			
	（15）步骤同 8、9、10。右手持吸痰管前段，在患者吸气时，将吸痰管由清洁鼻孔快速轻柔地插入，达到一定深度，左手拇指关闭侧孔，恢复负压，左右旋转上提吸出痰液。每次吸痰时间小于 15 s	5	未阻断负压 未恢复负压 吸痰手法不正确 吸痰时间超过 15 s 动作不轻柔	1 1 1 1 1			
	（16）吸痰完毕，取下吸痰管，弃于医疗垃圾桶内，吸引器接头抽吸冲洗罐中生理氯化钠溶液冲洗连接管，关闭吸引器	4	吸痰管触碰其他物品或操作者 吸痰管处理不正确 未冲洗吸引器管路	2 1 1			

续表

项目	操作标准	分值	扣分标准	扣分	自评	互评	教师评价
实施步骤（72分）	（17）吸痰过程中，观察患者口唇、呼吸、心率、SpO_2及痰液情况。必要时叩背，雾化吸入后再次吸痰（口述，报告呼吸、心率、SpO_2数值）	5	口述内容不全 未报告	3 2			
	（18）擦拭患者口鼻周围的分泌物，协助患者取舒适卧位，整理床单位，关爱患者	2	未擦拭口鼻分泌物 未取舒适卧位	1 1			
	（19）核对，清理用物	2	未核对	2			
	（20）洗手，记录吸痰时间和痰液颜色、性质、量及吸痰效果	3	洗手不规范 无记录	1 2			
评价质量（10分）	（1）评估准确，程序正确，动作规范，操作熟练，未损伤呼吸道黏膜，无菌观念强，有自我防护意识	3	程序错误，动作不规范 评估不到位 无菌观念差	1 1 1			
	（2）完成时间在12 min内（从携用物到床旁至记录结束）	2	超时1 min	1			
	（3）患者呼吸道通畅，血氧饱和度改善，吸痰后患者感到舒适	2	无效吸痰	2			
	（4）态度和蔼，语言亲切，及时观察反应，关爱患者	3	未关爱患者 未及时观察反应	2 1			
总分							

实训视频

经口鼻吸痰

实训反思

拓展思考

给患者进行经口鼻吸痰时，为什么先经口吸痰再经鼻吸痰？

（邹宇）

实训项目四　经气管插管吸痰技术

表4–4　经气管插管吸痰技术

实训目标			
素养目标	知识目标	技能目标	思政目标
具有精益求精、慎独的职业精神	掌握经气管插管吸痰的操作流程和注意事项	掌握经气管插管吸痰的操作技能	具有高度责任心和同理心
实训情境			
患者，男，35岁，因车祸致伤，神志不清约8 h入院，入院诊断为特重型颅脑损伤。急诊全麻下行双侧颞顶颅内血肿清除术和去骨瓣减压术，术后经ICU给予麻醉复苏及止血、脱水、降颅压生命支持等处理。同时给予患者气管插管、呼吸机辅助呼吸。巡视时发现呼吸机出现高压报警，请立即给予吸痰处理。 请思考： （1）该患者为什么要吸痰？ （2）如何为患者正确实施经气管插管吸痰？			
知识强化			
1. 气管插管的概念 气管插管是指将一特制的气管内导管经声门置入气管的技术称为气管插管，这一技术能为气道通畅、通气供氧、呼吸道吸引和防止误吸等提供最佳条件。气管插管术是急救工作中常用的重要抢救技术，是呼吸道管理中应用最广泛、最有效、最快捷的手段之一。 2. 经气管插管吸痰时的注意事项 （1）选择吸痰管的直径不应超过气管导管直径的1/2，否则容易引起气道阻塞，引起呼吸不畅。 （2）吸痰时注意负压不要过高，特别是在痰进入吸痰管时应尽量避免开负压，以免损伤呼吸道黏膜。 （3）在进行操作时动作一定要轻柔，吸痰的时间也不要过长，一般不超过15 s，吸痰间隔期间可给患者吸入氧气。当吸痰管进入气管，其导管出现阻力过大时不要粗暴用力插入而要寻找原因，否则容易引起气管的损伤。 （4）操作时，呼吸机接头、戴无菌手套持吸痰管的手不要被污染，否则会导致患者呼吸道的感染，操作过程中要密切观察患者的生命体征变化。			
实训准备			
（1）护士准备：着装整洁、剪指甲、洗手、戴口罩，熟悉吸痰的操作方法，向患者及家属解释吸痰的目的、意义及注意事项。 （2）用物准备：经气管插管吸痰虚拟仿真系统、吸痰装置（电动吸引器或中心负压吸引装置）、治疗盘内置有盖罐两个（一个盛无菌生理盐水、一个盛数根消毒的12～14号吸痰管）、消毒纱布、弯盘、手套、无菌血管钳及镊子、医嘱单、速干手消毒液、生活垃圾桶、医用垃圾桶、笔等。 （3）环境准备：安静、整洁、宽敞、明亮、安全、舒适。 （4）患者准备：知晓吸痰的目的、意义和注意事项，愿意合作，体位适宜，有安全感。			
实训内容			
（1）点击经气管插管吸痰技术虚拟系统。			

续表

实训内容
（2）核对解释并评估患者病情，准备好实训用物及吸痰器。来到患者床旁进行再次核对解释后，洗手，戴口罩，戴上手套后连接并检查吸痰管，在吸痰前为患者吸 3~5 min 的高浓度氧气，接着经气管插管处吸痰，吸痰结束后再吸入 3~5 min 的高浓度氧气，然后清洁患者面部及颈部，最后核对整理记录。 （3）评价经气管插管吸痰操作流程是否规范，沟通是否恰当。

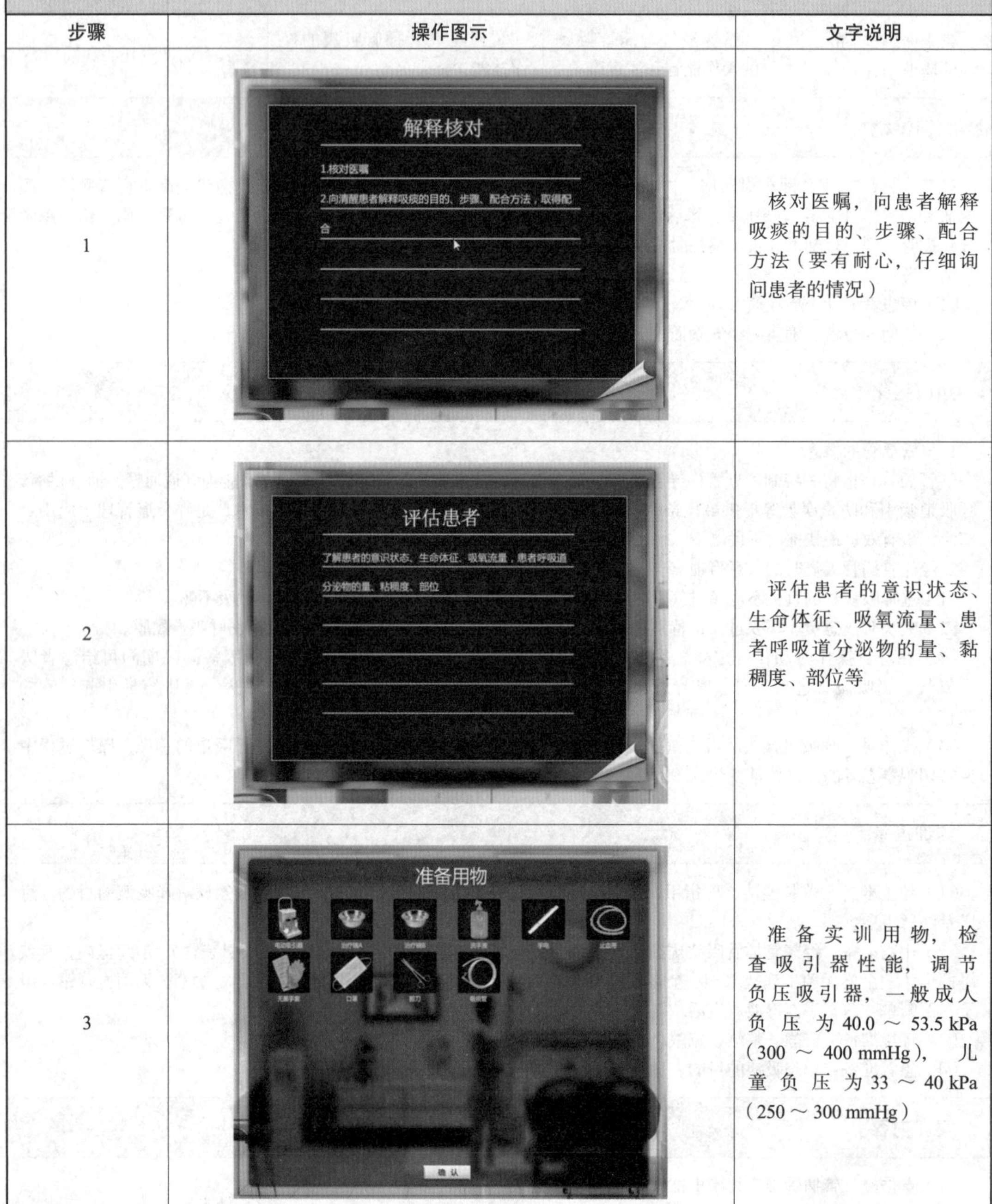

实训流程		
步骤	操作图示	文字说明
1		核对医嘱，向患者解释吸痰的目的、步骤、配合方法（要有耐心，仔细询问患者的情况）
2		评估患者的意识状态、生命体征、吸氧流量、患者呼吸道分泌物的量、黏稠度、部位等
3		准备实训用物，检查吸引器性能，调节负压吸引器，一般成人负压为 40.0 ～ 53.5 kPa（300 ～ 400 mmHg），儿童负压为 33 ～ 40 kPa（250 ～ 300 mmHg）

续表

步骤	操作图示	文字说明
3（续）	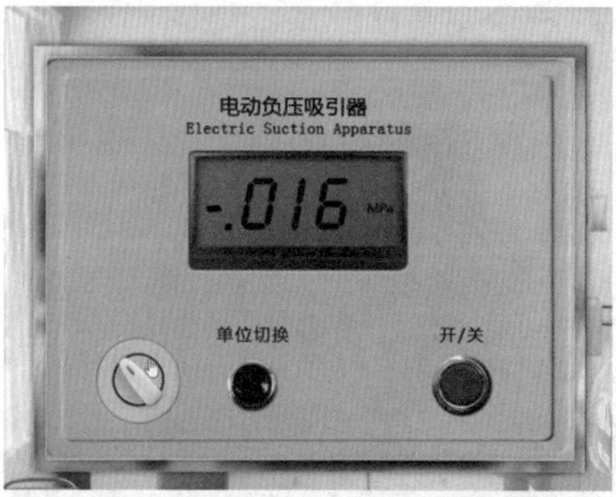	准备实训用物，检查吸引器性能，调节负压吸引器，一般成人负压为 40.0 ～ 53.5 kPa（300 ～ 400 mmHg），儿童负压为 33 ～ 40 kPa（250 ～ 300 mmHg）
4	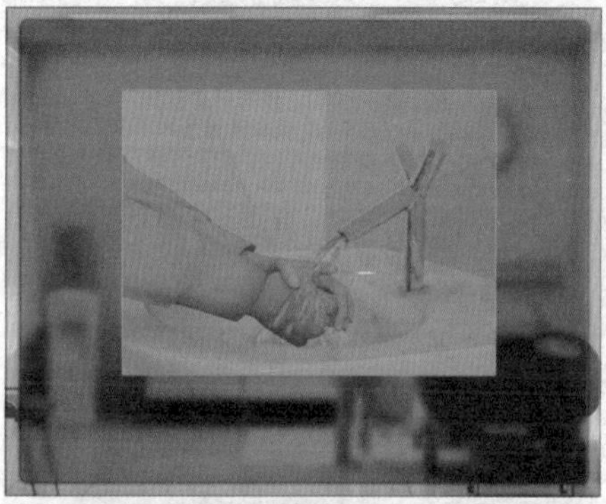 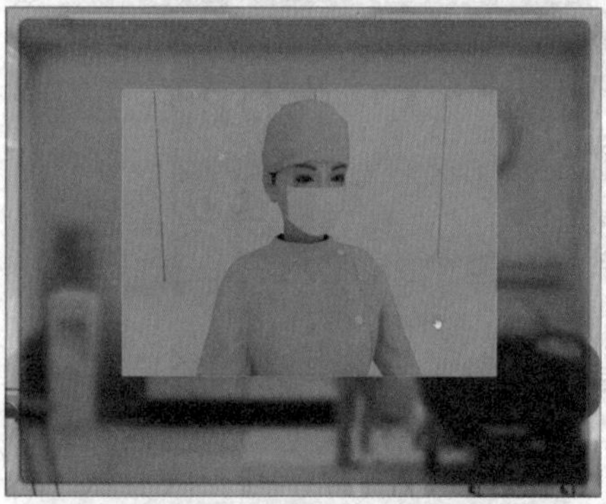	洗手，戴口罩
5	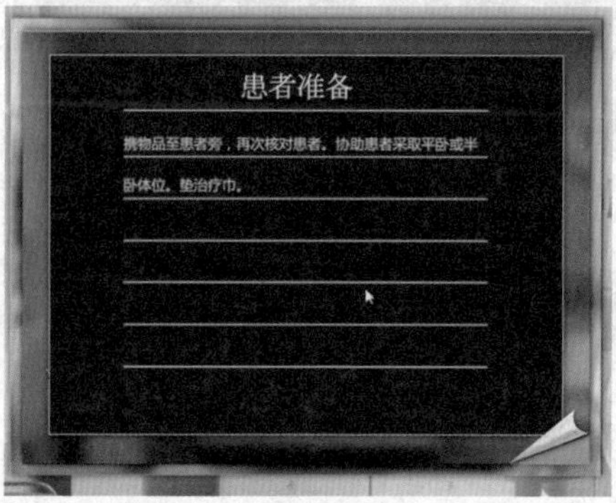	患者准备，再次核对患者，协助患者采取平卧或半卧位，颌下垫治疗巾

续表

步骤	操作图示	文字说明
6	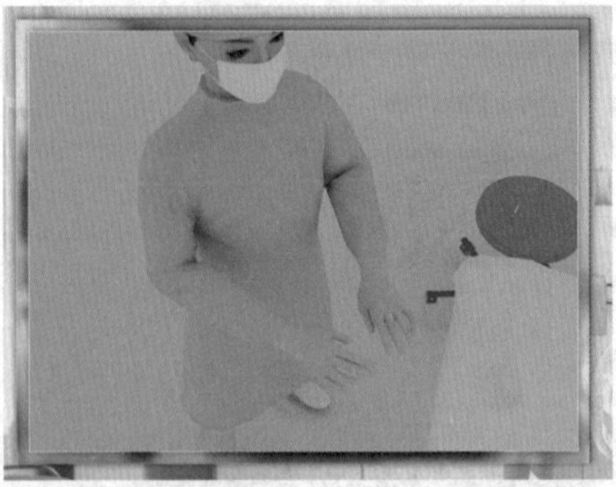	戴好手套
7	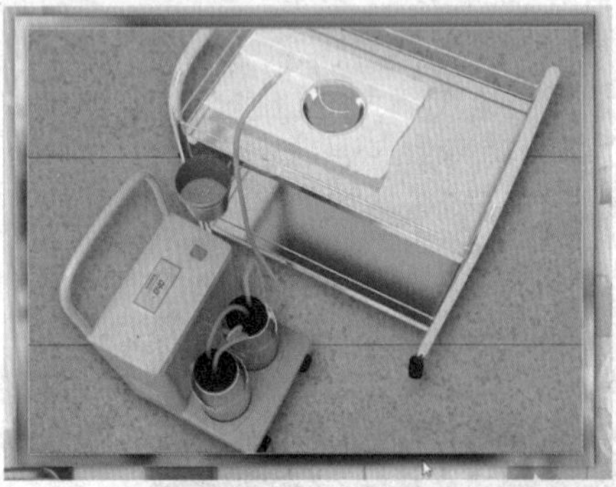	选择合适的吸痰管，连接吸痰管后，在试吸罐中先试吸少量生理盐水
8	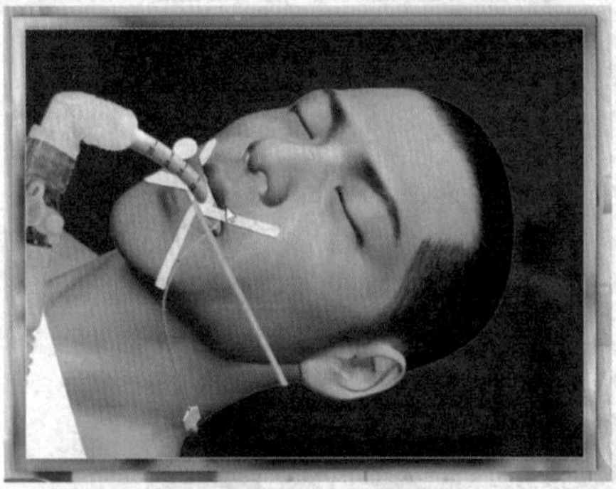	将氧浓度调至100%，给患者吸纯氧3~5 min
9	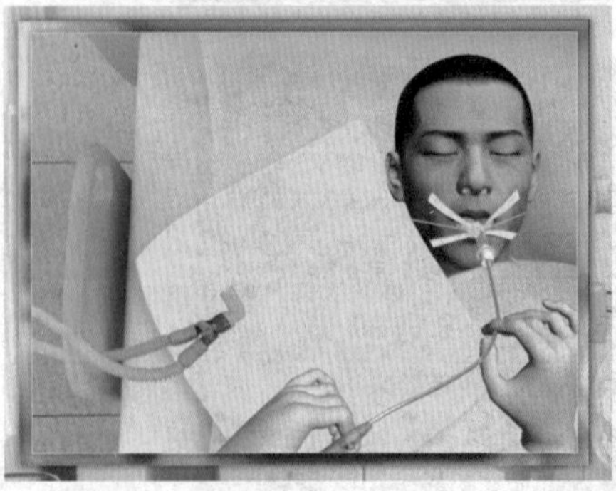	左手拇指松开吸痰管侧孔，阻断负压，右手持吸痰管前段，在患者吸气时右手持吸痰管经气管插管处插入气管适宜深度，鼓励患者咳嗽，左手拇指关闭侧孔，恢复负压，左右旋转上提吸出痰液，每次吸痰时间小于15 s（主动安慰患者）

续表

步骤	操作图示	文字说明
10	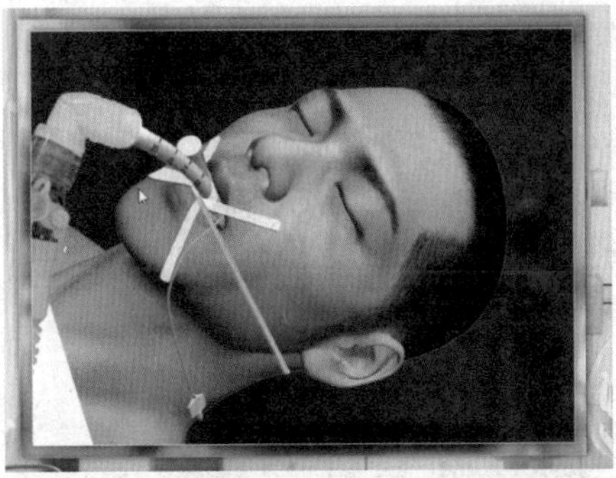	将氧浓度调至 100%，再次给患者吸纯氧 3~5 min
11	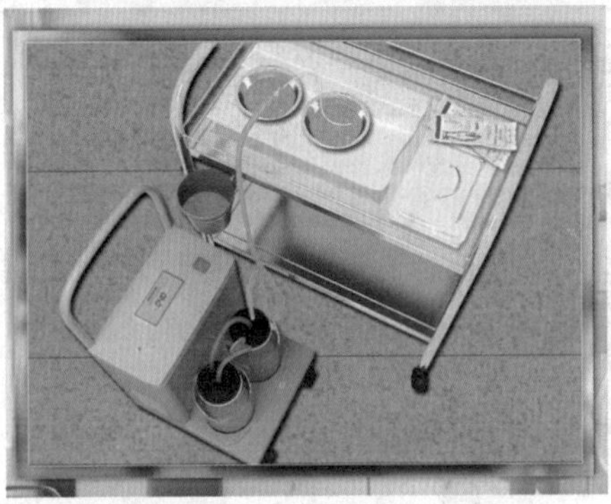	吸入少许生理盐水，清洗导管并更换吸痰管
12	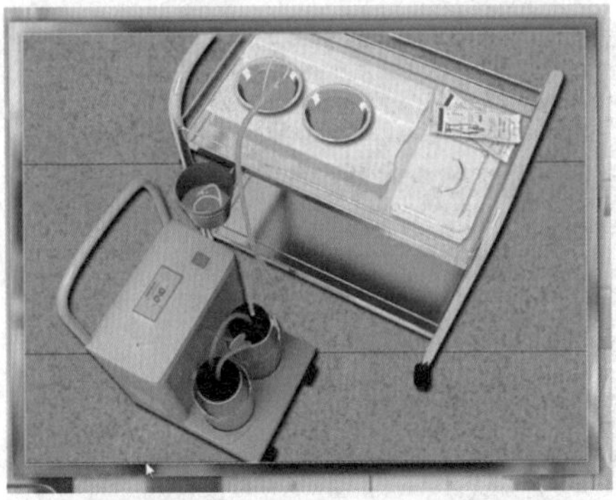	再次连接并检查吸痰管
13	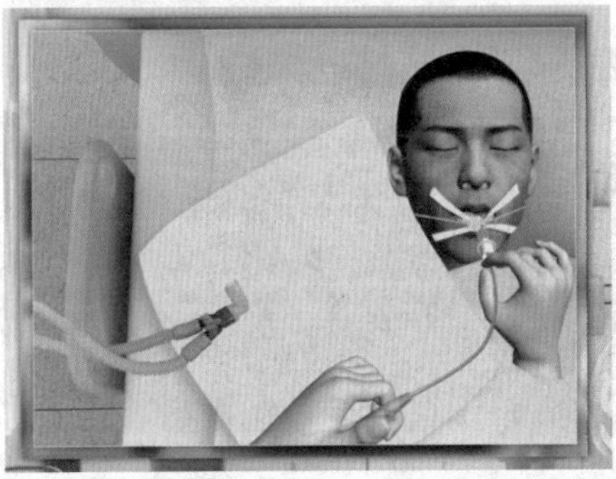	再次吸痰（主动安慰患者）

续表

步骤	操作图示	文字说明
14	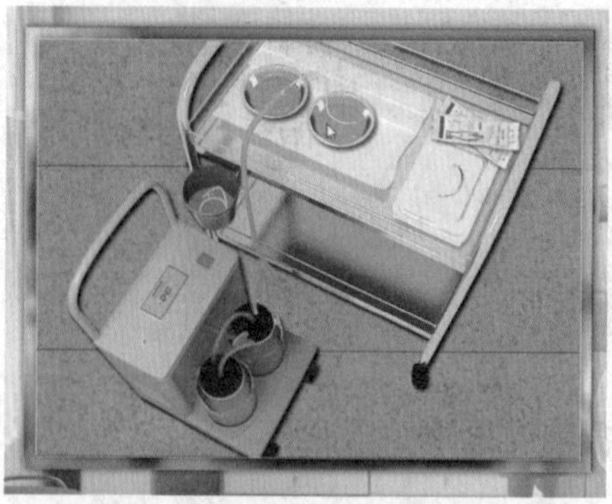	吸痰完毕，取下吸痰管，弃于医疗垃圾桶内，吸引器接头抽吸冲洗罐中生理氯化钠溶液冲洗连接管，关闭吸引器
15	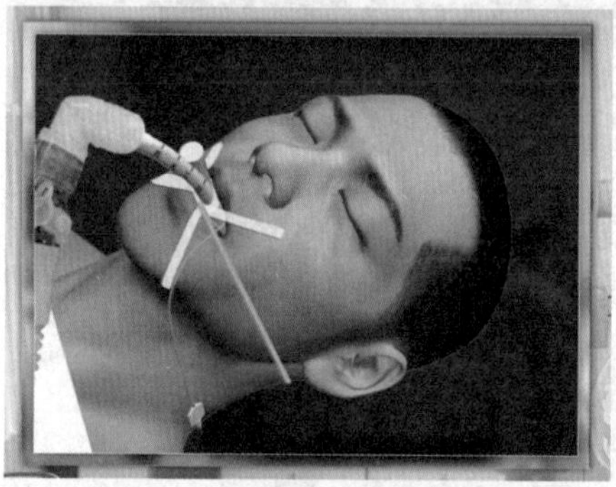	将氧浓度调至100%，再次给患者吸纯氧3~5 min
16	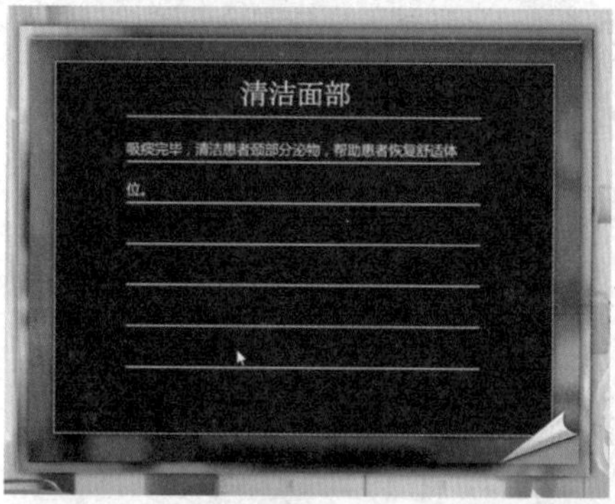 清洁面部 吸痰完毕，清洁患者颈部分泌物，帮助患者恢复舒适体位。	吸痰结束后清洁患者口、鼻部分泌物，帮助患者恢复舒适体位
17	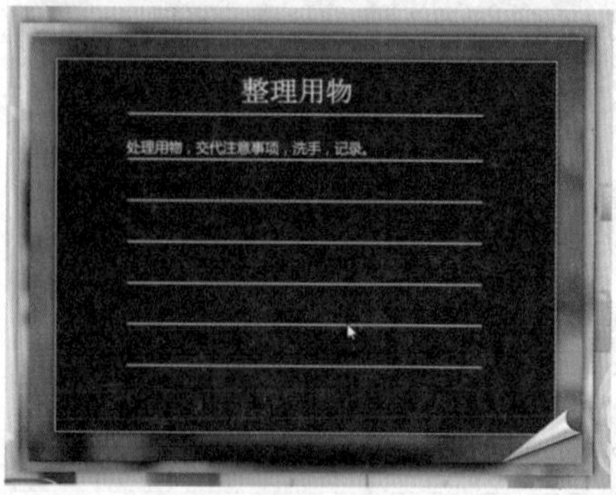 整理用物 处理用物，交代注意事项，洗手，记录。	整理用物，交代患者注意事项，洗手，记录吸痰时间和痰液颜色、性质、量及吸痰效果

续表

步骤	操作图示	文字说明
18	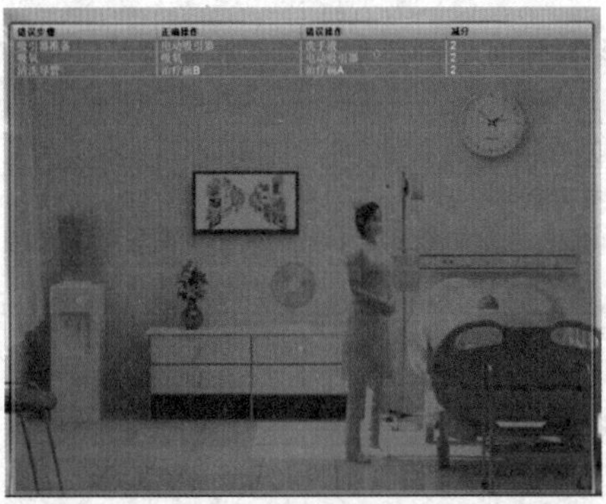	操作完成，显示结果

考核标准

项目	操作标准	分值	扣分标准	扣分	自评	互评	教师评价
素质要求（2分）	（1）报告姓名、操作项目，语言流畅，仪表大方，体态轻盈矫健	1	紧张不自然，语言不流畅	1			
	（2）衣帽整洁，着装符合要求	1	衣、帽、鞋不整洁	1			
评估要求（17分）	1. 环境评估 病室整洁宽敞、光线明亮、温湿度适宜，必要时用屏风或隔帘遮挡	2	未评估	2			
	2. 患者评估 （1）患者的病情、生命体征、治疗情况、呼吸状况、SpO_2、排痰能力 （2）患者分泌物的量、黏稠度及部位深浅 （3）患者气管插管处情况 （4）患者的意识状态、心理状态对吸痰的认知、合作程度	4	未评估	4			
	3. 护士评估 （1）七步洗手法洗手，戴口罩 （2）了解吸痰的目的	4	未洗手或洗手不规范 未戴口罩 不了解吸痰目的	1 1 2			
	4. 用物评估 （1）治疗车上层：治疗盘内备一次性吸痰管数根（吸痰管包内配有无菌手套）、纱布或纸巾、一次性治疗巾、手电筒、冲洗罐、生理氯化钠溶液一瓶，手消毒液 （2）治疗车下层：生活垃圾桶、医用垃圾桶 （3）另备电动吸引器一台或中心吸引装置	7	未检查一次性用物的有效期及质量 物品准备不全，每缺一项（最多扣5分）	2 1			
实施步骤（71分）	（1）携用物至患者床旁，认真辨识患者	2	未辨识患者	2			
	（2）向患者（神志清楚者）或家属解释，取得配合	2	未解释	2			
	（3）接通电源，打开开关检查吸痰器各管连接是否通畅、有无漏气。调节负压器：成人300～400 mmHg（40.0～53.5 kPa），儿童250～300 mmHg（33～40 kPa）。关闭开关	4	未检查 负压不在规定范围内	2 2			

续表

项目	操作标准	分值	扣分标准	扣分	自评	互评	教师评价
实施步骤（71分）	（4）打开生理氯化钠溶液，将液体倒入冲洗罐，注明开瓶时间	3	未检查 未注明	2 1			
	（5）进行 3~5 min 高浓度吸氧	5	未吸氧	5			
	（6）选择合适的吸痰管，检查有效期、包装有无破损，打开包装，右手戴一次性无菌手套，取出吸痰管	8	未检查 污染无菌手套 污染吸痰管	2 3 3			
	（7）打开吸引器开关，将吸引器接头与吸痰管连接，进行试吸	2	未打开 未连接	1 1			
	（8）左手拇指松开吸痰管侧孔，阻断负压	3	未阻断负压	3			
	（9）右手持吸痰管前段，在患者吸气时右手持吸痰管经气管插管处插入气管适宜深度，鼓励患者咳嗽，左手拇指关闭侧孔，恢复负压，左右旋转上提吸出痰液。每次吸痰时间小于 15 s	11	未阻断负压 未恢复负压 吸痰手法不正确 吸痰时间超过 15 s 动作不轻柔	2 2 3 3 1			
	（10）再次吸入高浓度氧气 3~5 min	3	未吸氧	3			
	（11）吸痰完毕，取下吸痰管，弃于医疗垃圾桶内，清洗导管并更换吸痰管	3	未清洗导管 未更换吸痰管	1 2			
	（12）再次吸痰	3	吸痰方法错误	3			
	（13）再次吸入高浓度氧气 3~5 min	3	未吸氧	3			
	（14）吸痰完毕，取下吸痰管，弃于医疗垃圾桶内，吸引器接头抽吸冲洗罐中生理氯化钠溶液冲洗连接管。关闭吸引器	6	吸痰管触碰其他物品或操作者 吸痰管处理不正确 未冲洗吸引器管路	3 2 1			
	（15）吸痰过程中，观察患者口唇、呼吸、心率、SpO_2 及痰液情况。必要时叩背，雾化吸入后再次吸痰（口述，报告呼吸、心率、SpO_2 数值）	5	口述内容不全 未报告	3 2			
	（16）擦拭患者口鼻周围的分泌物，协助患者取舒适卧位，整理床单位，关爱患者	3	未擦拭口鼻分泌物 未取舒适卧位	1 2			
	（17）核对，清理用物	2	未核对	2			
	（18）洗手，记录吸痰时间和痰液颜色、性质、量及吸痰效果	3	洗手不规范 无记录	1 2			
评价质量（10分）	（1）评估准确，程序正确，动作规范，操作熟练，未损伤呼吸道黏膜，无菌观念强，有自我防护意识	3	程序错误，动作不规范 评估不到位 无菌观念差	1 1 1			
	（2）完成时间在 12 min 内（从携用物到床旁至记录结束）	2	超时 1 min	1			
	（3）患者呼吸道通畅，血氧饱和度改善	2	无效吸痰	2			
	（4）态度和蔼，语言亲切，及时观察反应，关爱患者	3	未及时观察反应 未关爱患者	2 1			
总分							

续表

实训视频
 经气管插管吸痰
实训反思
拓展思考
为什么在吸痰前后要给患者各进行 2 min 高浓度氧气吸入?

（邹宇）

实训项目五　经气管切开吸痰技术

表4-5　经气管切开吸痰技术

实训目标			
素养目标	知识目标	技能目标	思政目标
具有慎独的职业精神	掌握经气管切开吸痰的操作流程和注意事项	掌握经气管切开吸痰的操作技能	具有高度责任心和同理心
实训情境			
患者，女，35 岁，因梗阻性脑积水入院治疗，医生检查发现患者表情淡漠、情绪烦躁，血氧饱和度偏低，吸氧后无明显改善，咳嗽反射弱，自主排痰困难，行气管切开术。请遵照医嘱为患者进行吸痰处理。 请思考： （1）该患者为什么要进行吸痰处理? （2）如何为患者正确实施经气管切开吸痰?			
知识强化			
1. 气管切开术 气管切开术是通过外科方法形成一个长期或暂时的呼吸通道，一般在甲状软骨下第 2 和第 3 或第 3 和第 4 环状软骨之间做横切口，插入气管导管以形成人工气道。建立人工气道是抢救危重患者的主要方法之一。 2. 经气管切开吸痰时的注意事项 （1）吸痰动作要轻柔、迅速，以减少对气管壁的损伤。一般选用硬度适中、表面光滑、内径小于套管的 1/2，或用专制的吸痰管，也可将导管前端较厚的盲端剪去，使之成向内凹之月牙形，再将两侧剪两个小孔，以减少头端吸痰时的负压，增加吸痰面积。如患者感胸骨柄处疼痛及痰中带血，要警惕有出血的可能，一旦发生大出血，要立即实施气管插管，同时进行止血等抢救措施。 （2）吸痰时注意无菌操作，操作前洗手，导管严格消毒，一根导管只用一次，吸痰时坚持由内向外的原则，先吸气管内分泌物，然后再吸鼻、口腔内分泌物。			

续表

知识强化

（3）一次吸痰时间不超过 15 s，尤其对于呼吸衰竭患者，较长时间的负压吸引，可引起缺氧、呼吸困难而窒息。如分泌物过多，一次吸不净，应再次过度换气或深呼吸再吸引。

（4）在吸痰过程中，患者常有咳嗽反射有利于排痰和痰液的吸出。

实训准备

（1）护士准备：着装整洁、剪指甲、洗手、戴口罩，熟悉吸痰的操作方法，向患者及家属解释吸痰的目的、意义及注意事项。

（2）用物准备：经气管切开吸痰虚拟仿真系统、吸痰装置（电动吸引器或中心负压吸引装置）、治疗盘内置有盖罐两个（一个盛无菌生理盐水、一个盛数根消毒的 12 ～ 14 号吸痰管）、消毒纱布、弯盘、手套、无菌血管钳及镊子、医嘱单、速干手消毒液、生活垃圾桶、医用垃圾桶、笔等。

（3）环境准备：安静、整洁、宽敞、明亮、安全、舒适。

（4）患者准备：知晓吸痰的目的、意义和注意事项，愿意合作，体位适宜，有安全感。

实训内容

（1）点击经气管切开吸痰技术虚拟系统。

（2）核对解释并评估患者病情，准备好实训用物及吸痰器。来到患者床旁进行再次核对解释后，洗手，戴口罩，戴上手套后连接并检查吸痰管，在吸痰前为患者吸 3~5 min 的高浓度氧气，接着经气管切开处吸痰，吸痰结束后再吸入 3~5 min 的高浓度氧气，然后清洁患者面部及颈部。最后核对整理记录。

（3）评价经气管切开吸痰操作流程是否规范，沟通是否恰当。

实训流程

步骤	操作图示	文字说明
1	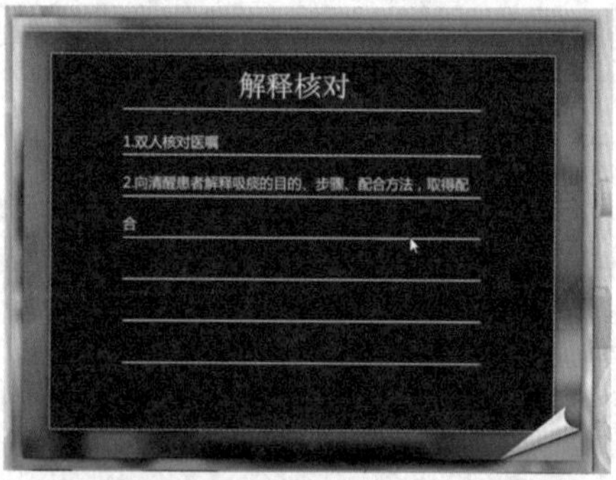	核对医嘱，向患者解释吸痰的目的、步骤、配合方法（要有耐心，仔细询问患者的情况）
2	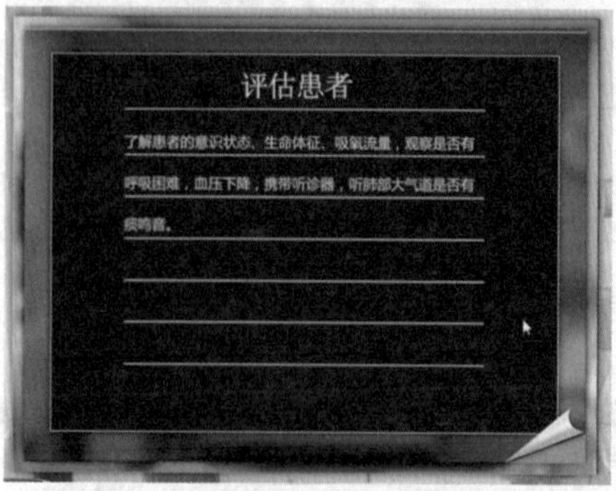	评估患者意识状态、生命体征、吸氧流量、观察是否有呼吸困难、血压下降；携带听诊器听肺部大气道是否有痰鸣音

续表

步骤	操作图示	文字说明
3	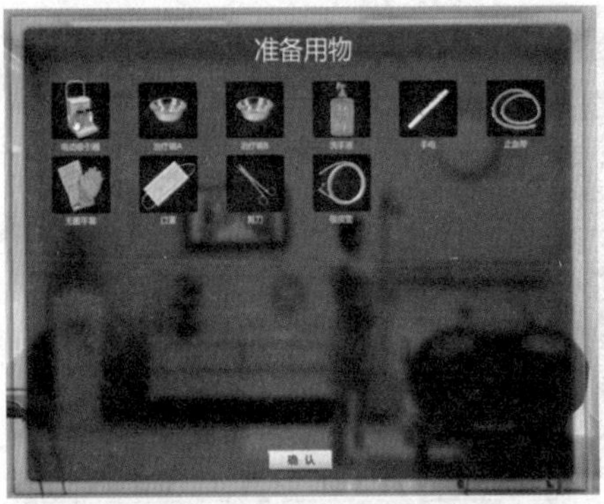 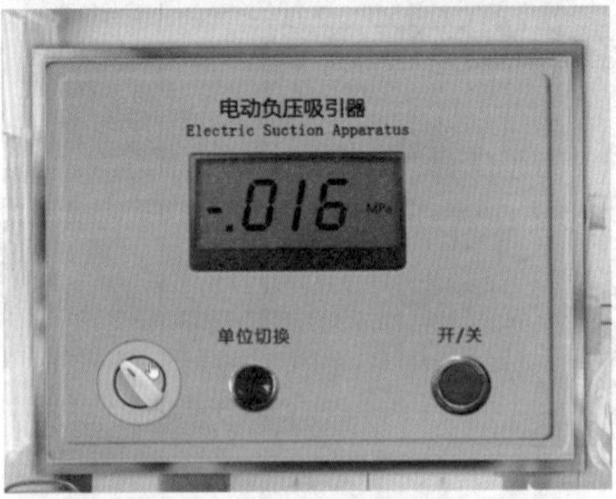	准备实训用物，调节负压吸引器，一般成人负压为40.0～53.5 kPa（300～400 mmHg），儿童负压为33～40 kPa（250～300 mmHg）
4	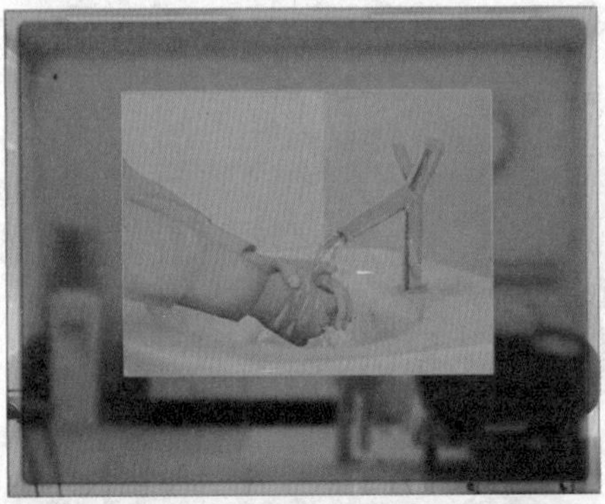 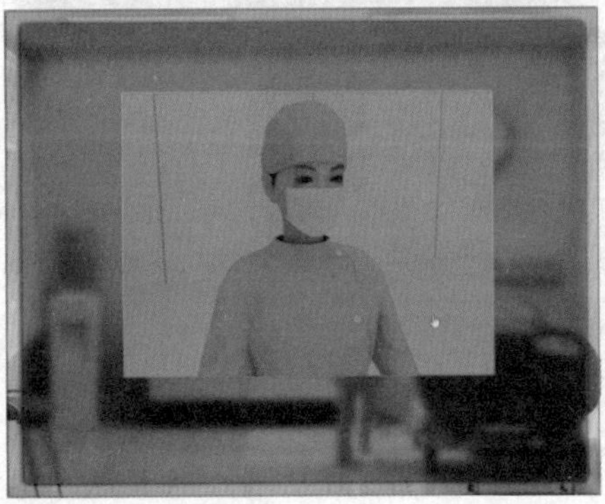	洗手，戴口罩

续表

步骤	操作图示	文字说明
5	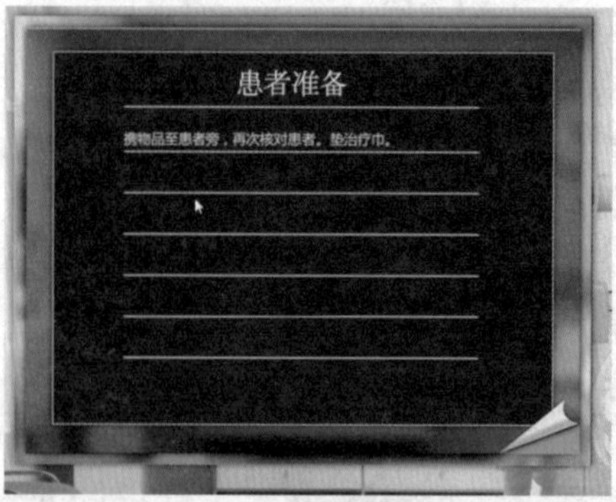	患者准备，再次核对患者，颌下垫治疗巾
6	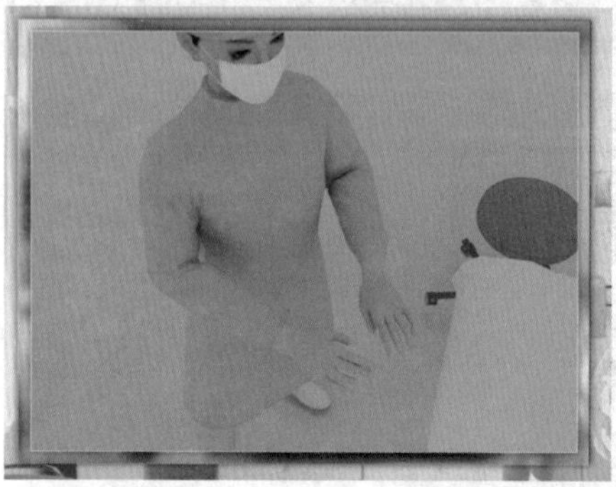	戴好手套
7	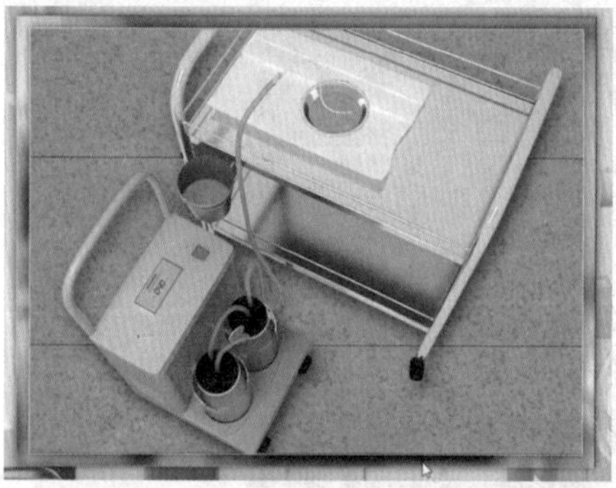	选择合适的吸痰管，连接吸痰管后，在试吸罐中先试吸少量生理盐水
8	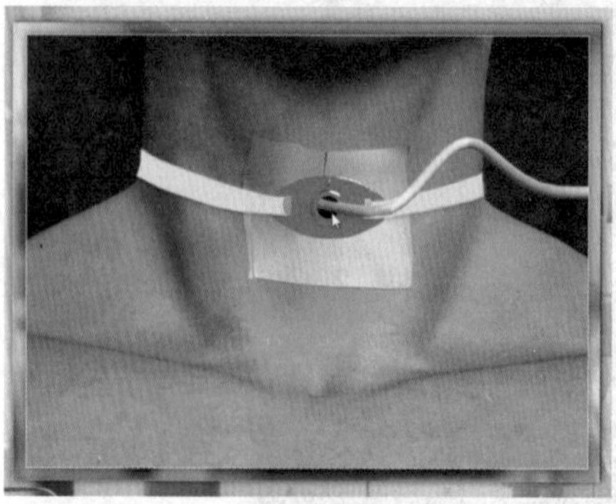	将氧浓度调至 100%，给患者吸纯氧 3~5 min

续表

步骤	操作图示	文字说明
9	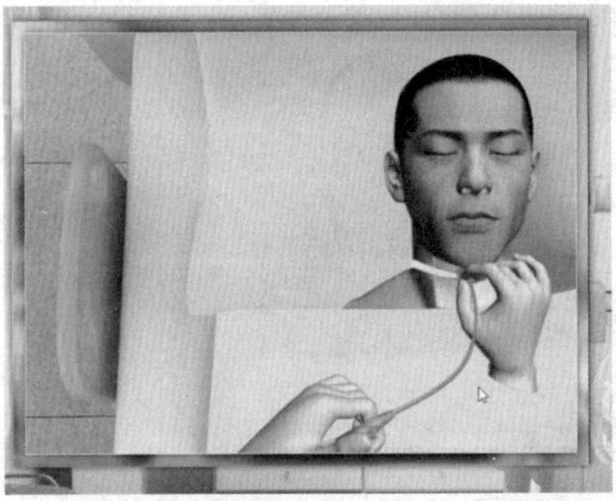	左手拇指松开吸痰管侧孔，阻断负压，右手持吸痰管前段，在患者吸气时右手持吸痰管经气管切开处插入气管适宜深度，鼓励患者咳嗽，左手拇指关闭侧孔，恢复负压，左右旋转上提吸出痰液。每次吸痰时间小于15 s（主动安慰患者）
10	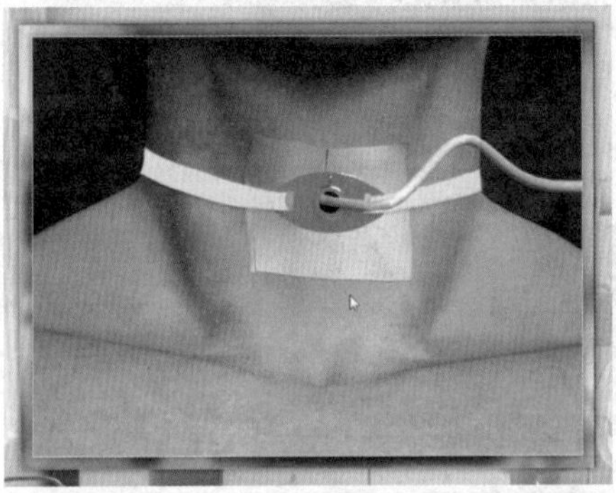	将氧浓度调至100%，再次给患者吸纯氧3~5 min
11	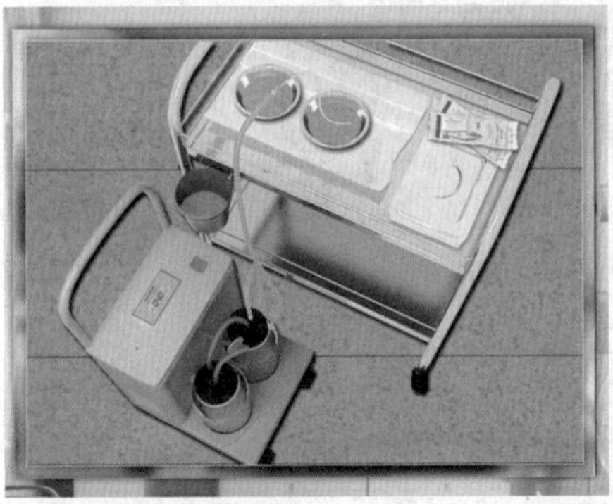	吸入少许生理盐水，清洗导管并更换吸痰管
12	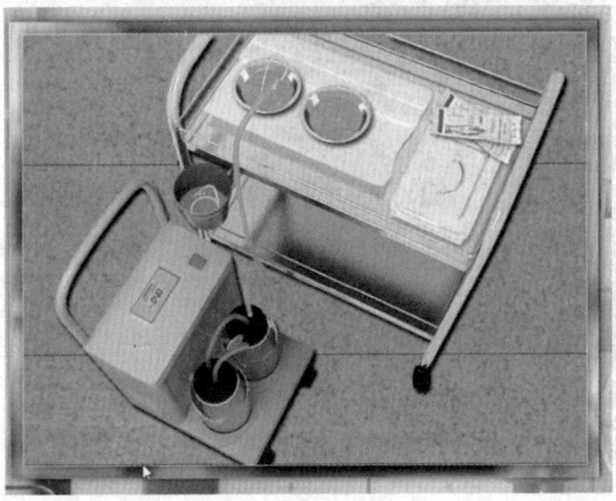	再次连接并检查吸痰管

续表

步骤	操作图示	文字说明
13	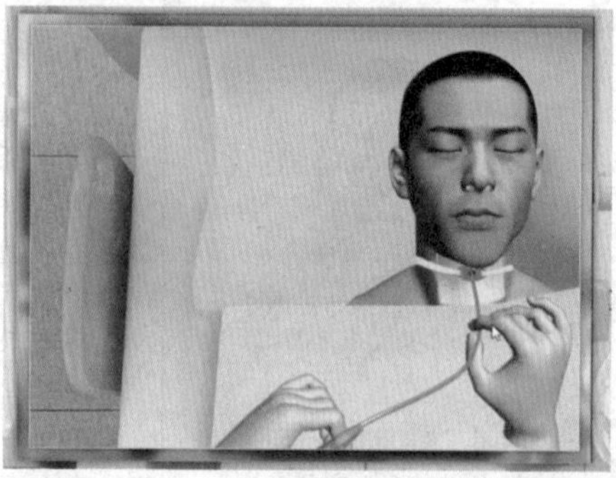	用同样的方法再次吸痰（主动安慰患者）
14	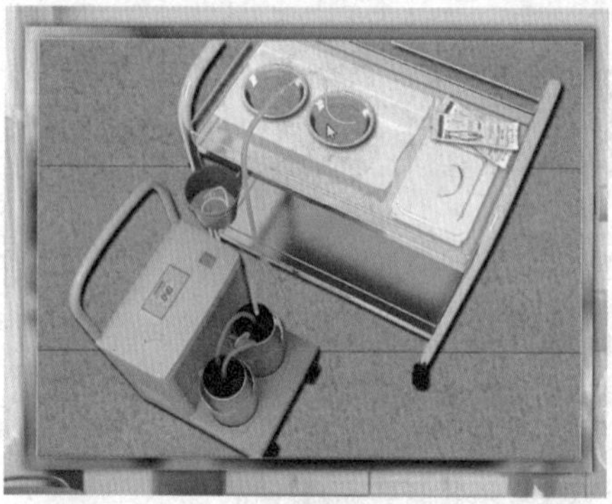	吸痰完毕，取下吸痰管，弃于医疗垃圾桶内，吸引器接头抽吸冲洗罐中生理氯化钠溶液冲洗连接管，关闭吸引器
15	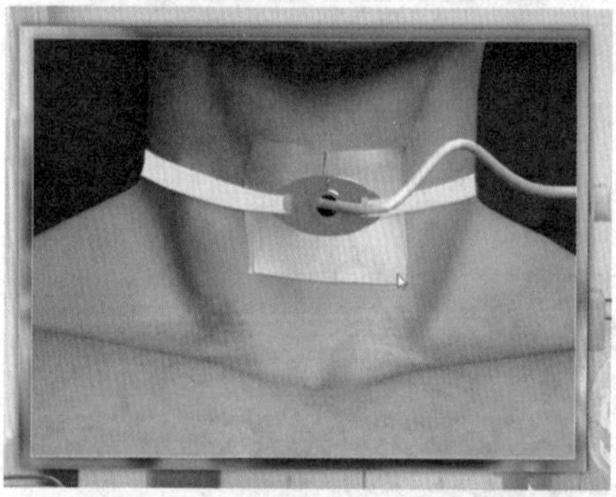	将氧浓度调至100%，再次给患者吸纯氧3~5 min
16	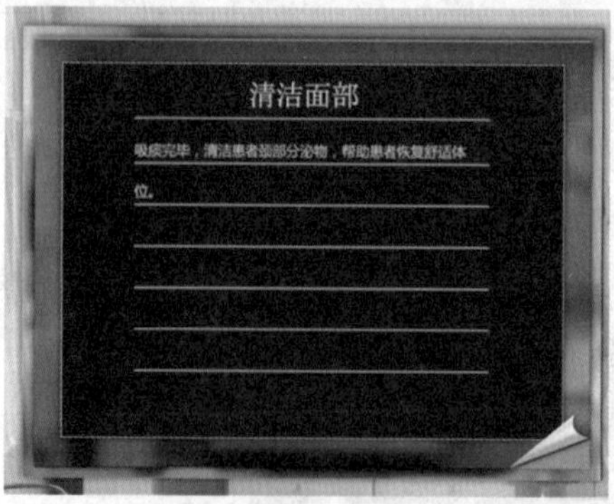 清洁面部 吸痰完毕，清洁患者颈部分泌物，帮助患者恢复舒适体位。	吸痰结束后清洁患者颈部分泌物，帮助患者恢复舒适体位

续表

步骤	操作图示	文字说明
17	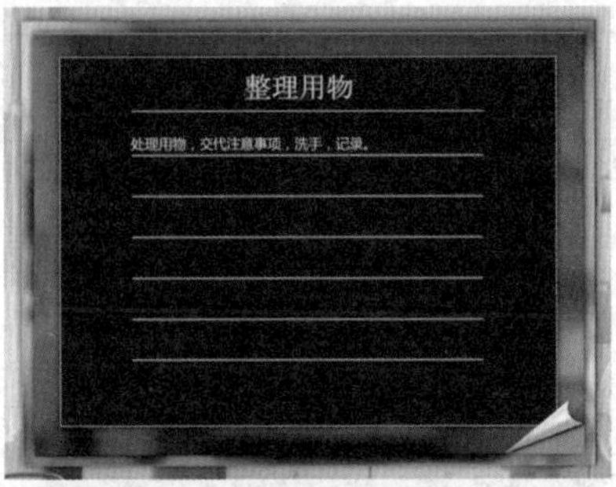	整理用物，交代患者注意事项，洗手，记录吸痰时间和痰液颜色、性质、量及吸痰效果
18	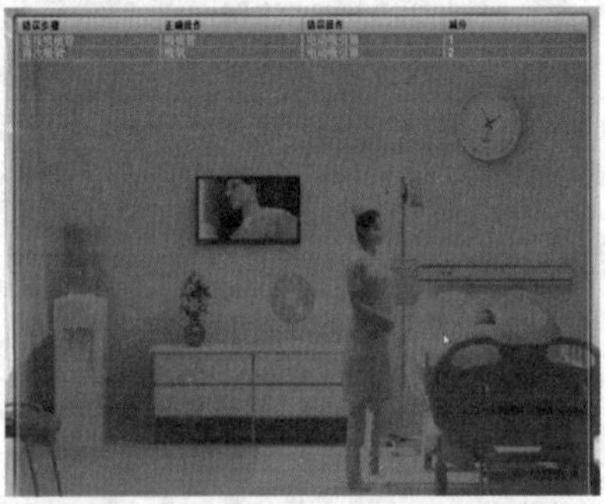	操作完成，显示结果

考核标准

项目	操作标准	分值	扣分标准	扣分	自评	互评	教师评价
素质要求（2分）	（1）报告姓名、操作项目，语言流畅，仪表大方，体态轻盈矫健	1	紧张不自然，语言不流畅	1			
	（2）衣帽整洁，着装符合要求	1	衣、帽、鞋不整洁	1			
评估要求（17分）	1. 环境评估 病室整洁宽敞、光线明亮、温湿度适宜，必要时用屏风或隔帘遮挡	2	未评估	2			
	2. 患者评估 （1）患者的病情、生命体征、治疗情况、呼吸状况、SpO_2、排痰能力 （2）患者分泌物的量、黏稠度及部位深浅 （3）患者气管切开处情况 （4）患者的意识状态、心理状态对吸痰的认知、合作程度	4	未评估	4			
	3. 护士评估 （1）七步洗手法洗手，戴口罩 （2）了解吸痰的目的	4	未洗手或洗手不规范 未戴口罩 不了解吸痰目的	1 2 1			
	4. 用物评估 （1）治疗车上层：治疗盘内备一次性吸痰管数根（吸痰管包内配有无菌手套）、纱布或纸巾、一次性治疗巾、手电筒、冲洗罐、生理氯化钠溶液一瓶，手消毒液 （2）治疗车下层：生活垃圾桶、医用垃圾桶 （3）另备电动吸引器一台或中心吸引装置	7	未检查一次性用物的有效期及质量 物品准备不全，每缺一项（最多扣5分）	2 1			

续表

项目	操作标准	分值	扣分标准	扣分	自评	互评	教师评价
实施步骤（71分）	（1）携用物至患者床旁，认真辨识患者	2	未辨识患者	2			
	（2）向患者（神志清楚者）或家属解释，取得配合	2	未解释	2			
	（3）接通电源，打开开关检查吸痰器各管连接是否通畅、有无漏气。调节负压：成人 300 ～ 400 mmHg（40 ～ 53.5 kPa），儿童 250 ～ 300 mmHg（33 ～ 40 kPa）。关闭开关	4	未检查 负压不在规定范围内	2 2			
	（4）打开生理氯化钠溶液，将液体倒入冲洗罐，注明开瓶时间	3	未检查 未注明	2 1			
	（5）进行 3~5 min 高浓度吸氧	5	未吸氧	5			
	（6）选择合适的吸痰管，检查有效期，包装有无破损，打开包装，右手戴一次性无菌手套，取出吸痰管	8	未检查 污染无菌手套 污染吸痰管	2 3 3			
	（7）打开吸引器开关，将吸引器接头与吸痰管连接	2	未打开 未连接	1 1			
	（8）左手拇指松开吸痰管侧孔，阻断负压	3	未阻断负压	3			
	（9）右手持吸痰管前段，在患者吸气时右手持吸痰管插入气管适宜深度，鼓励患者咳嗽，左手拇指关闭侧孔，恢复负压，左右旋转上提吸出痰液。每次吸痰时间小于 15 s	11	未阻断负压 未恢复负压 吸痰手法不正确 吸痰时间超过 15 s 动作不轻柔	2 2 3 3 1			
	（10）再次吸入高浓度氧气 3~5 min	3	未吸氧	3			
	（11）吸痰完毕，取下吸痰管，弃于医疗垃圾桶内，清洗导管并更换吸痰管	3	未清洗导管 未更换吸痰管	1 2			
	（12）再次吸痰	3	吸痰方法错误	3			
	（13）再次吸入高浓度氧气 3~5 min	3	未吸氧	3			
	（14）吸痰完毕，取下吸痰管，弃于医疗垃圾桶内，吸引器接头抽吸冲洗罐中生理氯化钠溶液冲洗连接管。关闭吸引器	6	吸痰管触碰其他物品或操作者 吸痰管处理不正确 未冲洗吸引器管路	3 2 1			
	（15）吸痰过程中，观察患者口唇、呼吸、心率、SpO_2 及痰液情况。必要时叩背，雾化吸入后再次吸痰。（口述，报告呼吸、心率、SpO_2 数值）	5	口述内容不全 未报告	3 2			
	（16）擦拭患者颈部周围的分泌物，协助患者取舒适卧位，整理床单位，关爱患者	3	未擦拭颈部分泌物 未取舒适卧位	1 2			
	（17）核对，清理用物	2	未核对	2			
	（18）洗手，记录吸痰时间和痰液颜色、性质、量及吸痰效果	3	洗手不规范 无记录	1 2			
评价质量（10分）	（1）评估准确，程序正确，动作规范，操作熟练，未损伤呼吸道黏膜，无菌观念强，有自我防护意识	3	程序错误，动作不规范 评估不到位 无菌观念差	1 1 1			

续表

项目	操作标准	分值	扣分标准	扣分	自评	互评	教师评价
评价质量（10分）	（2）完成时间在 12 min 内（从携用物到床旁至记录结束）	2	超时 1 min	1			
	（3）患者呼吸道通畅，血氧饱和度改善	2	无效吸痰	2			
	（4）态度和蔼，语言亲切，及时观察反应，关爱患者	3	未关爱患者 未及时观察反应	2 1			
总分							

实训视频

经气管切开吸痰

实训反思

拓展思考

在给气管切开患者吸痰时，如何预防患者气道感染？

（邹宇）

实训项目六　单侧鼻孔吸氧技术

表4-6　单侧鼻孔吸氧技术

实训目标

素养目标	知识目标	技能目标	思政目标
具有关爱患者的职业精神	掌握单侧鼻孔吸氧的操作流程和注意事项	掌握单侧鼻孔吸氧的技能	能够主动关心患者，有耐心，能与患者有效沟通

实训情境

患者，男，75岁，因“呼吸困难”由“120”送我院急诊科。患者入院时 T 36.5 ℃，P 121次/分，R 26次/分，BP 176/94 mmHg，处于清醒状态，患者主诉有窒息感，并处于端坐呼吸，现面色苍白、脉搏细速、烦躁不安、双下肢水肿、咯粉红色泡沫痰、双肺闻及湿啰音。血气分析显示 PaO_2 45 mmHg、$PaCO_2$ 40 mmHg、SaO_2 75%、pH7.4，立即给予吸氧、镇静、扩张动静脉、利尿等处理。请遵医嘱给予患者氧气吸入。

请思考：

（1）该患者为什么要吸氧？

（2）如何为患者正确实施吸氧？

续表

知识强化
一、氧气吸入的概述 氧气吸入是通过给患者吸入高于空气中氧浓度的氧气，为提高患者肺泡内的氧分压，达到改善组织缺氧为目的的一种治疗方法。 1. 氧气吸入的适用范围 轻度缺氧时一般不需要吸氧，如有呼吸困难时需给予低流量吸氧；中、重度缺氧需要吸氧。护理人员发现患者有缺氧的表现，应立即报告医生，遵医嘱为患者进行氧气吸入。 2. 氧气吸入的目的 氧气吸入是为了纠正各种原因造成的缺氧状态，提高动脉血氧分压和动脉血氧饱和度，增加动脉血氧含量，促进组织的新陈代谢，维持机体的生命活动。 3. 吸入氧气不当的危害 （1）氧中毒：长时间吸高浓度氧可产生氧的毒性作用。一般情况下连续吸纯氧 6 h 后，即可出现胸骨后灼热感、干咳、恶心、呕吐、烦躁不安、进行性呼吸困难。预防的关键是避免长时间、高浓度氧气吸入。 （2）肺不张：呼吸空气时，肺内含有大量不被血液吸收的氮气，构成肺内气体的主要成分，但高浓度氧疗时，肺泡气中氮逐渐被氧所取代，肺泡内的气体易被血液吸收而发生肺泡萎缩。 （3）呼吸道分泌物干燥：氧气是一种干燥气体，吸入后可导致呼吸道黏膜干燥，分泌物黏稠，不易咳出且有损纤毛运动。 （4）呼吸抑制：多见于Ⅱ型呼吸衰竭者（低氧血症伴二氧化碳潴留）吸入高浓度的氧气之后，解除了缺氧对呼吸的刺激作用，使呼吸中枢抑制加重，甚至呼吸停止。预防的关键是对Ⅱ型呼吸衰竭者应给予低浓度、低流量（1 ～ 2 L/min）持续给氧，维持 PaO_2 在 8 kPa（60 mmHg）。 二、氧气吸入的装置 氧气吸入供氧主要有两种方式，一种是氧气筒式供氧，一种是中心供氧系统供氧。 1. 氧气筒式供氧装置 （1）氧气筒：为圆柱形无缝钢筒，筒内耐高压达 15 MPa（150 kg/cm^2）。容纳氧约 6 000 L。氧气筒由钢瓶、总开关和气门三部分组成。使用时将总开关向逆时针方向旋转 1/4 周，即可放出足够的氧气，气门与氧气表相连，是氧气自筒内输出的途径。 （2）氧气表：由压力表、减压器、流量表、湿化瓶、安全阀等部分组成。 （3）压力表：是用于指示氧气筒内氧气的压力；减压器是一种自动减压装置，可将氧气筒内的压力减低至 0.2 ～ 0.3 MPa（2 ～ 3 kg/cm^2），使流量保持平稳，保证安全；流量表能测量每分钟氧气的流出量：湿化瓶用于湿化氧气，瓶内装入 1/3 ～ 1/2 冷开水或蒸馏水；安全阀是确保用氧安全的装置，当氧气流量过大、压力过高时，安全阀的内部活塞即自行上推，使过多的氧气由四周小孔流出。 （4）装表法：将氧气表装在氧气筒上，以备急用。①冲气门：打开总开关（逆时针转 1/4 周），使小量气体从气门流出，随即迅速关好总开关，以达到清洁该处的目的，避免灰尘吹入氧气表内。②装氧气表；将表接于氧气筒的气门上，用手初步旋紧、将表稍后倾，再用扳手旋紧，使氧气表直立于氧气筒旁，接好湿化瓶。③接管与检查：将橡胶管一端接氧气表，检查氧气表下的流量调节阀关好后，旋开总开关，再旋开流量调节阀，检查氧气流出是否通畅有无漏气以及全套装置是否适用，最后关上流量调节阀，推至病房备用。因此，装表法可简单归纳为一吹（尘）、二上（表）、三紧（拧紧）、四查（检查）。 2. 中心供氧系统装置 医院和医养结合的氧气由一个集中供应站供给，由管道将氧气送到各个病区。供应站设总开关控制，各用氧单位有固定在墙上的氧气插孔，配有氧气表取氧，打开氧气表即可使用氧气，常集中由氧气中心供应站供给。 三、氧气使用要求 （1）严守操作规程，注意用氧安全，做好“四防”，即防火、防震、防油、防热。氧气筒应放在阴凉处，在筒的周围严禁烟火和放置易燃物品，离暖气 1 m 以上，离火炉 5 m 以上；筒上应标有“严禁烟火”标志；氧气表及螺旋口上勿涂油，不用带油的手装卸，避免燃烧。 （2）吸氧时，先调好流量后应用、停用氧时先拔管再关闭各个开关，中途改变流量时先分离鼻氧管（鼻塞）与湿化瓶连接处，调好流量后再接上，以免一旦开关出错，大量氧气进入呼吸道而损伤肺组织。 （3）用氧过程中观察患者意识、呼吸、脉搏、血压情况及血气分析结果，判断用氧的疗效。 （4）若为急性肺水肿的患者吸氧时，湿化瓶内应放入 20% ～ 30% 的乙醇，可降低肺泡内泡沫的表面张力，使泡沫破裂、消散，改善肺部气体交换，减轻缺氧症状。

续表

知识强化

（5）氧气筒内氧气不得用空，压力表指针至 5 kg/cm^2（0.5 MPa）时不可再用，以防灰尘入内，当再次充气时，引起爆炸。

（6）对未用或已用空的氧气筒，应分别标“满”或“空”的标志，以免急救时搬错。

实训准备

（1）护士准备：着装整洁、剪指甲、洗手、戴口罩。

（2）用物准备：单侧鼻孔吸氧虚拟仿真系统、注射盘（内备安尔碘、无菌棉签）、输液器、输液贴或胶布、输液瓶贴、止血带、一次性治疗巾、小垫枕、瓶套、启瓶器、砂轮、弯盘、液体及药物、医嘱单、输液记录单、速干手消毒液、生活垃圾桶、医用垃圾桶、锐器盒、笔。

（3）环境准备：安静、整洁、宽敞、明亮、安全、舒适。

（4）患者准备：知晓输液目的、方法和注意事项，能配合操作。输液前排尿排便，体位舒适。

实训内容

（1）点击单侧鼻孔吸氧虚拟系统。

（2）核对解释并检查患者鼻腔情况，按照一吹（尘）、二上（表）、三紧（拧紧）、四查（检查）的顺序安装好氧气表。来到患者床旁核对解释后，湿润患者鼻腔，再次检查吸氧管并调节好流量，测量鼻导管的插入长度后插入吸氧管并固定。最后核对整理记录。吸氧结束后拔出鼻氧管，用物分类处置后整理记录。

（3）评价吸氧操作流程是否规范，沟通是否恰当。

实训流程

步骤	操作图示	文字说明
1	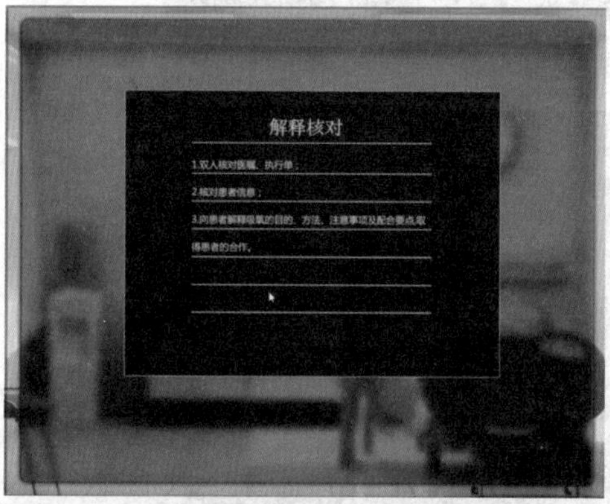	核对医嘱，向患者解释吸氧的目的、步骤、配合方法（要有耐心，仔细询问患者的情况）
2	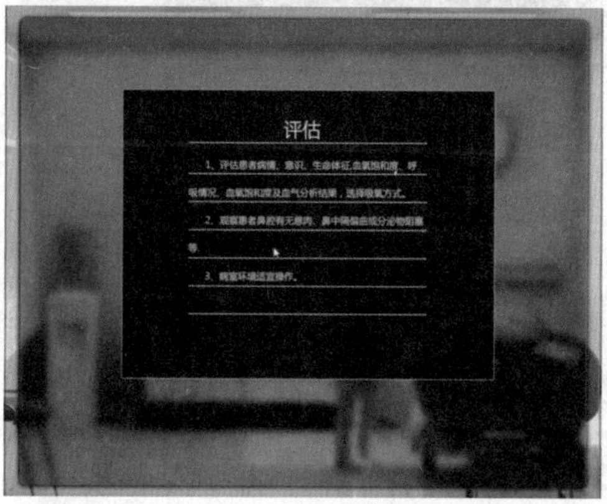	评估患者病情、意识、生命体征、呼吸情况、血氧饱和度及血气分析结果，选择吸氧方式；观察患者鼻腔有无息肉、鼻中隔偏曲或分泌物阻塞等；评估病室环境适宜操作

续表

步骤	操作图示	文字说明
3	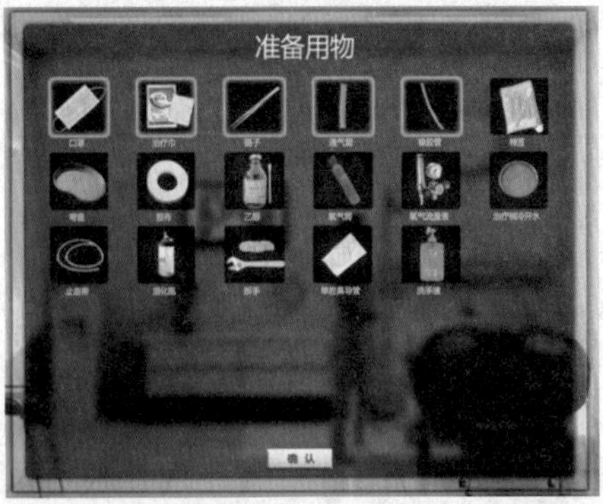	准备实训用物
4	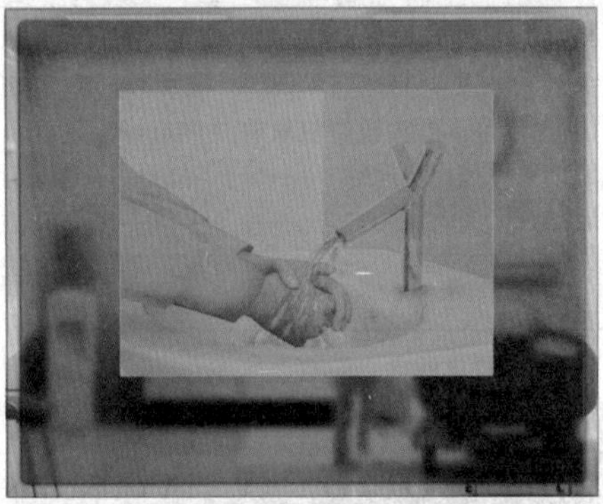 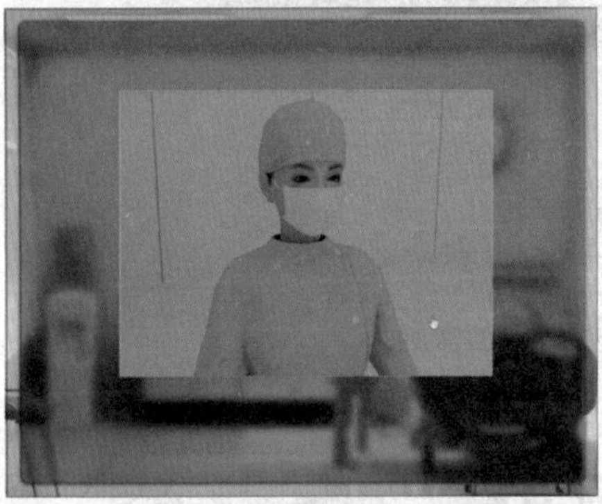	洗手，戴口罩
5	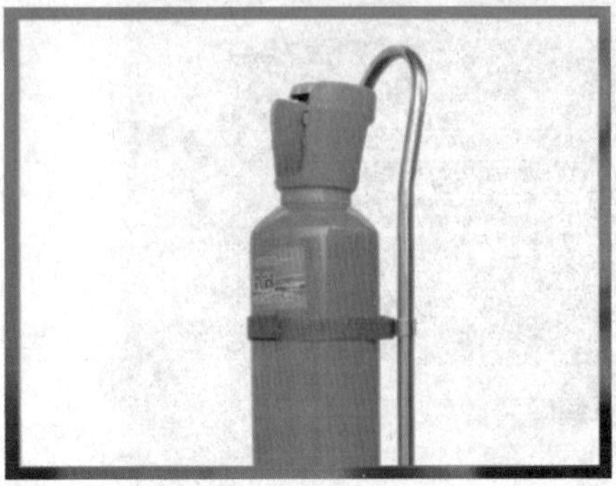	将氧气筒置于氧气架上，打开总开关（逆时针转 1/4 周），使少量的气体从气门处流出，随机迅速关好总开关，达到避免灰尘吹入氧气表、清洁气门的目的

续表

步骤	操作图示	文字说明
6	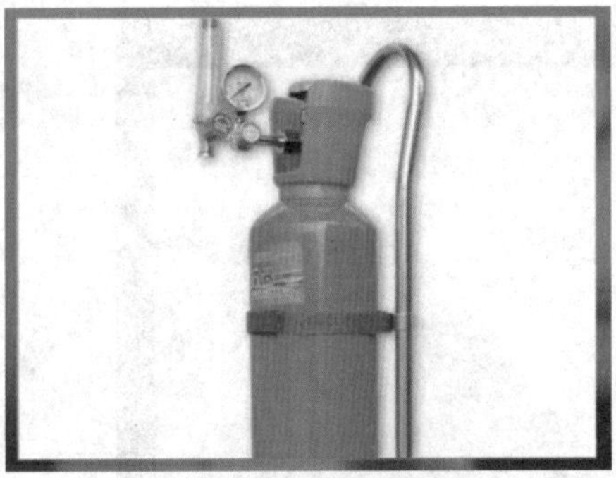	将氧气表稍向后倾置于氧气筒的气门上，用手初步旋紧，再用扳手拧紧，使氧气表直立于氧气筒旁
7	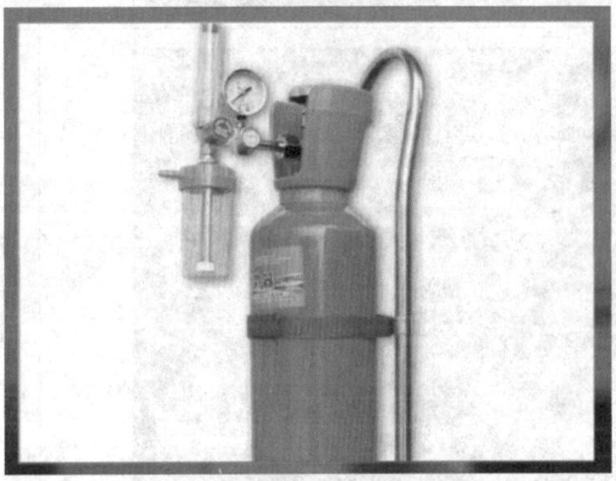	连接湿化瓶
8	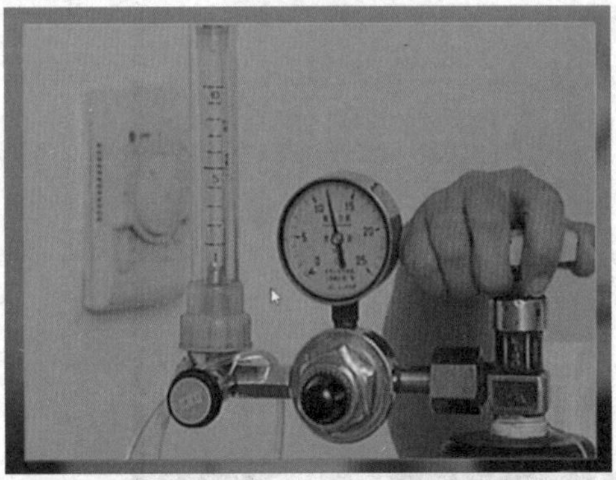	确认流量开关呈关闭状态，打开总开关，再打开流量开关，检查连接好的吸氧装置有无漏气，然后关紧流量开关
9	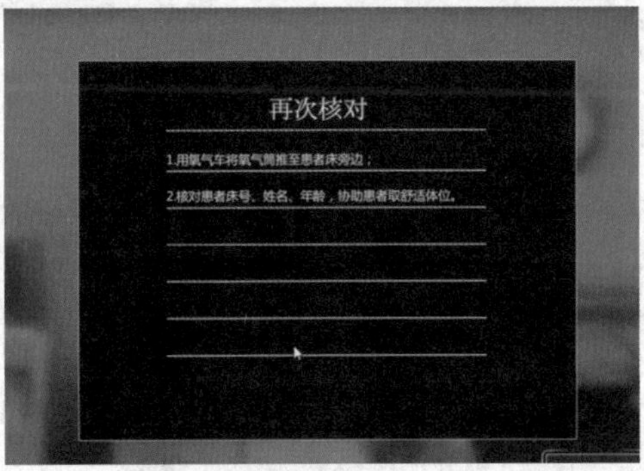	用氧气车将氧气筒推至患者床旁，再次核对患者信息，协助患者取舒适体位

续表

步骤	操作图示	文字说明
10	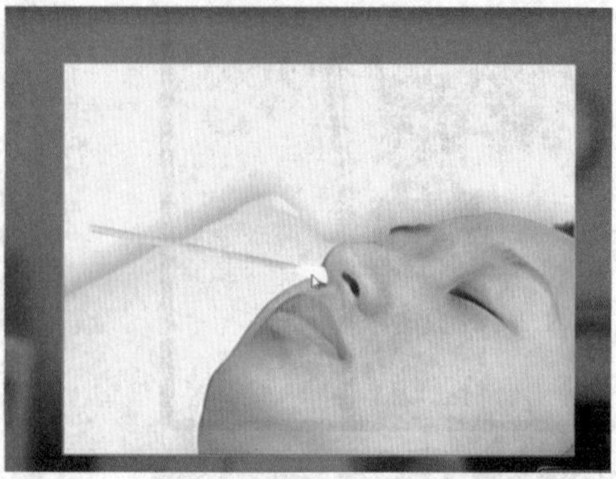	用棉棒清洁患者鼻腔并检查鼻腔
11	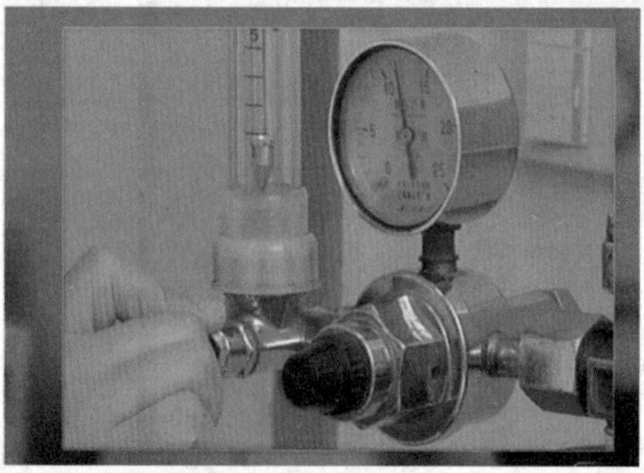	湿润鼻导管前端，并检查有无气泡溢出，确保鼻导管通畅，按医嘱设置氧流量
12	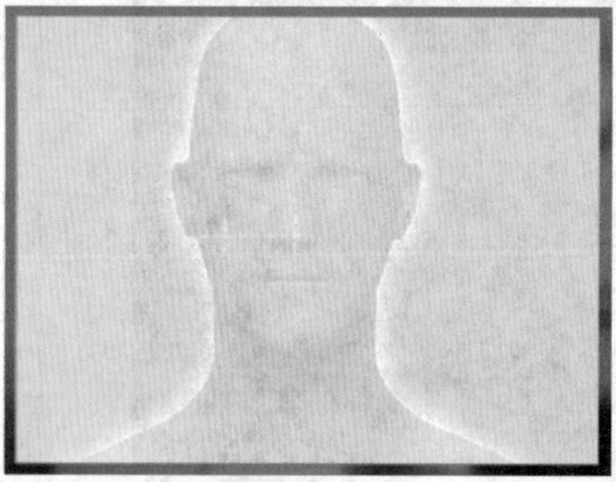	测量鼻导管插入深度，插入深度为鼻尖到耳垂长度的 2/3
13	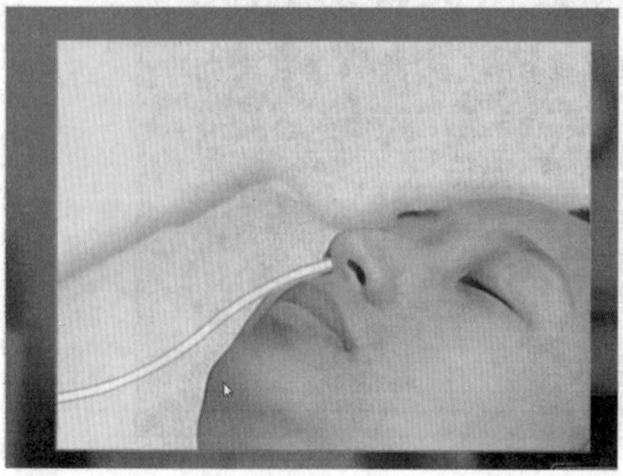	轻轻将氧气管插入并用胶布蝶形固定导管，进行再次核对（插入鼻导管会有些不适，主动向患者解释，安慰患者）

续表

步骤	操作图示	文字说明
13（续）	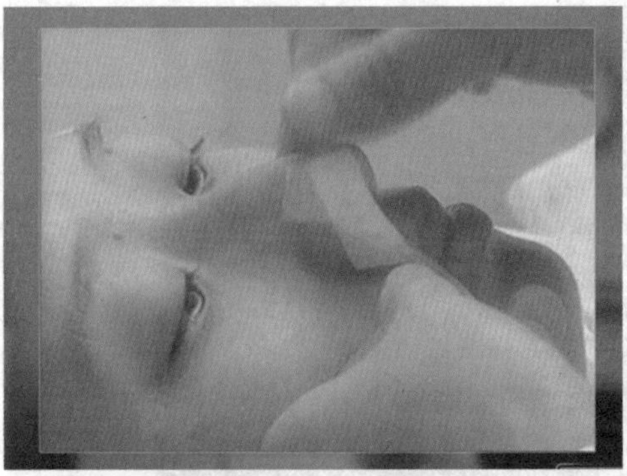	轻轻将氧气管插入并用胶布蝶形固定导管，进行再次核对（插入鼻导管会有些不适，主动向患者解释，安慰患者）
14	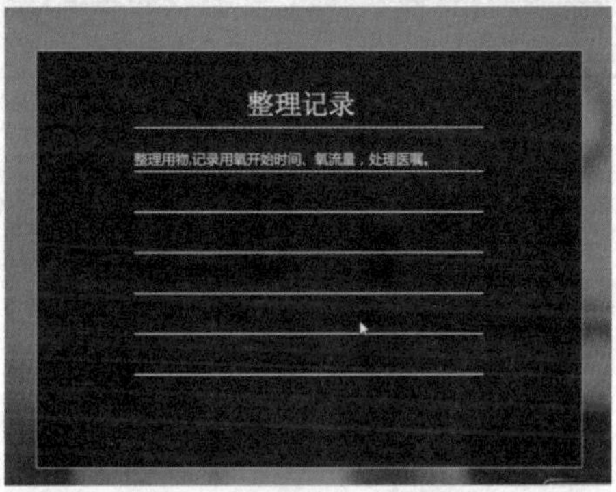 整理记录 整理用物,记录用氧开始时间、氧流量，处理医嘱。	整理用物，卫生手清毒，记录给氧时间、氧流量，贴用氧标识于湿化瓶上
15	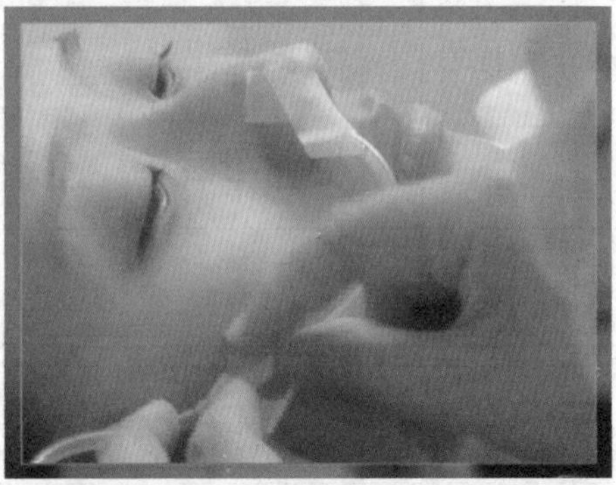	吸氧结束，拔出吸氧管并清洁患者鼻腔
16	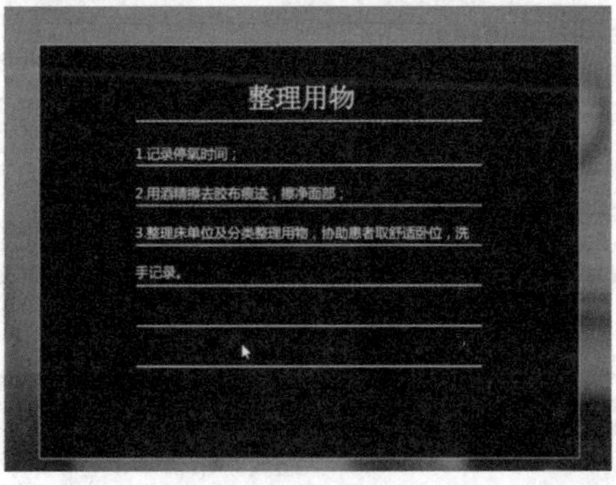 整理用物 1.记录停氧时间； 2.用酒精擦去胶布痕迹，擦净面部； 3.整理床单位及分类整理用物，协助患者取舒适卧位，洗手记录。	关闭总开关放出余气，关闭流量开关；用乙醇擦去胶布痕迹，擦净患者面部；整理患者床单位，协助患者取舒适卧位；记录患者停氧时间

续表

步骤	操作图示	文字说明
17		操作完成，显示结果

考核标准

项目	操作标准	分值	扣分标准	扣分	自评	互评	教师评价
素质要求（2分）	（1）报告姓名、操作项目，语言流畅，仪表大方，体态轻盈矫健	1	紧张、不自然，语言不流畅	1			
	（2）衣帽整洁，着装符合要求	1	衣、帽、鞋不整洁	1			
评估要求（15分）	1. 环境评估 病室整洁宽敞、光线明亮、温湿度适宜，无明火、避开热源，必要时用屏风或隔帘遮挡	2	未评估	2			
	2. 患者评估 （1）患者的病情生命体征、治疗情况、呼吸状况、缺氧程度 （2）患者的鼻腔情况 （3）患者的意识状态、对吸氧的认知、合作程度 （4）患者的心理状态，有无因缺氧引起的不安情绪	4	未评估	4			
	3. 护士评估 （1）七步洗手法洗手、戴口罩 （2）了解吸氧的流量及目的	3	未洗手或洗手不规范 未戴口罩 不清楚吸氧的流量及目的	1 1 1			
	4. 用物评估 （1）治疗车上层：治疗盘内备鼻导管1根、无菌棉签1包、小药杯（内盛冷开水）、纱布、弯盘、扳手、手消毒液、用氧记录单、笔、用氧标识、氧气表、湿化瓶 （2）治疗车下层：医用垃圾桶 （3）另备氧气筒	6	未检查一次性用物的有效期及质量 物品准备不全，每缺一件（最多扣5分）	1 1			
实施步骤（73分）	（1）打开氧气筒总开关，放出少量氧气吹尘后关闭	1	未吹尘	1			
	（2）安装氧气表，直立于氧气筒旁	1	氧气表倾斜	1			
	（3）连接湿化瓶	1	连接不紧密	1			

续表

项目	操作标准	分值	扣分标准	扣分	自评	互评	教师评价
实施步骤（73分）	（4）检查流量开关是否关闭，打开总开关，再打开流量开关，检查有无漏气	1	未检查流量开关	1			
	（5）关闭流量开关	1	未关闭流量开关	1			
	▲吸氧						
	（6）携用物至患者床旁，认真核对患者	2	未核对患者	2			
	（7）向患者介绍吸氧的方法及注意事项，取得患者合作	3	未解释	3			
	（8）协助患者采取舒适卧位	2	未取合适卧位	2			
	（9）检查并清洁鼻孔	4	未检查 未清洁	2 2			
	（10）鼻导管与流量表的出口相连接，遵医嘱调节氧流量	5	未调节 调节方法不正确	3 2			
	（11）湿润鼻导管前端，并检查有无气泡溢出，确保鼻导管通畅	5	未湿润检查	5			
	（12）将鼻导管插入患者鼻孔，为患者供氧	2	插入深度错误	2			
	（13）询问患者的感受，告知吸氧的注意事项，取得患者配合	5	未解释 解释不全	3 2			
	（14）整理床单位，再次核对，清理用物	3	未核对 整理不到位	2 1			
	（15）卫生手清毒，记录给氧时间，氧流量，贴用氧标识于湿化瓶上	5	手清毒不规范 未记录 未贴用氧标识	2 2 1			
	（16）观察患者缺氧改善情况，实验室指标，有无不良反应，氧气装置有无漏气（口述）	3	未口述	3			
	▲停止吸氧						
	（17）携用物至患者床旁，核对患者	2	未核对患者	2			
	（18）向患者解释，取得配合	2	未解释	2			
	（19）取下鼻导管，为患者擦拭鼻部，鼻导管按医疗废物处理条例处理	6	先停氧后取下鼻导管 未擦净患者鼻部 未分类处理用物	2 2 2			
	（20）关闭总开关放出余气，关闭流量开关	4	未关总开关 未放出余气	2 2			
	（21）协助患者取舒适卧位，整理床单位，关爱患者	5	未协助舒适卧位 未关爱患者	2 3			
	（22）再次核对，取下湿化瓶，清理用物（一次性湿化瓶按医疗废物处理条例处理，重复使用的湿化瓶按消毒技术规范处理）	4	未核对 湿化瓶处理不正确	2 2			
	（23）卸表	2	未卸表	2			
	（24）洗手，记录停氧时间	4	未洗手或洗手不规范 未记录	2 2			

续表

项目	操作标准	分值	扣分标准	扣分	自评	互评	教师评价
评价质量（10分）	（1）评估准确，程序正确，动作规范，操作熟练，安全意识强	2	程序错误，动作不规范 评估不到位	1 1			
	（2）完成时间在 6 min 内（从上表开始至洗手，记录结束）	2	每超时 1 min	1			
	（3）调节氧流量准确，吸氧有效	3	调节不准确或无效吸氧	3			
	（4）态度和蔼，语言亲切，沟通恰当，指导正确，观察反应，关爱患者	3	未关爱患者 指导不到位 未观察反应	1 1 1			
总分							

实训视频

单侧鼻导管吸氧

实训反思

拓展思考

为什么Ⅱ型呼吸衰竭患者家庭氧疗应采用低流量吸氧？

（邹宇）

实训项目七　洗胃技术

表4-7　洗胃技术

实训目标

素养目标	知识目标	技能目标	思政目标
具有“时间就是生命”的急救意识	掌握洗胃技术的操作流程和注意事项	掌握洗胃技术的技能	能够主动关心患者；有耐心，能与患者有效沟通

实训情境

患者，男，25 岁，因自服百草枯半小时后（量为 50 ～ 60 mL）被亲友发现急送医院。患者入院时烦躁不安、恶心、呕吐，呕吐物为绿色黏液状物，口唇发绀、面色苍白，伴有上腹不适，无发热、呼吸困难、意识不清。急诊立即给予自动洗胃机洗胃，并进行进一步抢救与治疗。

请思考：

（1）该患者为什么要洗胃？

（2）如何为患者正确实施洗胃？

知识强化

一、胃管洗胃术的概念

胃管洗胃术是指将胃管从鼻腔或口腔插入，经食管到达胃内，先吸出毒物后注入洗胃液，并将胃内容物排出，以达到消除毒物的目的。对服大量毒物在 4 ～ 6 h 之内的患者，因排毒效果好且并发症较少，故应首选此种洗胃方法。

续表

知识强化

二、胃管洗胃的目的

（1）解毒清除胃内毒物或刺激物，减少毒物的吸收，还利用不同灌注液进行中和解毒，用于急性食物或药物中毒，服毒后 6 h 内洗胃最有效。

（2）减轻胃黏膜水肿洗出胃内潴留食物，减轻潴留物对胃黏膜的刺激，从而减轻胃黏膜水肿和炎症，如为幽门梗阻患者洗胃，减轻患者痛苦。

（3）手术或某些检查前的准备如胃部、食管下段、十二指肠术前准备。

三、胃管洗胃的适应证与禁忌证

1. 适应证

（1）催吐洗胃无效或有意识障碍、不合作者。

（2）需留取胃液标本送毒物分析者，应首选电动吸引器洗胃或自动洗胃机洗胃。

（3）凡口服毒物中毒无禁忌者均应采用电动吸引器洗胃或自动洗胃机洗胃。

2. 禁忌证

（1）强酸、强碱及其他对消化道有明显腐蚀作用的毒物中毒。

（2）伴有上消化道出血、食管静脉曲张、主动脉瘤、严重心脏疾病等患者。

（3）中毒诱发惊厥未控制者。

（4）乙醇中毒因呕吐反射亢进，插胃管时容易发生误吸，所以慎用胃管洗胃术。

四、洗胃溶液的选择

根据毒物性质选择 25 ～ 38 ℃洗胃液 10 000 ～ 20 000 mL。各种药物中毒的灌洗溶液（解毒剂）和禁忌药物如下表所示。

毒物种类	灌洗溶液	禁忌药物
酸性物	镁乳、蛋清水、牛奶	强酸药物
碱性物	5% 醋酸、白醋、蛋清水、牛奶	强碱药物
氰化物	饮 3% 过氧化氢溶液引吐后，再用 1∶15 000 ～ 1∶20 000 高锰酸钾	活性炭
敌敌畏（DDVP）	2% ～ 4% 碳酸氢钠、1% 盐水、1∶15 000 ～ 1∶20 000 高锰酸钾	
敌百虫	1% 盐水或清水、1∶15 000 ～ 1∶20 000 高锰酸钾	碱性溶液
DDT（灭害灵）、666	温开水或生理盐水洗胃，50% 硫酸镁导泻	油性药物
1 605.1 059、4 049（乐果）	2% ～ 4% 碳酸氢钠	高锰酸钾
酚类、煤酚皂（来苏儿）	温开水、植物油洗胃至无酚味为止，洗胃后多次服用牛奶、蛋清保护胃黏膜	
苯酚（石炭酸）	1∶15 000 ～ 1∶20 000 高锰酸钾	
巴比妥类	1∶15 000 ～ 1∶20 000 高锰酸钾、硫酸钠导泻	硫酸镁
异烟肼	1∶15 000 ～ 1∶20 000 高锰酸钾、硫酸钠导泻	
发芽马铃薯、毒蕈	1% ～ 3% 鞣酸	
河豚、生物碱	1% 活性炭悬浮液	
灭鼠药 ①抗凝血类 ②有机氟类 ③磷化锌	催吐，温开水洗胃，硫酸钠导泻 0.2% ～ 0.5% 氯化钙或淡石灰水洗胃，硫酸钠导泻，饮用豆浆、蛋清水、牛奶等 1∶15 000 ～ 1∶20 000 高锰酸钾洗胃或 0.1% 硫酸铜洗胃或 0.5% ～ 1% 硫酸铜溶液每次 10 mL，每 5 ～ 10 min 口服一次，配合用压舌板等刺激舌根诱吐	碳酸氢钠溶液 鸡蛋、牛奶及其他油类食物

续表

知识强化

注：①蛋清水、牛奶等可保护胃黏膜，减轻疼痛；②氧化剂能将化学性毒物氧化，改变其性能，从而减轻或去除其毒性；③敌百虫遇到碱性溶液可分解出毒性更强的敌敌畏；④对硫磷（1605）、内吸磷（1059）、马拉硫磷（4049）中毒禁用高锰酸钾洗胃，否则可氧化成毒性更强的物质；⑤巴比妥类药物采用碱性硫酸钠导泻，可以阻止肠道水分和残存巴比妥药物的吸收，促进其尽早排出体外；⑥硫化锌中毒时，口服硫酸铜可使其成为无毒的磷化铜沉淀，阻止吸收，并促使其排出体外。磷化锌易溶于油类物质，故忌食脂肪性食物，以免加速磷的溶解吸收。

实训准备

（1）护士准备：着装整洁、剪指甲、洗手、戴口罩。

（2）用物准备：洗胃术虚拟仿真系统、洗胃管、水温计、镊子或血管钳、液状石蜡、注洗器、量杯、纱布、棉签、胶布、弯盘、塑料围裙，必要时备压舌板、张口器、洗胃溶液、生活垃圾桶、医用垃圾桶、盛水桶。

（3）环境准备：安静、整洁、宽敞、明亮、安全、舒适。

（4）患者准备：知晓洗胃目的、方法和注意事项，能配合操作。洗胃体位舒适。

实训内容

（1）点击洗胃技术虚拟系统。

（2）核对解释并检查患者情况，准备好洗胃机。来到患者床旁核对解释后，选择合适的体位，先测量胃管插入长度，然后润滑后插入，在检查胃管在胃内后固定，连接洗胃机，先抽出胃内容物，再注入洗胃溶液，最后抽出胃液，反复洗胃直至抽出液体澄清。最后拔出胃管，核对整理记录，用物分类处置。

（3）评价洗胃操作流程是否规范，沟通是否恰当。

实训流程

步骤	操作图示	文字说明
1		核对医嘱，核对患者信息，向清醒患者解释洗胃操作目的、操作过程、可能的风险及需要配合的事项。消除患者紧张情绪，取得理解和合作（昏迷 / 急性中毒者可免），要有耐心，仔细询问患者的情况
2		了解患者生命体征、意识状态、对洗胃的认识、心理状态、合作程度，患者中毒的情况、中毒的时间、途径、毒物的种类和性质；评估患者的既往史，是否有肝硬化伴食管静脉曲张、近期曾发生过消化道出血或胃穿孔、检查患者的口腔情况，有无义齿或其他疾患

续表

步骤	操作图示	文字说明
3	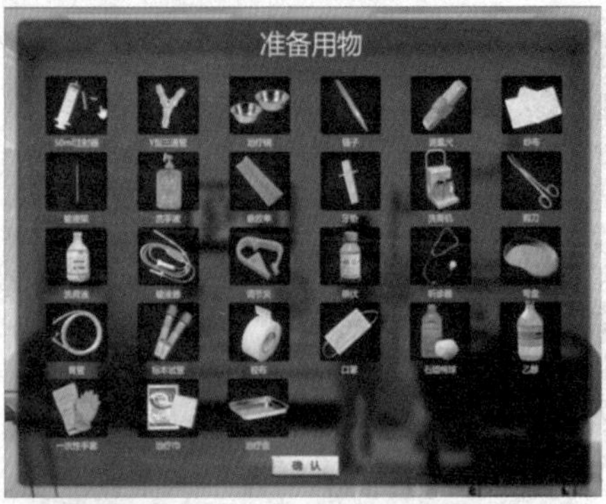	准备实训用物
4	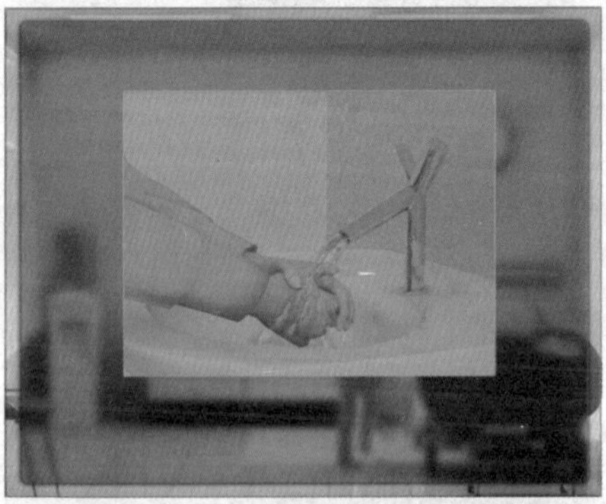 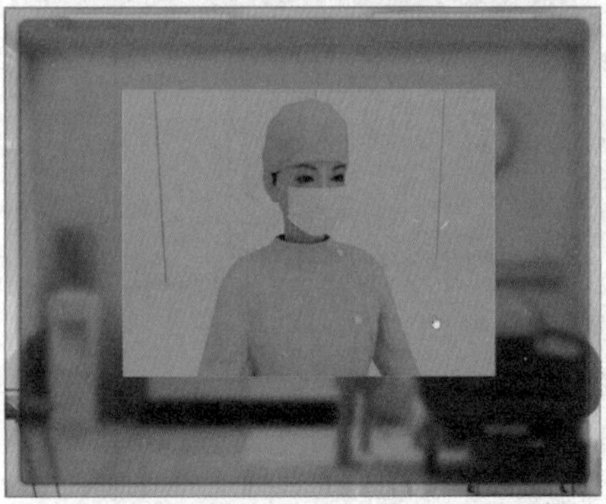	洗手，戴口罩
5	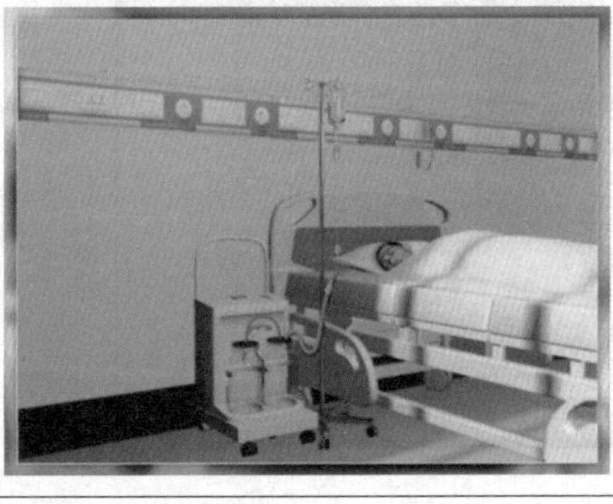	连接洗胃装置，将输液管与Y形管的主管相连，洗胃管末端和吸引器贮液瓶的引流管分别于Y形管两分支相连，将洗胃液倒入输液瓶内，排气后夹紧输液管挂于输液架上

续表

步骤	操作图示	文字说明
6	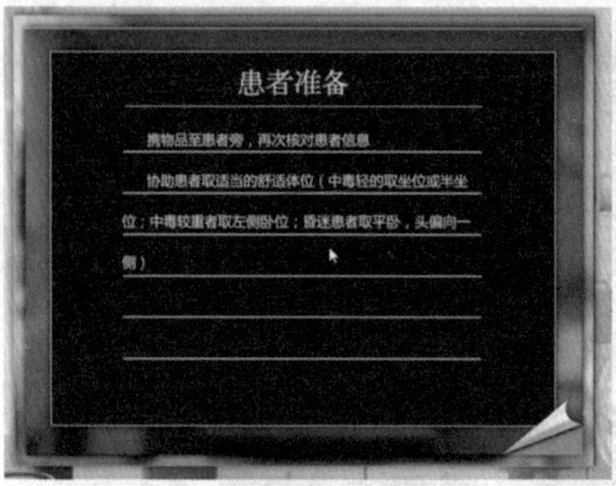	携物品至患者旁，再次核对患者信息，协助患者取舒适卧位（中毒轻的取坐位或半坐位；中毒较重者取左侧卧位；昏迷患者取平卧，头偏向一侧）
7	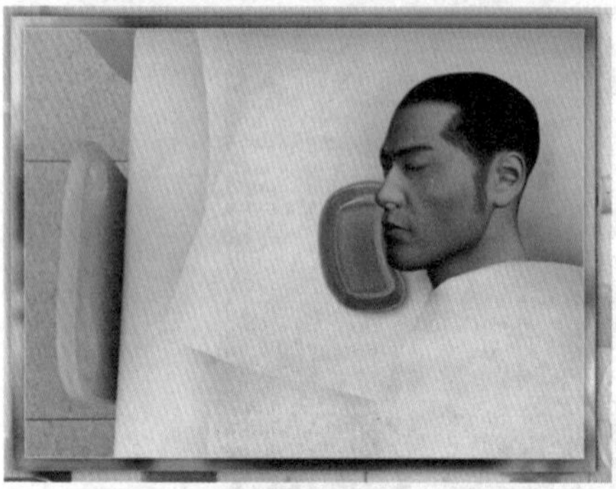	将患者去枕仰卧，头转向操作者一侧，略向后仰，颌下垫治疗巾，放置好弯盘
8	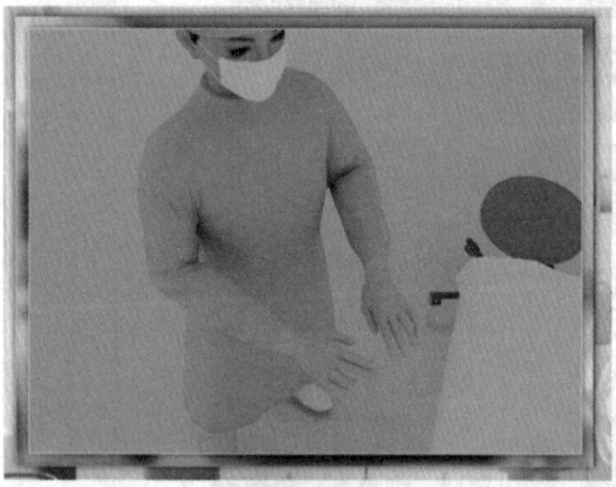	戴好手套
9	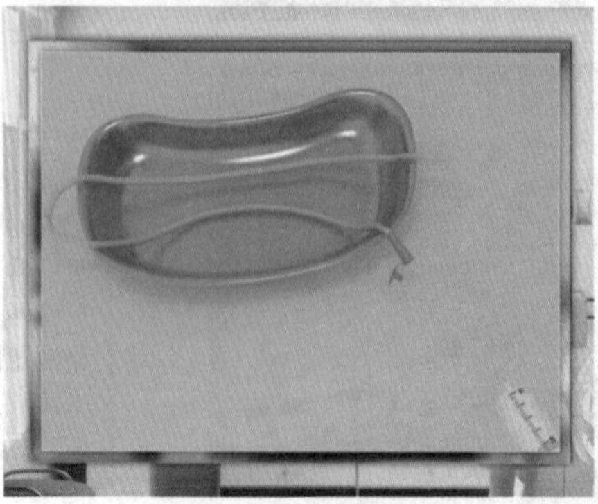	通过注射器验证胃管是否通畅

续表

步骤	操作图示	文字说明
10	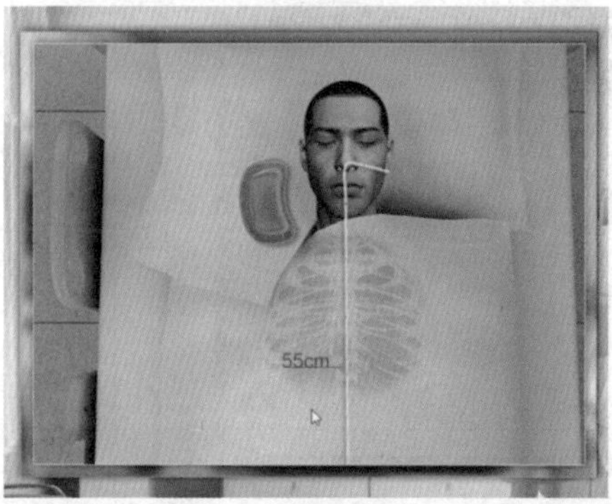	测量胃管长度，从前额发际至剑突的距离或鼻尖经耳垂至剑突的距离，成人插入深度为55～60 cm
11	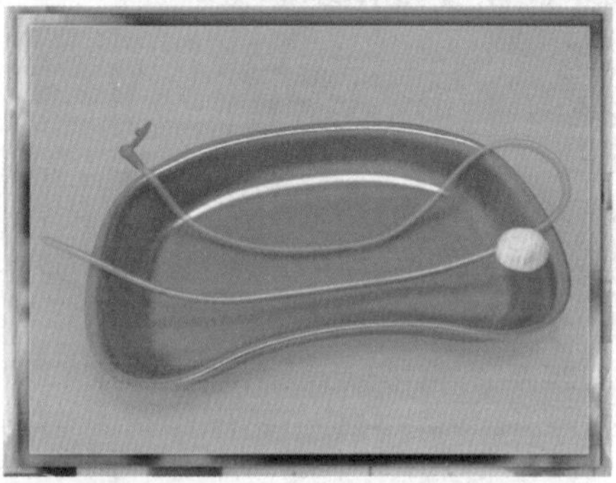	液状石蜡润滑胃管
12	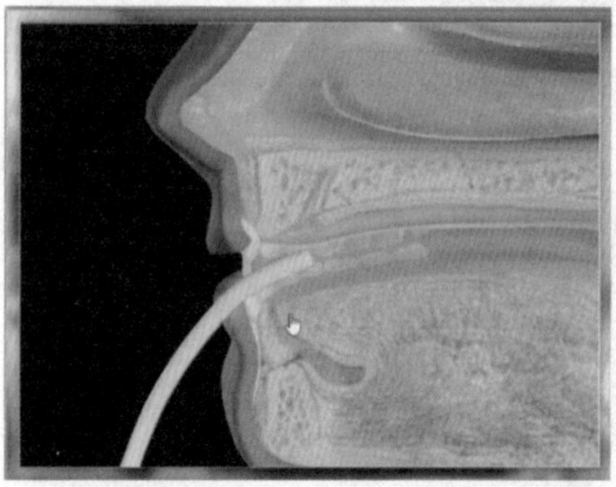	经口腔插入胃管55～60 cm，为昏迷患者插管可用开口器撑开口腔（插入胃管会使患者感到不适，向患者解释，主动安慰患者）
13	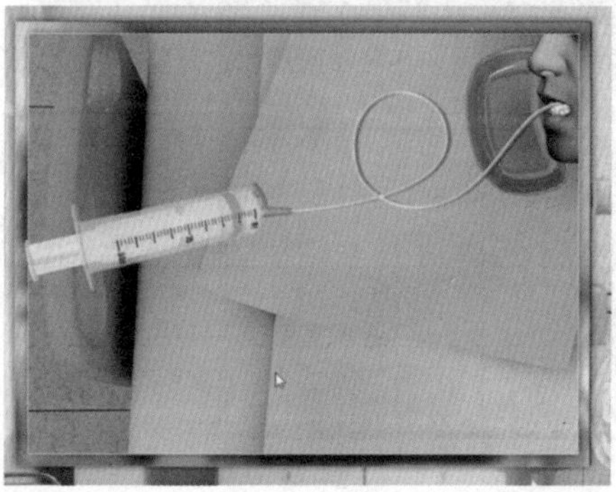	回抽胃液，检查胃管是否在胃内

续表

步骤	操作图示	文字说明
14	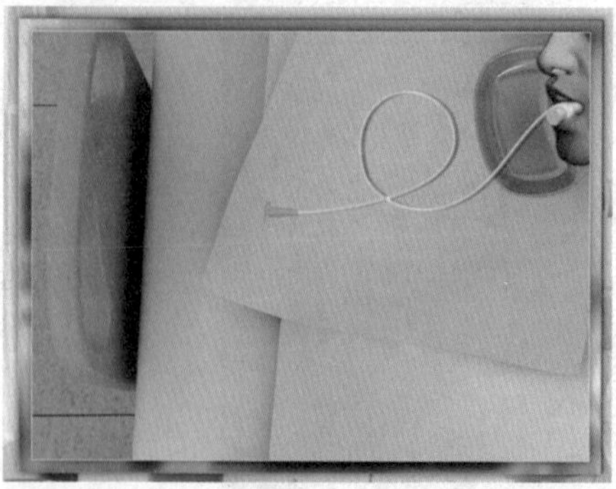	检查证实胃管在胃内后，用胶布固定胃管
15	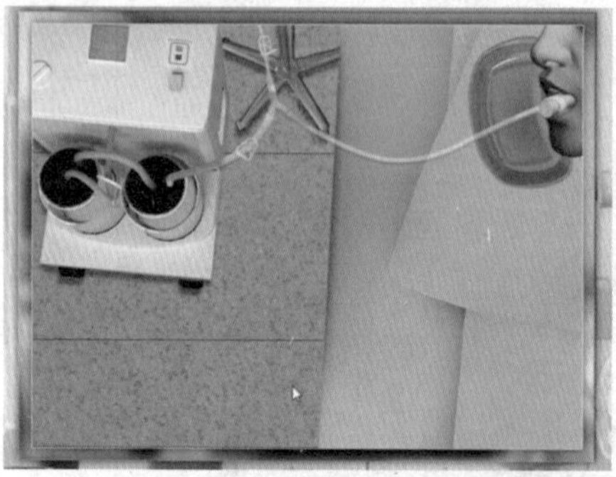	开动吸引器，调节吸引器负压保持在 13.1 kPa 左右，吸出胃内容物
16	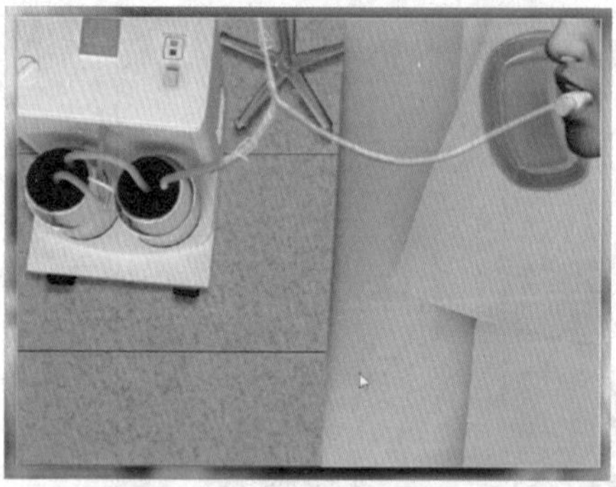	关闭吸引器，夹紧贮液瓶上引流管，开放输液管，使洗胃液流入胃内 300 ～ 500 mL
17	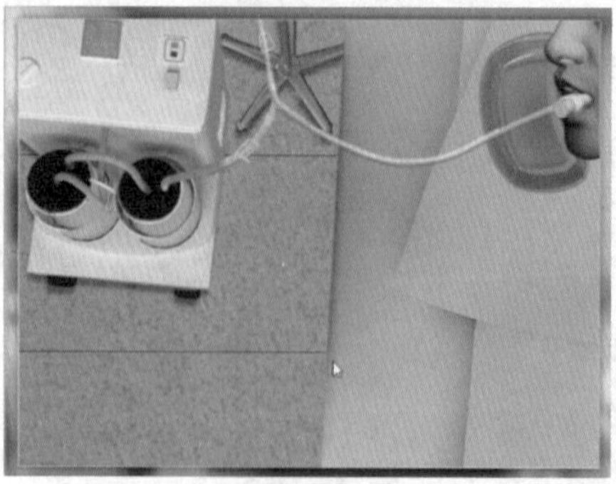	夹紧输液管，开放贮液瓶上引流管，开动吸引器，吸出灌入的液体及胃内容物，反复洗胃

续表

步骤	操作图示	文字说明
18	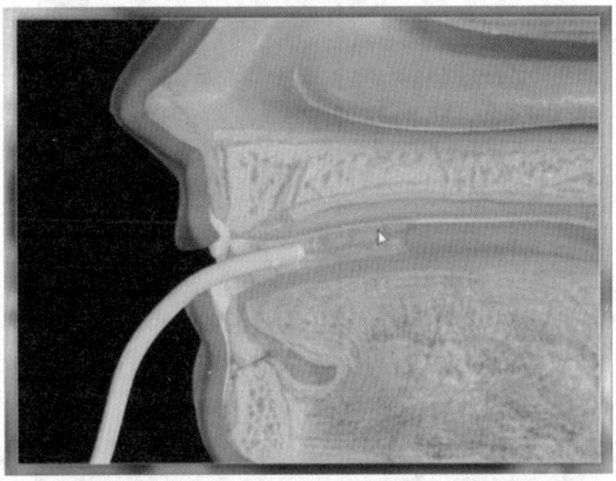	洗胃结束后拔出胃管
19	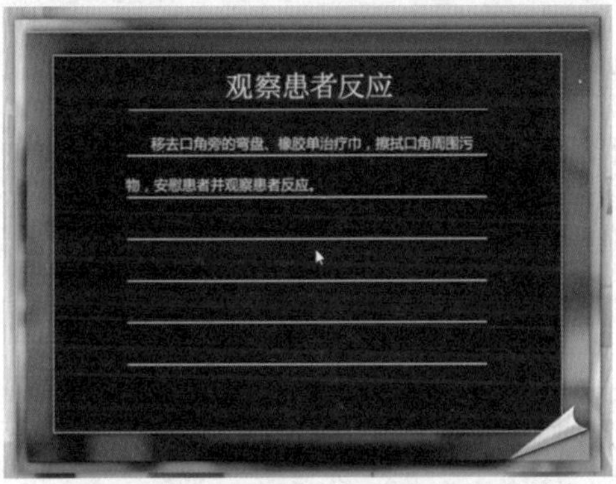	移去弯盘、橡胶单治疗巾，擦拭患者口角污物，安慰并观察患者反应
20	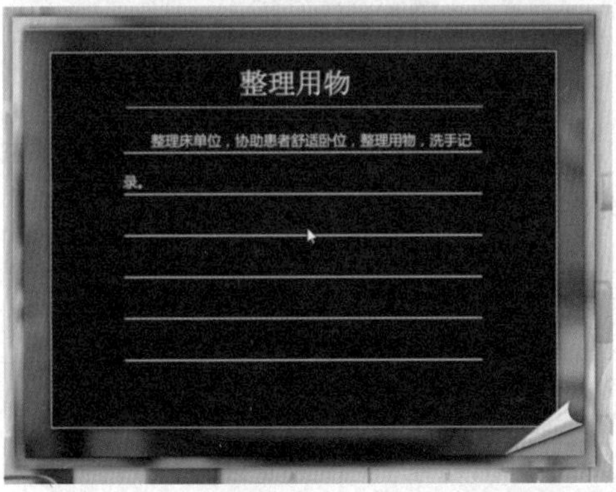	整理用物，洗手记录

考核标准

项目	操作标准	分值	扣分标准	扣分	自评	互评	教师评价
素质要求（2分）	（1）报告姓名、操作项目，语言流畅，仪表大方，体态轻盈矫健	1	紧张、不自然，语言不流畅	1			
	（2）衣帽整洁，着装符合要求	1	衣、帽、鞋不整洁	1			
评估要求（15分）	1. 环境评估 病室安静、安全、光线适中，符合操作要求	2	未评估	2			

续表

项目	操作标准	分值	扣分标准	扣分	自评	互评	教师评价
评估要求（15分）	2. 患者评估 （1）患者了解洗胃操作目的，愿意配合 （2）患者的病情、治疗情况、意识状态、肢体活动情况 （3）评估患者局部情况：既往有无插管经历，有无呕吐反射等	4	未评估	4			
	3. 护士评估 （1）七步洗手法洗手，戴口罩 （2）了解操作项目、目的及应做准备	3	未洗手或洗手不规范 未戴口罩 不清楚操作项目及目的	1 1 1			
	4. 用物评估 （1）洗胃设备：电动吸引器及贮液瓶 （2）治疗车上层：洗胃管、水温计、镊子或血管钳、液状石蜡、注洗器、量杯、纱布、棉签、胶布、弯盘、塑料围裙，必要时备压舌板、张口器等 （3）洗胃溶液：按需准备洗胃溶液10 000～20 000 mL，温度为25～38 ℃ （4）治疗车下层：生活垃圾桶、医用垃圾桶、盛水桶	7	物品每缺一件（最多扣5分） 用物摆放不规范	1 2			
实施步骤（72分）	（1）携用物至床边，核对床号、姓名，解释并取得同意	2	未核对	2			
	（2）协助患者取合适体位，弯盘放于口角旁	3	未安置体位 体位安置不当	2 1			
	（3）铺橡胶围裙，防止污染衣物	3	未铺橡胶围裙	3			
	（4）通电，检查吸引器性能	3	未通电 未检查仪器	2 1			
	（5）将输液管与Y形管的主管相连，洗胃管末端和吸引器贮液瓶的引流管分别于Y形管两分支相连	4	连接装置错误	4			
	（6）将洗胃液倒入输液瓶内，排气后夹紧输液管挂于输液架上	4	未倒入溶液 排气不当	2 2			
	（7）用液体石蜡润滑围观前端，润滑插入长度的1/3，经口腔插入胃管，证实在胃内后固定	8	未测量长度 未润滑 未证实在胃管内 未固定	2 2 2 2			
	（8）开动吸引器，调节吸引器负压保持在13.3 kPa左右	4	未调节负压 负压调节错误	2 2			
	（9）吸出胃内容物，留取第一次标本送检	3	吸出错误 未留取标本	1 2			
	（10）关闭吸引器，夹紧贮液瓶上引流管，开放输液管，使洗胃液流入300～500 mL	3	灌液方式错误	3			
	（11）夹紧输液管，开放贮液瓶上引流管，开动吸引器，吸出灌入液	3	开关顺序错误	3			
	（12）反复灌洗至洗出液澄清无味	4	未检查是否澄清	2			

续表

项目	操作标准	分值	扣分标准	扣分	自评	互评	教师评价
实施步骤（72分）	（13）观察患者面色、脉搏、呼吸、血压	5	未观察患者反应 未询问患者感受	3 2			
	（14）口述拔管指征，反折胃管末端，拔出胃管	4	未反折拔管 未口述拔管指针	2 2			
	（15）清洁患者口鼻、面部，擦去面部液体	4	未清洁患者面部	4			
	（16）协助患者漱口，采取舒适卧位	4	未漱口 未协助舒适体位	2 2			
	（17）健康指导内容正确，方式合适	4	未进行健康教育	4			
	（18）整理床单位，清理用物，垃圾初步处理正确	4	垃圾分类错误 未取舒适卧位 未整理床单位	2 1 1			
	（19）消毒双手，方法正确；记录内容正确	3	未洗手 未记录	1 2			
评价质量（11分）	（1）程序正确，动作规范，操作熟练	2	程序错误，动作不规范	2			
	（2）完成时间在 15 min 内（从洗手开始至洗手后记录结束）	3	每超时 1 min	1			
	（3）沟通恰当，指导正确，观察反应，满足需要	6	指导不正确 指导不到位 未及时观察反应	1 1 1			
总分							

实训视频

电动吸引器洗胃

实训反思

拓展思考

给患者洗胃时的观察要点有哪些？

（邹宇）